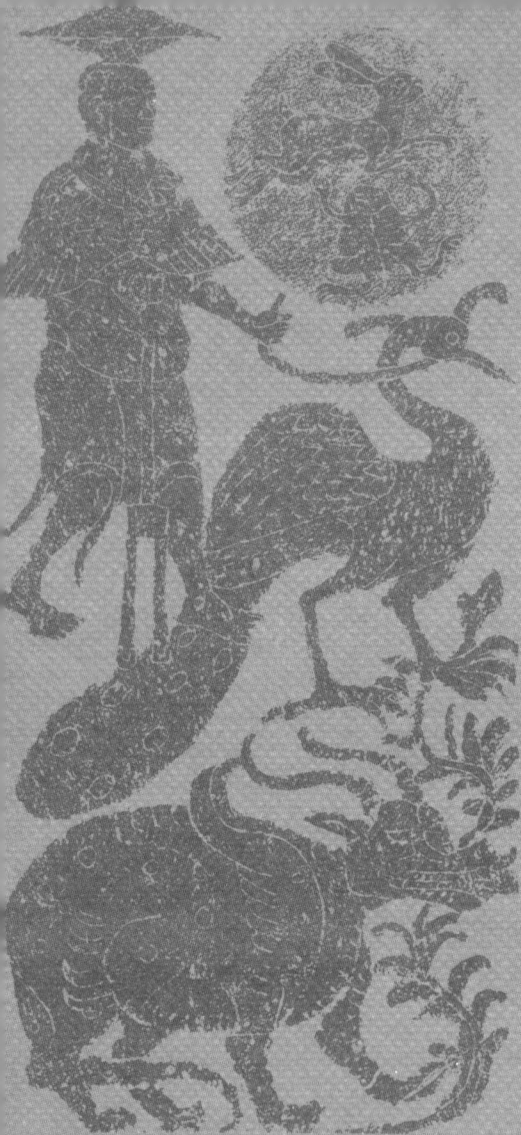

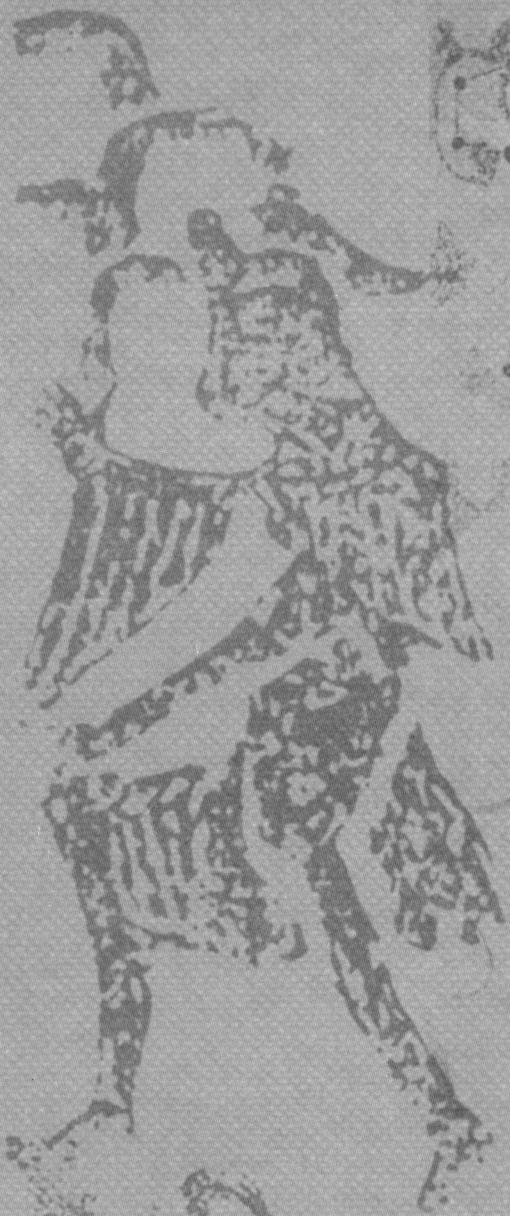

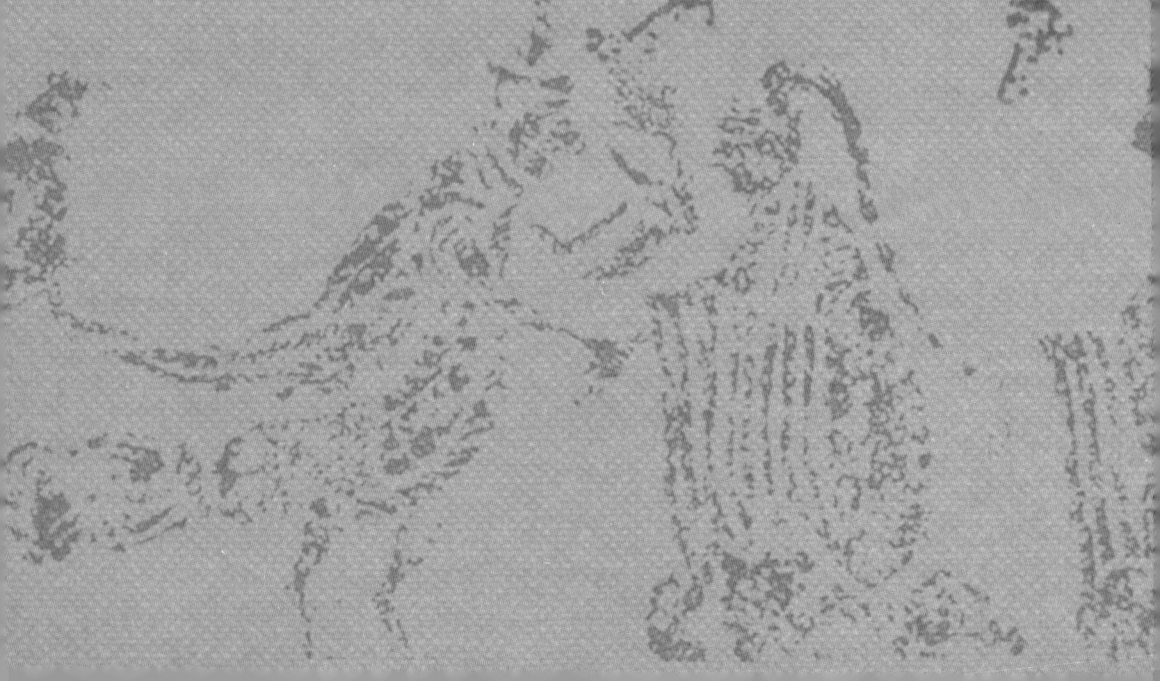

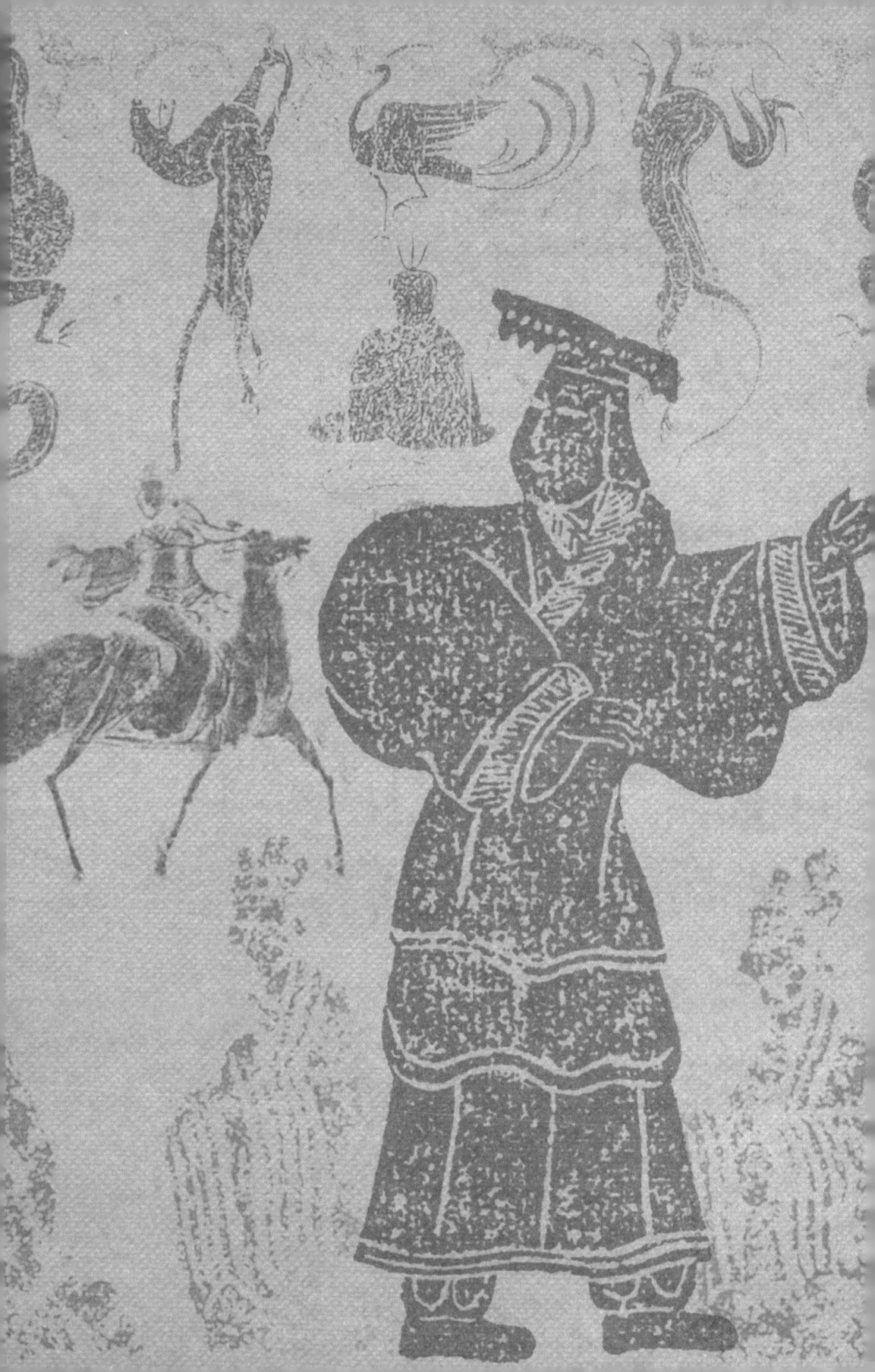

中国古医籍整理丛书

寿 芝 医 略

清·王廷俊 虞 庠 撰

林 毅 甄雪燕 校注

中国中医药出版社

·北 京·

图书在版编目（CIP）数据

寿芝医略/（清）王廷俊，虞庠撰；林毅，甄雪燕
校注.—北京：中国中医药出版社，2015.1
　　（中国古医籍整理丛书）
ISBN 978 - 7 - 5132 - 2127 - 6

Ⅰ.①寿…　Ⅱ.①王…②虞…③林…④甄…
Ⅲ.①医案 - 汇编 - 中国 - 清代　Ⅳ.①R249.49

中国版本图书馆 CIP 数据核字（2014）第 290826 号

中 国 中 医 药 出 版 社 出 版
北京市朝阳区北三环东路 28 号易亨大厦 16 层
邮政编码　100013
传真　010 64405750
保定市中画美凯印刷有限公司印刷
各地新华书店经销
＊
开本 710×1000　1/16　印张 20.25　字数 157 千字
2015 年 1 月第 1 版　2015 年 1 月第 1 次印刷
书　号　ISBN 978 - 7 - 5132 - 2127 - 6
＊
定价　56.00 元
网址　www.cptcm.com

社长热线　010 64405720
购书热线　010 64065415　010 64065413
微信服务号　zgzyycbs
书店网址　csln.net/qksd/
官方微博　http://e.weibo.com/cptcm
淘宝天猫网址　http://zgzyycbs.tmall.com

前　言

　　中医药古籍是传承中华优秀文化的重要载体，也是中医学传承数千年的知识宝库，凝聚着中华民族特有的精神价值、思维方法、生命理论和医疗经验，不仅对于传承中医学术具有重要的历史价值，更是现代中医药科技创新和学术进步的源头和根基。保护和利用好中医药古籍，是弘扬中国优秀传统文化、传承中医学术的必由之路，事关中医药事业发展全局。

　　1949 年以来，在政府的大力支持和推动下，开展了系统的中医药古籍整理研究。1958 年，国务院科学规划委员会古籍整理出版规划小组在北京成立，负责指导全国的古籍整理出版工作。1982 年，国务院古籍整理出版规划小组召开全国古籍整理出版规划会议，制定了《古籍整理出版规划（1982—1990）》，卫生部先后下达了两批 200 余种中医古籍整理任务，掀起了中医古籍整理研究的新高潮，对中医文化与学术的弘扬、传承和发展，发挥了极其重要的作用，产生了不可估量的深远影响。

　　2007 年《国务院办公厅关于进一步加强古籍保护工作的意见》明确提出进一步加强古籍整理、出版和研究利用，以及

"保护为主、抢救第一、合理利用、加强管理"的方针。2009年《国务院关于扶持和促进中医药事业发展的若干意见》指出，要"开展中医药古籍普查登记，建立综合信息数据库和珍贵古籍名录，加强整理、出版、研究和利用"。《中医药创新发展规划纲要（2006—2020）》强调继承与创新并重，推动中医药传承与创新发展。

2003~2010年，国家财政多次立项支持中国中医科学院开展针对性中医药古籍抢救保护工作，在中国中医科学院图书馆设立全国唯一的行业古籍保护中心，影印抢救濒危珍本、孤本中医古籍1640余种；整理发布《中国中医古籍总目》；遴选351种孤本收入《中医古籍孤本大全》影印出版；开展了海外中医古籍目录调研和孤本回归工作，收集了11个国家和2个地区137个图书馆的240余种书目，基本摸清流失海外的中医古籍现状，确定国内失传的中医药古籍共有220种，复制出版海外所藏中医药古籍133种。2010年，国家财政部、国家中医药管理局设立"中医药古籍保护与利用能力建设项目"，资助整理400余种中医药古籍，并着眼于加强中医药古籍保护和研究机构建设，培养中医古籍整理研究的后备人才，全面提高中医药古籍保护与利用能力。

在此，国家中医药管理局成立了中医药古籍保护和利用专家组和项目办公室，专家组负责项目指导、咨询、质量把关，项目办公室负责实施过程的统筹协调。专家组成员对古籍整理研究具有丰富的经验，有的专家从事古籍整理研究长达70余年，深知中医药古籍整理研究的重要性、艰巨性与复杂性，履行职责认真务实。专家组从书目确定、版本选择、点校、注释等各方面，为项目实施提供了强有力的专业指导。老一辈专家的学术水平和智慧，是项目成功的重要保证。项目承担单位山东中医药大学、南京中医药大学、上海中医药大学、福建中医药大学、浙江省中医药研究院、陕西省中医药研究院、河南省中医药研究院、辽宁中医药大学、成都中医药大学及所在省市中医药管理部门精心组织，充分发挥区域间互补协作的优势，并得到承担项目出版工作的中国中医药出版社大力配合，全面推进中医药古籍保护与利用网络体系的构建和人才队伍建设，使一批有志于中医学术传承与古籍整理工作的人才凝聚在一起，研究队伍日益壮大，研究水平不断提高。

本着"抢救、保护、发掘、利用"的理念，该项目重点选择近60年未曾出版的重要古医籍，综合考虑所选古籍的保护价值、学术价值和实用价值。400余种中医药古籍涵盖了医经、基础理论、诊法、伤寒金匮、温病、本草、方书、内科、外科、女科、儿科、伤科、眼科、咽喉口齿、针灸推拿、养生、医案医话医论、医史、临证综合等门类，跨越唐、宋、金元、明以迄清末。全部古籍均按照项目办公室组织完成的行业标准《中医古籍整理规范》及《中医药古籍整理细则》进行整理校注，绝大多数中医药古籍是第一次校注出版，一批孤本、稿本、抄本更是首次整理面世。对一些重要学术问题的研究成果，则集中收录于各书的"校注说明"或"校注后记"中。

"既出书又出人"是本项目追求的目标。近年来，中医药古籍整理工作形势严峻，老一辈逐渐退出，新一代普遍存在整理研究古籍的经验不足、专业思想不坚定等问题，使中医古籍整理面临人才流失严重、青黄不接的局面。通过本项目实施，搭建平台，完善机制，培养队伍，提升能力，经过近5年的建设，锻炼了一批优秀人才，老中青三代齐聚一堂，有效地稳定了研究队伍，为中医药古籍整理工作的开展和中医文化与学术的传承提供必备的知识和人才储备。

本项目的实施与《中国古医籍整理丛书》的出版，对于加强中医药古籍文献研究队伍建设、建立古籍研究平台，提高古籍整理水平均具有积极的推动作用，对弘扬我国优秀传统文化，推进中医药继承创新，进一步发挥中医药服务民众的养生保健与防病治病作用将产生深远影响。

第九届、第十届全国人大常委会副委员长许嘉璐先生，国家卫生计生委副主任、国家中医药管理局局长、中华中医药学会会长王国强先生，我国著名医史文献专家、中国中医科学院马继兴先生在百忙之中为丛书作序，我们深表敬意和感谢。

由于参与校注整理工作的人员较多，水平不一，诸多方面尚未臻完善，希望专家、读者不吝赐教。

国家中医药管理局中医药古籍保护与利用能力建设项目办公室

二〇一四年十二月

许 序

"中医"之名立，迄今不逾百年，所以冠以"中"字者，以别于"洋"与"西"也。慎思之，明辨之，斯名之出，无奈耳，或亦时人不甘泯没而特标其犹在之举也。

前此，祖传医术（今世方称为"学"）绵延数千载，救民无数；华夏屡遭时疫，皆仰之以度困厄。中华民族之未如印第安遭染殖民者所携疾病而族灭者，中医之功也。

医兴则国兴，国强则医强。百年运衰，岂但国土肢解，五千年文明亦不得全，非遭泯灭，即蒙冤扭曲。西方医学以其捷便速效，始则为传教之利器，继则以"科学"之冕畅行于中华。中医虽为内外所夹击，斥之为蒙昧，为伪医，然四亿同胞衣食不保，得获西医之益者甚寡，中医犹为人民之所赖。虽然，中国医学日益陵替，乃不可免，势使之然也。呜呼！覆巢之下安有完卵？

嗣后，国家新生，中医旋即得以重振，与西医并举，探寻结合之路。今也，中华诸多文化，自民俗、礼仪、工艺、戏曲、历史、文学，以至伦理、信仰，皆渐复起，中国医学之兴乃属必然。

迄今中医犹为国家医疗系统之辅，城市尤甚。何哉？盖一则西医赖声、光、电技术而于 20 世纪发展极速，中医则难见其进。二则国人惊羡西医之"立竿见影"，遂以为其事事胜于中医。然西医已自觉将入绝境：其若干医法正负效应相若，甚或负远逾于正；研究医理者，渐知人乃一整体，心、身非如中世纪所认定为二对立物，且人体亦非宇宙之中心，仅为其一小单位，与宇宙万象万物息息相关。认识至此，其已向中国医学之理念"靠拢"矣，虽彼未必知中国医学何如也。唯其不知中国医理何如，纯由其实践而有所悟，益以证中国之认识人体不为伪，亦不为玄虚。然国人知此趋向者，几人？

国医欲再现宋明清高峰，成国中主流医学，则一须继承，一须创新。继承则必深研原典，激清汰浊，复吸纳西医及我藏、蒙、维、回、苗、彝诸民族医术之精华；创新之道，在于今之科技，既用其器，亦参照其道，反思己之医理，审问之，笃行之，深化之，普及之，于普及中认知人体及环境古今之异，以建成当代国医理论。欲达于斯境，或需百年欤？予恐西医既已醒悟，若加力吸收中医精粹，促中医西医深度结合，形成 21 世纪之新医学，届时"制高点"将在何方？国人于此转折之机，能不忧虑而奋力乎？

予所谓深研之原典，非指一二习见之书、千古权威之作；就医界整体言之，所传所承自应为医籍之全部。盖后世名医所著，乃其秉诸前人所述，总结终生行医用药经验所得，自当已成今世、后世之要籍。

盛世修典，信然。盖典籍得修，方可言传言承。虽前此 50 余载已启医籍整理、出版之役，惜旋即中辍。阅 20 载再兴整理、出版之潮，世所罕见之要籍千余部陆续问世，洋洋大观。

今复有"中医药古籍保护与利用能力建设"之工程，集九省市专家，历经五载，董理出版自唐迄清医籍，都400余种，凡中医之基础医理、伤寒、温病及各科诊治、医案医话、推拿本草，俱涵盖之。

噫！璐既知此，能不胜其悦乎？汇集刻印医籍，自古有之，然孰与今世之盛且精也！自今而后，中国医家及患者，得览斯典，当于前人益敬而畏之矣。中华民族之屡经灾难而益蕃，乃至未来之永续，端赖之也，自今以往岂可不后出转精乎？典籍既蜂出矣，余则有望于来者。

谨序。

第九届、十届全国人大常委会副委员长

许嘉璐

二〇一四年冬

王 序

中医学是中华民族在长期生产生活实践中，在与疾病作斗争中逐步形成并不断丰富发展的医学科学，是中国古代科学的瑰宝，为中华民族的繁衍昌盛作出了巨大贡献，对世界文明进步产生了积极影响。时至今日，中医学作为我国医学的特色和重要医药卫生资源，与西医学相互补充、相互促进、协调发展，共同担负着维护和促进人民健康的任务，已成为我国医药卫生事业的重要特征和显著优势。

中医药古籍在存世的中华古籍中占有相当重要的比重，不仅是中医学术传承数千年最为重要的知识载体，也是中医为中华民族繁衍昌盛发挥重要作用的历史见证。中医药典籍不仅承载着中医的学术经验，而且蕴含着中华民族优秀的思想文化，凝聚着中华民族的聪明智慧，是祖先留给我们的宝贵物质财富和精神财富。加强对中医药古籍的保护与利用，既是中医学发展的需要，也是传承中华文化的迫切要求，更是历史赋予我们的责任。

2010 年，国家中医药管理局启动了中医药古籍保护与利用能力建设项目。这既是传承中医药的重要工程，也是弘扬优秀民族文化的重要举措，不仅能够全面推进中医药的有效继承和创新发展，为维护人民健康做出贡献，也能够彰显中华民族的璀璨文化，为实现中华民族伟大复兴的中国梦作出贡献。

相信这项工作一定能造福当今，嘉惠后世，福泽绵长。

国家卫生与计划生育委员会副主任
国家中医药管理局局长
中华中医药学会会长
王国强
二〇一四年十二月

马 序

　　新中国成立以来，党和国家高度重视中医药事业发展，重视古籍的保护、整理和研究工作。自 1958 年始，国务院先后成立了三届古籍整理出版规划小组，分别由齐燕铭、李一氓、匡亚明担任组长，主持制订了《整理和出版古籍十年规划（1962—1972）》《古籍整理出版规划（1982—1990）》《中国古籍整理出版十年规划和"八五"计划（1991—2000）》等，而第三次规划中医药古籍整理即纳入其中。1982 年 9 月，卫生部下发《1982—1990 年中医古籍整理出版规划》，1983 年 1 月，保证了中医古籍整理出版办公室正式成立，中医古籍整理出版规划的实施。2002 年 2 月，《国家古籍整理出版"十五"（2001—2005）重点规划》经新闻出版署和全国古籍整理出版规划领导小组批准，颁布实施。其后，又陆续制定了国家古籍整理出版"十一五"和"十二五"重点规划。国家财政多次立项支持中国中医科学院开展针对性中医药古籍抢救保护工作，文化部在中国中医科学院图书馆专门设立全国唯一的行业古籍保护中心，国家先后投入中医药古籍保护专项经费超过 3000 万元，影印抢救濒危珍、善、孤本中医古籍 1640 余种，开展了海外中医古籍目录调研和孤本回归工作。2010 年，国家财政部、国家中医药管理局安排国家公共卫生专项资金，设立了"中医药古籍保护与利用能力建设项目"，这是继 1982～1986 年第一批、第二批重要中医药古籍整理之后的又一次大规模古籍整理工程，重点整理新中国成立后未曾出版的重要古籍，目标是形成并普及规范的通行本、传世本。

为保证项目的顺利实施，项目组特别成立了专家组，承担咨询和技术指导，以及古籍出版之前的审定工作。专家组中的许多成员虽逾古稀之年，但老骥伏枥，孜孜不倦，不仅对项目进行宏观指导和质量把关，更重要的是通过古籍整理，以老带新，言传身教，培养一批中医药古籍整理研究的后备人才，促进了中医药古籍保护和研究机构建设，全面提升了我国中医药古籍保护与利用能力。

作为项目组顾问之一，我深感中医药古籍保护、抢救与整理工作的重要性和紧迫性，也深知传承中医药古籍整理经验任重而道远。令人欣慰的是，在项目实施过程中，我看到了老中青三代的紧密衔接，看到了大家的坚持和努力，看到了年轻一代的成长。相信中医药古籍整理工作的将来会越来越好，中医药学的发展会越来越好。

欣喜之余，以是为序。

中国中医科学院研究员

马继兴

二〇一四年十二月

校注说明

《寿芝医略》清代医家王廷俊、虞庠撰，刊于清同治六年（1867）浙省翰墨斋，该刊本为祖本、孤本、足本，且后无复刊本，故定之为底本。

《寿芝医略》为《类经纂要》《难经摘抄》和《寿芝医案》三书合编而成，其中《类经纂要》和《难经摘抄》涉及《内经》《难经》两部经典的内容很多，故在整理时，以《内经》《难经》进行参校。

由于《类经纂要》是张介宾《类经》一书的摘要批注，所以本次校勘以人民卫生出版社1964年整理出版的张介宾《类经》作为主要参校本。《寿芝医略》书中大量引用了历代多种医著，对这些引用内容也都参照了相关医著进行校勘。

下面将本次校注整理工作的具体方法简要说明如下：

1. 采用现代标点方法，对原书重新标点。

2. 原书为繁体字，今改为简化字。

3. 凡底本中因抄写致误的明显错别字予以径改，不出校。

4. 凡底本与校本不一致，显系底本有误者，改正并出校说明。

5. 凡底本中的异体字、古体字、俗体字统一改为简化字，不出校记。通假字一律保留，并出校记。

6. 原书分卷比较混乱。其中《类经纂要》分三卷，其下卷又包含了《难经摘抄》，而《寿芝医案》不入卷。此次整理未采用原书分卷，直接按书编目，并把《难经摘抄》《寿芝医案》作为《寿芝医略》组成部分，与《类经纂要》并列。原书无目录，今据正文提取编辑整理目录。《寿芝医案》各医案原无序号，为方便阅读，加上序号，并编入目录。

7. 《类经纂要》原书每卷前有"归安虞庠西斋手辑，受业归安赵衢云苔参校，成都王廷俊寿芝增注，男抡文二田、德清宋世滋保甫校字"字样，今一并删去。

8. 对于个别冷僻字词加以注音和解释。

9. 本书引录他书文献，虽有删节或缩写，但不失原义者，原文不作改动，以保持本书原貌；如对引录之原文窜改较多，且有损文义者，原文不改，出校注明。

10. 《类经纂要》是对张介宾《类经》一书的摘要批注，条目亦沿用了张介宾《类经》的编排，批注内容移入相关文后。但由于是摘要，有些《类经》的条目没有收录，有些条目又做了合并，所以《类经纂要》原书的条目序号不是连续编排的，中间多有空号，还有用两个或多个序号标注一条条目的情况。为方便读者阅读，此次校注仍保留了原书的序号未作改动，以便与张介宾《类经》相互参照。

11. 《类经纂要》原书条目如遇连续多条出处相同者，则均以"同上"示之，比如连续两个条目均出自《素问·平人气象论》，后一条出处则仅标为"同上"。现为方便阅读，"同上"均改为相应篇目。

12. 《类经纂要》所引《内经》原文不再作注。

叙

中古圣人黄帝始言医，其臣岐俞皆几圣者也，故其为道大而通于天人性命之际、阴阳造化之微。其次焉者亦必学力精深，识见敏密，然后能见微知著，彰往察来，酌乎古而宜乎今，甚矣其难其慎也。降及后世，视为糊口之资，业日多而术日浅。至有目不知望色，手不习切脉，口不读方书，心不识药性，而门标医室，背负药囊，杂凑数方，互相师承，诩诩然曰："吾医也！"人亦从而指之曰："医也！"相与延之饮。其药阴阳互谬，温寒反投，此不立毙，则日消月耗，潜至于死而卒莫之能悟。无惑乎其儿戏人命，杀之如反手，与刃与梃何以异哉？

自古名医无不潜心《内经》，研究方脉，神异如扁华，精微如仓公，均以五色方书为本。至仲景述为《伤寒》《金匮》诸论，于《素问》《灵枢》之蕴发明殆尽，对症立方，不失累黍①。其药性专猛，分两力足，譬如持劲弓良矢审顾，一发破的，故取病深而救死速。方书具在，神而明之，存乎其人。若诊候不当，辨症不精，虽师古而实师心，毫厘有差，千里斯谬，以利刃授庸医，流毒弥酷。

---

① 累黍：古代用一定的方式排列黍粒作为计量的最小单位，后用累黍形容丝毫不差。

仲景之言曰："承气入胃，阳盛以亡；桂枝下咽，阴盛者毙。①"其垂戒可不谓深切著明者乎？况南方湿热，海风搏之，症多瘟疫，或谓取吴氏《温病条辨》参看，较有益于后学，不为无见。

　　成都王寿芝，读书纯笃士也。而学医遇名师，谨事之数年，尽得其术。益穷究仲景书，后得长乐陈修园注，读之，覃思研虑，夙疑冰释，活人无算。岁丙寅铨选②连市巡检③，来浙谒余，薇垣行省④间有疾，辄为诊治，病良已⑤。始用柴胡至八钱，人皆怪之，其切脉，著指立辨。常用仲景四逆、桂枝、大柴胡、炙甘草、白虎、承气、桂甘龙牡等汤，恪守古方，赞叹不绝口。人愈瞠目咋舌，莫测端倪，而顾多奇效，或立起陈痼，援垂绝。信者益众，远近就诊，门日如市。每欲有所论述，及见归安虞西斋所

---

　　① 承气入胃……阴盛者毙：《伤寒论·伤寒例》原文作"桂枝下咽，阳盛则毙；承气入胃，阴盛以亡"。

　　② 铨选：指古代的选官制度。唐五品以上官员由皇帝任命，六品以下官员除员外郎、御史及供奉官外，文官由吏部，武官由兵部，按规定审查合格后授官，称为铨选。后各代除高级官员由皇帝任命外，凡经科举考试、捐纳或原官起复等，均须赴吏部听候铨选。

　　③ 巡检：明清时，凡镇市、关隘要害处俱设巡检司，官员名巡检使，省称巡检，归县令管辖，一般秩正九品。

　　④ 薇垣行省：薇垣，清初称布政司曰薇垣。布政司为承宣布政使司的简称，是清代省级地方行政机构。行省：元代中央最高行政机关为中书省，后又分置河南江北等10处行中书省，简称行省。明初加强中央集权，撤销行中书省，改设承宣布政使司，而习惯上仍称行省。清初增为18个行省，后又增为22个行省。

　　⑤ 良已：即痊愈。

辑《类经纂要》，喜而为之增注，分上中下三卷，末卷摘取《难经》，并录已尝效于蜀者医案数十则附后，梓板未竣而寿芝死矣。

寿芝为毗陵史士良观察家治病，饮食起居多不适，病者起而已以病①，归延乌镇，某医诊之，投桂枝汤数剂，热盛而卒。

越六年，其友人以是刻问叙于予。余悲夫寿芝之以仲景方活人，而人顾以仲景方杀之也。爰次其始末，并告世之不善学仲景者。

诰授资政大夫兵部侍郎兼都察院右副都御史

巡抚浙江等处地方提督军务节制水陆各镇

兼管两浙盐政湘乡杨昌浚② 撰

---

① 病者起而已以病：已：原文作已，据文义改。以：通已。《史记·陈涉世家》："固以怪之矣。"指病人治好了，而自己却已经病了。

② 杨昌浚（1826—1897）：字石泉，号镜涵，别号壶天老人。清代官员，官至浙江巡抚、陕甘总督、闽浙总督。

自 序[①]

　　医之为道，精义入神，非知勇足备，断难悉其精微。予学殖[②]荒落，何敢自鸣一得哉？惟自甲午受业繁江陈滋和先生之门，上自《灵》《素》，下逮历代大家，皆为口讲指画。退而渺虑澄思，以求解悟。风雨晨夕，寝食忘之。乙巳岁偶于友人斋头得见闽长乐陈修园先生《伤寒论浅注》，锐志搜讨，平日所蓄之疑，一旦豁然以解。自此诊治确有所见，遇危险重证，处方救败，或一投即起，或数[③]投乃安。或病似轻减，径不与方，断其必死。亲友中始而惊诧，继而佩服，谓可立案以示后学。予乃渐次觊缕[④]，付儿子钞之，复沓[⑤]者去，大约所存皆经方治验也。

　　丙寅三月，赴浙江连市巡检任，收拾书卷时询之，皆为及门诸子携去以为临证秘本。嘻！可笑也。七月到浙，私念文献旧邦，大有作者，如瓶守口，不敢乱谈。衙参[⑥]

---

　　①　自序：此王廷俊自序在虞庠《类经纂要》中是在《寿芝医案》前面。详参本书校注后记。

　　②　学殖：原指学问的积累增进，后泛指学业、学问。清·洪亮吉《北江诗话》卷二："然非二公之才望学殖亦不能做此诗也。"

　　③　数：原作"数数"，疑衍一"数"字。前曰"一投即起"，后为"数投乃安"方能形成对仗，故改。

　　④　觊缕（luólǚ 罗吕）：谓详述。宋·苏轼《答陈季常书》之二："恐此书到日，已在道矣。故不觊缕。"

　　⑤　复沓：即重复。

　　⑥　衙参：指古时官吏到上司衙门，排班参见，禀白公事。

柏台①时，得晤闽省邱悟初二兄，询求修园先生遗书，畅谈之余，论治与鄙见大合。藉兹宏奖，仍以医名一时。大人先生邀之诊治，幸所见不谬，生死了然，就诊日众，一年以来活人可数。皆欲一睹医案，固辞不获，爰追忆旧录数条，并近今可续入者，草草书之。倘此后精力不懈，朝夕读书，临证更多，裒②然成集，是亦予之大幸也夫。

同治六年丁卯十二月既望
成都寿芝王廷俊自序于宗张仪范之庐

---

① 柏台：御史台的别称。汉御史府中列植柏树，常有野鸟数千栖其上。事见《汉书·朱博传》。后因以柏台称御史台。清时亦称按察使（臬台）为柏台。

② 裒（póu 剖）：聚集，收集。

目　录

类经纂要

摄生类 ……………… 一

阴阳类 ……………… 四

藏象类 ……………… 八

脉色类 ……………… 一八

经络类 ……………… 四一

标本类 ……………… 六四

气味类 ……………… 六五

论治类 ……………… 六五

疾病类 ……………… 七二

针刺类 ……………… 一五九

运气类 ……………… 一八三

难经摘抄

寿芝医案

追忆旧录四川治验医案

………………… 二三〇

一、王氏妇临产发肿

………………… 二三〇

二、陈心泉病疝误治

　　大便从口出

………………… 二三二

三、赵氏孕妇晚发疫

　　阳明实热 …… 二三四

四、李诒卿三阴寒证

………………… 二三八

五、师母张夫人痰饮

　　经闭误以为孕

………………… 二四二

六、儿子德六少阴寒

　　证 ………… 二四五

七、邹氏妇血崩发热

………………… 二四九

八、张金门使女冷瘕

………………… 二五二

九、夏氏子疯癫 …… 二五四

十、孙氏妇产后太阳、

　　阳明合病 …… 二五六

十一、陈悝源少阴

　　热证 …… 二五九

十二、张启昌太夫人阴

　　证似阳误治几脱

　　　　………… 二六二

十三、张氏妇喉痹 … 二六五

十四、卢姓女少阳阳明合

　　病经闭误认为劳

　　　　治几死…… 二六八

十五、王隐梅吐血愈

　　后发肿…… 二七三

十六、姨姪周振靡夏月

　　食冰粉发热用

　　药几误…… 二七七

校注后记 ………… 二八一

类经纂要

摄生类

此数目者，仍张氏《类经》分篇之目也。因原旨太繁，不能备录。欲求详解，便于按数查阅。①

一、上古之人，其知道者，法于阴阳，和于术数，食饮有节，起居有常，不妄作劳，故能形与神俱，而尽终其天年，度百岁乃去。今时之人不然也，以酒为浆，以妄为常，醉以入房，以欲竭其精，以耗散其真，不知持满，不时御神，务快其心，逆于生乐。音洛。② 起居无节，故半百而衰也。（《素问·上古天真论》）

二、夫上古圣人之教下也，皆谓之虚邪贼风，避之有时，恬惔虚无，真气从之，精神内守，病安从来？是以志闲而少欲，心安而不惧，形劳而不倦，气从以顺，各从其欲，皆得所愿。故美其食，任其服，乐其俗，高下不相慕，其民故曰朴。是以嗜欲不能劳其目，淫邪不能惑其心，所以年皆

---

① 此数目者……按数查阅：这段文字原在《类经纂要》卷下针刺类题目下，说明《类经纂要》是张介宾（号景岳）《类经》一书的摘要批注，所以分类均沿用了张介宾《类经》，序号、条目也是沿用张介宾《类经》的编排。为方便阅读，故移动至此。

② 乐音洛：乐字在"乐讬"中读 luò，"乐讬"同"落拓"，指行为放荡不羁。

度百岁，而动作不衰。（《素问·上古天真论》）

四、春三月，此谓发陈，天地俱生，万物以荣。夜卧早起，广步于庭，被发缓形，以使志生，生而勿杀，予而勿夺，赏而勿罚，此春气之应，养生之道也。逆之则伤肝，夏为寒变，奉长者少。

夏三月，此谓蕃秀，天地气交，万物华实。夜卧早起，无厌于日，所以避暑。使志无怒。木易克土。使华英神气成秀，使气得泄。肤腠宣通。若所爱在外，此夏气之应，养长之道也。逆之则伤心，秋为痎疟，奉收者少，冬至重病。

秋三月，此谓容平，天气以急，地气以明。早卧早起，与鸡俱兴，使志安宁，以缓秋刑，收敛神气，使秋气平，无外其志，使肺气清，此秋气之应，养收之道也。逆之则伤肺，冬为飧泄，奉藏者少。

冬三月，此谓闭藏，水冰地坼，无扰乎阳，早卧晚起，必待日光，使志若伏若匿，若有私意，若已有得，去寒就温，无泄皮肤，使气亟夺，此冬气之应，养藏之道也。逆之则伤肾，春为痿厥，奉生者少。（《素问·四气调神论》）

喻嘉言曰："寒变者，夏月得病之总名也。缘肝木弗荣，不能生其心火，至夏心火当旺反衰，北方肾水得以上陵①。其候掩抑而不光明，收引而不发露，得食则饱闷，遇事则狐疑，下利奔迫，惨然不

---

① 陵：通"凌"。侵也，犯也。《礼记》："在上位，不陵下。"

乐，甚者战栗如丧神守。医者全在发舒肝木之郁遏也。

逆秋气则伤肺，冬为飧泄者，伤于肺之燥也。所谓肺移热于大肠，久为肠澼者，即此病也。但使肺热不传于大①肠，则飧泄自止。不知者惟务止泄，以燥益燥，误矣！

痿自痿，厥自厥，本是二病。然痿者必至于厥，厥者必至于痿，究竟是一病也。但肝气失持，则痿病先见；筋脉未损，则厥病先见耳。肝主筋，肝病则筋失所养，加以夙有筋患，不觉忽然而痿矣。肝气以条达为顺，素多郁怒，其气不条达而横格，渐至下虚上盛，气高不返，眩晕不知人而厥矣，厥必气通始苏也。此皆冬时失养藏之道，正气不足之病，与治痰治风，绝不相干。治痰治风，虚者益虚矣。一味培补肾水，生津养血，听其筋自柔和，肝自条达可也。若精枯气削，亦难治矣。"

类经纂要
三

六、逆春气，则少阳不生，肝气内变；逆夏气，则太阳不长，心气内洞；逆秋气，则太阴不收，肺气焦满；逆冬气，则少阴不藏，肾气独沉。

夫四时阴阳者，万物之根本也。所以圣人春夏养阳，秋冬养阴，以从其根。（《素问·四气调神论》）

喻嘉言曰："前言逆春气而夏始病，此言逆春气而春即病也。

春未至而木先芽，夏未至而火先朗，此为休征②。春已至而木不生，夏已至而火不长，此为咎征③。若春已过而不生，夏已过而不长，则死期迫矣。收藏亦然，肝气内变，即所谓不条达而横格也。心气内

---

① 大：原无，据喻昌《医门法律》卷一补。

② 休征：吉祥的征兆。《书·洪范》："曰休征。"孔传："叙美行之验。"

③ 咎征：过失的报应；灾祸应验。

洞，洞开也，心虚则洞然而开。有人觉心大于身，身①大于室，少顷方定者，正此病也。惟心洞开，北方寒水得乘机窃入，为寒变之病，非心气内洞别为一病也。

少阴主藏者也，冬月水旺，肾藏甚富，源泉混混，盈科而进。若冬无所藏，新旧不相承接，有独沉而已。夫肾间之气，升灌于上，则为荣华；独沉于下，则为枯谢。《难经》②曰："五脏脉平而死者，生气独绝于内；不满五十动一止者，肾气先尽。"故知肾气独沉，非细故也。"

七、是故圣人不治已病治未病，不治已乱治未乱，此之谓也。夫病已成而后药之，乱已成而后治之，譬犹渴而穿井，斗而铸兵，不亦晚乎？（《素问·四气调神论》）

阴阳类

一、黄帝曰：阴阳者，天地之道也，万物之纲纪，变化之父母，生杀之本始，神明之府也，治病必求于本。故积阳为天，积阴为地。阴静阳躁，阳生阴长，阳杀阴藏。阳化气，阴成形。寒极生热，热极生寒。寒气生浊，热气生清。清气在下，则生飧泄；浊气在上，则生䐜胀。此阴阳反作，病之逆从也。[批] 阳动而散，阴静而凝。

故清阳为天，浊阴为地；地气上为云，天气下为雨；雨出地气，云出天气。故清阳出上窍，浊阴出下窍；清阳发腠理，浊阴走五脏；清阳实四肢，浊阴归依，投也六腑。

---

① 身：原无，据喻昌《医门法律》卷一补。

② 难经：原作《难经·八难》。但实际下面的引文包含了《难经·八难》和《难经·十一难》的内容，故改。

水为阴，火为阳。阳为气，阴为味。味归形，形归气，气归精，精归化；精食如子食母乳之义气，形食味，化生精，气生形。[批]人身精血由气而化，精以化气，气以化神，是水为化之源。精归化，言未化之前，由精为化；化生精，言既化之后，由化生精。味不节伤形，气失调伤精；精化为气。元气由精而化。气伤于味。阴味出下窍，阳气出上窍。味厚者为阴，薄为阴之阳；气厚者为阳，薄为阳之阴。味厚则泄，薄则通；气薄则发泄，厚则发热。

壮火之气衰，少火之气壮；壮火食气，气食少火；壮火散气，少火生气。[批]壮火，亢烈之火也，火太过则气反衰；少火，阳和之火也，少火生气，故云食火。气味辛甘发散为阳，酸苦涌泄为阴。

阴胜则阳病，阳胜则阴病。阳胜则热，阴胜则寒。重寒则热，重热则寒。寒伤形，热伤气，气伤痛，形伤肿。故先痛而后肿者，气伤形也；先肿而后痛者，形伤气也。风胜则动，热胜则肿，燥胜则干，寒胜则浮，湿胜则濡泻。

天有四时五行，以生长收藏，以生寒暑燥湿风。人有五脏化五气，以生喜怒悲忧恐。故喜怒伤气，寒暑伤形。暴怒伤阴，暴喜伤阳。厥气上行，满脉去形。喜怒不节，寒暑过度，生乃不固。故重阴必阳，重阳必阴。故曰：冬伤于寒，春必温病；春伤于风，夏生飧泄；夏伤于暑，秋必痎疟；秋伤于湿，冬生咳嗽。故曰：天地者，万物之上下也；阴阳者，血气之男女也；左右者，阴阳之道路也；水火者，阴阳之征兆也；阴阳者，万物之能始也。故曰：阴在内，阳之守也；阳在外，阴之使也。（《素问·阴阳应象大论》）

喻嘉言曰："春伤风而夏飧泄，以风为主。风者，东方木也。风邪伤人，必入①空窍，而空窍惟肠胃为最。风既居于肠胃，其导引之机，如顺风扬帆，不俟脾之运化，食入即出，以故飧已即泄也。不知者以为脾虚完谷不化，反以补脾刚燥之药，助风性之劲，有泄无已，每至束手无策。倘知从春令治之，用桂枝领风邪从肌表而出，一二剂而可愈也。

此与前逆秋气则伤肺，冬为飧泄不同。伤肺飧泄，以肺燥为主；伤风飧泄，以风为主。安得比而同治之耶！"

按：喻氏以为春伤于风，夏伤于暑，长夏伤于湿，秋伤于燥，冬伤于寒，此属气运之常期，疑此必误脱。其论极为精确，详《尚论篇》中。

二、阳胜则身热，腠理闭，喘粗为之俯仰，汗不出而热，齿干以烦冤，腹满死，能冬不能夏。阴胜则身寒、汗出，身常清，数栗而寒，寒则厥，厥则腹满死。能夏不能冬。

能知七损阳消之渐八益，阴长之由。则二者可调，不知用此，则早衰之节也。

年四十而阴气自半也，真阴为真阳之本。起居衰矣；年

---

① 入：原作"伤"，据喻昌《医门法律》卷一改。

五十，体重，耳目不聪明矣；年六十，阴痿，气大衰，九窍不利，下虚上实，涕泣俱出矣。故曰：知之则强，不知则老。(《素问·阴阳应象大论》)

三、天不足西北，故西北方阴也，而人右耳目不如左明也。阳盛于东南。地不满东南，故东南方阳也，而人左手足不如右强也。阴强于西北。东方阳也，阳者，其精并于上，并，聚也。并于上则上明而下虚，故使耳目聪明而手足不便也；西方阴也，阴者，其精并于下，并于下则下盛而上虚，故其耳目不聪明而手足便也。故俱感于邪，其在上则右甚，在下则左甚。(《素问·阴阳应象大论》)

四、天气通于肺，地气通于嗌，嗌，咽也。风气通于肝，雷气通于心，谷气通于脾，雨气通于肾。六经为川，肠胃为海，九窍为水注之气。

以天地为之阴阳，阳之汗，以天地之雨名之；阳之气，以天地之疾风名之。暴气象雷，逆气象阳。(《素问·阴阳应象大论》)

五、平旦至日中，天之阳，阳中之阳也；日中至黄昏，天之阳，阳中之阴也；合夜至鸡鸣，天之阴，阴中之阴也；鸡鸣至平旦，天之阴，阴中之阳也。故人亦应之。

夫言人之阴阳，则外为阳，内为阴；言人身之阴阳，则背为阳，腹为阴；言人身之脏腑中阴阳，则脏者为阴，腑者为阳，肝、心、脾、肺、肾五脏皆为阴，胆、胃、大肠、小肠、膀胱、三焦六腑皆为阳。

故背为阳，阳中之阳，心也；背为阳，阳中之阴，肺也；腹为阴，阴中之阴，肾也；腹为阴，阴中之阳，肝也；腹为阴，阴中之至阴，脾也。此皆阴阳、表里、内外、雌雄相输应也，故以应天之阴阳也。(《素问·金匮真言论》)

藏象类

一、心者，君主之官也，神明出焉；肺者，相傅之官，治节出焉；肝者，将军之官，谋虑出焉；胆者，中正之官，决断出焉；膻中者，心包络。臣使之官，喜乐出焉；脾胃者，仓廪之官，[批]谷藏曰仓，米藏曰廪，见《荀子》注①。《刺法论》曰："脾为谏议之官，知周出焉。"见《运气类》四十三。[批]陈修园曰："此以脾胃合为一官，恐错简耳。当采《刺法论》脾胃分两条补入，方足十二官之数。"五味出焉；大肠者，传道之官，变化出焉；小肠者，受盛之官，化物出焉；肾者，作强之官，伎巧出焉；三焦者，决渎之官，水道出焉；出，言下出尿也。膀胱者，州都之官，津液藏焉，气化则能出矣。出，言津液外出也。凡此十二官者，不得相失也。故主明则下安，以此养生则寿，殁世不殆，以为天下则大昌。主不明则十二官危，使道闭塞而不通，形乃大伤，以此养生则殃，以为天下者，其宗大危，戒之戒之！(《素问·灵兰秘典论》)

---

① 谷藏曰仓米藏曰廪：出《荀子·富国篇》杨注。

二、帝曰：藏象何如？岐伯曰：心者，生之本，神之变也；其华在面，其充在血脉，为阳中之太阳，通于夏气。肺者，气之本，魄之处也；其华在毛，其充在皮，为阳中之太阴，通于秋气。肾者，主蛰，封藏之本，精之处也；其华在发，其充在骨，为阴中之少阴，通于冬气。肝者，罢同疲极之本，魂之居也，其华在爪，其充在筋，以生血气，其味酸，其色苍，此为阳中之少阳，通于春气。脾、胃、大肠、小肠、三焦、膀胱者，仓廪之本，营之居也，名曰器，能化糟粕，转味而入出者也；其华在唇四白，其充在肌，其味甘，其色黄，此至阴之类，通于土气。凡十一脏，取决于胆也。(《素问·六节藏象论》)

四、东方青色，入通于肝，开窍于目，藏精于肝，其病发惊骇。

南方赤色，入通于心，开窍于耳，藏精于心，故病在五脏。

中央黄色，入通于脾，开窍于口，藏精于脾，故病在舌本。

西方白色，入通于肺，开窍于鼻，藏精于肺，故病在背。

北方黑色，入通于肾，开窍于二阴，藏精于肾，故病在谿。(《素问·金匮真言论》)

五、东方生风，风生木，木生酸，酸生肝，肝生筋，筋生心，肝主目。其在天为玄，在人为道，在地为化。化生五味，道生智，玄生神。神在天为风，在地为木，在体为筋，在脏为肝，在色为苍，在音为角，［批］角音呼以长，木音长也。在声为呼，在变动为握，即搐搦①。在窍为目，在味为酸，在志为怒。怒伤肝，悲胜怒；风伤筋，燥胜风；酸伤筋，辛胜酸。

南方生热，热生火，火生苦，苦生心，心生血，血生脾，心主舌。其在天为热，在地为火，在体为脉，在脏为心，在色为赤，在音为徵，［批］徵音雄以明，火音燥也。在声为笑，在变动为忧，在窍为舌，在味为苦，在志为喜。喜伤心，恐胜喜；热伤气，寒胜热；苦伤气，咸胜苦。

中央生湿，湿生土，土生甘，甘生脾，脾生肉，肉生肺，脾主口。其在天为湿，在地为土，在体为肉，在脏为脾，在色为黄，在音为宫，［批］宫音漫以缓，土音浊也。在声为歌，在变动为哕，在窍为口，在味为甘，在志为思。思伤脾，怒胜思；湿伤肉，风胜湿；甘伤肉，酸胜甘。

西方生燥，燥生金，金生辛，辛生肺，肺生皮毛，皮毛生肾，肺主鼻。其在天为燥，在地为金，在体为皮毛，在脏为肺，在色为白，在音为商，［批］商音促以清，金音响也。在声为哭，在变动为咳，在窍为鼻，在味为辛，在志为忧。忧伤肺，喜胜忧；热伤皮毛，寒胜热；辛伤皮毛，苦胜辛。

---

① 搐搦（chùnuò 处诺）：即抽搐。

北方生寒，寒生水，水生咸，咸生肾，肾生骨髓，髓生肝，肾主耳。其在天为寒，在地为水，在体为骨，在脏为肾，在色为黑，在音为羽，［批］羽音沉以细，水音清也。在声为呻，在变动为栗，在窍为耳，在味为咸，在志为恐。恐伤肾，思胜恐；寒伤血，燥胜寒；咸伤血，甘胜咸。(《素问·阴阳应象大论》)

六、五气更立，各有所先，非其位则邪，当其位则正。

病之生，气相得相生则微，不相得相克则甚。

主岁，气有余，则制己所胜而侮所不胜；其不及，则己所不胜侮而乘之，己所胜轻而侮之。侮反受邪，侮而受邪，寡于畏也。(《素问·五运行大论》)

七、帝曰：脾不主时，何也？岐伯曰：脾者土也，治中央，常以四时长四藏，各十八日寄治，不得独主于时也。脾藏者，常着胃土之精也，土者，生万物而法天地，故上下至头足，不得主时也。(《素问·太阴阳明论》)

八、多食咸则脉凝泣同涩①而变色；多食苦，则皮槁而毛拔；多食辛，则筋急而爪枯；多食酸，则肉胝䐃而唇揭；多食甘，则骨痛而发落。此五味之所伤也。(《素问·五脏生成》)

九、天之在我者，德也，地之在我者，气也，德流气

---

① 泣同涩：泣、涩为通假字。

薄而生者也。故生之来谓之精，两精相搏谓之神，随神往来者谓之魂，并精而出入者谓之魄，[批]神为阳中之阳，而魂则阳中之阴也。精为阴中之阴，而魄则阴中之阳。所以任物者谓之心，心有所忆谓之意，意之所存谓之志，因志而存变谓之思，因思而远慕谓之虑，因虑而处物谓之智。故智者之养生也，必顺四时而适寒暑，和喜怒而安居处，节阴阳而调刚柔。如是则僻邪不至，长生久视。

是故怵惕思虑者则伤神，神伤则恐惧流淫而不止。因悲哀动中者，竭绝而失生。喜乐者，神惮散而不藏。愁忧者，气闭塞而不行。盛怒者，迷惑而不治。恐惧者，神荡惮而不收。

心怵惕思虑则伤神，神伤则恐惧自失，破䐃脱肉，毛悴色夭，死于冬。脾愁忧而不解则伤意，意伤则悗乱，四肢不举，毛悴色夭，死于春。肝悲哀动中则伤魂，魂伤则狂忘不精，不精则不正当人，阴缩而挛筋，两胁骨不举，毛悴色夭，死于秋。肺喜乐无极则伤魄，魄伤则狂，狂者意不存人，[批]意不存人，谓旁若无人也。皮革焦，毛悴色夭，死于夏。肾盛怒而不止则伤志，志伤则喜忘其前言，腰脊不可以俯仰屈伸，毛悴色夭，死于季夏。恐惧而不解则伤精，精伤则骨酸痿厥，精时自下。是故五脏主藏精者也，不可伤，伤则失守而阴虚，阴虚则无气，无气则死矣。[批]五脏之精皆阴也，精能化气则气本于精，阴虚而化源绝矣。(《灵枢·本神》篇)

十、肝藏血，血舍魂，肝气虚则恐，实则怒。脾藏营，营舍意，脾气虚则四肢不用，五脏不安；实则腹胀，经溲不利。心藏脉，脉舍神，心气虚则悲；实则笑不休。肺藏气，气舍魄，肺气虚则鼻塞不利，少气，实则喘喝，胸盈仰息。[批] 喘喝者，气促声粗也；胸盈，胀满也；仰息，仰面而喘也。肾藏精，精舍志，肾气虚则厥，实则胀。（《灵枢·本神》篇）

十一、帝曰：气口何以独为五脏主？岐伯曰：胃者，水谷之海，六腑之大源也。五味入口，藏于胃，以养五脏气，气口亦太阴也。是以五脏六腑之气味皆出于胃，变见于气口。故五气入鼻，藏于心肺，心肺有病，而鼻为之不利也。（《素问·五脏别论》）

十二、食气入胃，散精于肝，淫气于筋。食气入胃，浊厚也气归心，[批] 沈思勉①曰："浊气归心当作浊气归脾。"观后《阴阳清浊篇》可知。淫精于脉。脉气流经，经气归于肺，肺朝百脉，输精于皮毛。毛脉合精，行气于腑。气聚之府是为气海，亦曰膻中。府精神明，气府之精为心之神明。留于四脏，肺、肝、脾、肾。气归于权衡。权衡以平，气口成寸，以决死生。饮入于胃，[批] 此段言饮，与上文食入相对，故此下有通调水道，水精四布之文。游溢精气，上输于脾，脾气散精，上归于肺，通调水道，下输膀胱。水精四布，五经五

---

① 沈思勉：清乾隆时期医家，其撰写的一篇题为"辩《素问》浊气归心之讹"的文章曾在《吴医汇讲》上刊发。

脏之经并行，合于四时五脏阴阳，揆度以为常也。［批］此总食饮而结之。（《素问·经脉别论》）

十三、女子七岁，肾气盛，齿更发长；二七，而天癸至，任脉通，太冲脉盛，月事以时下，故有子；三七，肾气平均，故真牙生而长极；人身之长至此而极。四七，筋骨坚，发长极，身体盛壮；五七，阳明脉衰，面始焦，发始堕；六七，三阳脉衰于上，面皆焦，发始白；七七，任脉虚，太冲脉衰少，天癸竭，地道不通，故形坏而无子也。丈夫八岁，肾气实，发长齿更；二八，肾气盛，天癸至，精气溢泻，阴阳和，故能有子；三八，肾气平均，筋骨劲强，故真牙生而长极；四八，筋骨隆盛，肌肉满壮；五八，肾气衰，发堕齿槁；六八，阳气衰竭于上，面焦，发鬓斑同颁①白；七八，肝气衰，筋不能动，天癸竭，精少，肾脏衰，形体皆极；八八，则齿发去。肾者主水，受五脏六腑之精而藏之，故五脏盛，乃能泻。今五脏皆衰，筋骨解同懈堕，天癸尽矣。故发鬓白，身体重，行步不正，而无子耳。（《素问·上古天真论》）

十七、冲脉、任脉皆起于胞中，上循背里，为经络之海。其浮而外者，循腹右上行，会于咽喉，别而络唇口。血气盛则充肤热肉，血独盛则澹渗皮肤，生毫毛。今妇人之生，有余于气，不足于血，以其数脱血也，冲任之脉，

---

① 颁（bān）：古同"班"、"斑"，指头发花白。

不荣口唇，故须不生焉。

宦者去其宗筋，伤其冲脉，血泻不复，皮肤内结，唇口不荣，故须不生。

天宦者，此天之所不足也，其任冲不盛，宗筋不成，有气无血，唇口不荣，故须不生。美眉者，太阳多血；通髯极须者，少阳多血；美须者，阳明多血。（《灵枢·五音五味》篇）

冲任，阴脉也，循腹右上行。然左乳之下，则有胃之大络，此正左阳右阴相配之妙（详脉色十一）。在颊曰髯，在口下及两颐曰须，在口上曰髭。

十九、黄帝曰：愿闻人气之清浊。岐伯曰：受谷者浊，受气者清。清者注阴，五藏。浊者注阳。六府。浊而清者，上出于咽；清而浊者，则下行。清浊相干，命曰乱气。黄帝曰：夫阴清而阳浊，脏阴而腑阳，脏清而腑浊。浊者有清，清者有浊，清浊别之奈何？岐伯曰：气之大别：大概分别之法。清者上注于肺，浊者下走于胃。胃之清气上出于口，肺之浊气下注于经，内积于海。上气海在膻中，下气海在丹田。手太阳小肠独受阳之浊，浊之浊者。手太阴肺独受阴之清。清之清者。其清者上走空同孔窍，胃之清气上出于口。其浊者下行诸经。即肺之浊气下注于经。诸阴皆清，足太阴独受其浊。（《灵枢·阴阳清浊》篇）

二十、黄帝问于岐伯曰：首面与身形也，属骨连筋，同血合于气耳。天寒则裂地凌冰，其卒寒，或手足懈惰，然而其面不衣，何也？岐伯答曰：十二经脉，三百六十五络，其血气皆上于面而走空窍。其精阳气上走于目而为睛，其别气走于耳而为听，其宗气上出于鼻而为臭，其浊气谷气出于胃，走唇舌而为味。其气之津液皆上熏于面，而皮又厚，其肉坚，故天气甚寒，不能胜之也。（《灵枢·邪气脏腑病形》篇）

二十三、脑、髓、骨、脉、胆、女子胞，此六者，地气之所生也，皆藏于阴而象于地，藏蓄阴精。故藏而不泻，名曰奇恒之府。异于常府。夫胃、大肠、小肠、三焦、膀胱，此五者，天气之所生也，其气象天，故泻而不藏，此受五脏浊气，名曰传化之腑，此不能久留，输泻者也。
[批] 五脏以藏为补，六腑以通为补，其原亦本于此。

魄门亦为五脏使，水谷不得久藏。所谓五脏者，藏精气而不泻也，故满而不能实；六腑者，传化物而不藏，故实而不能满也。精气质清，水谷质浊。所以然者，水谷入口，则胃实而肠虚，食下，则肠实而胃虚。故曰实而不满、满而不实也。（《素问·五脏别论》）

二十四、五脏受气于其所生，子能养母。传之于其所胜，气舍于其所生，母可养子。死于其所不胜。病之且死，必先传行至其所不胜，病乃死。受气所生，受于己之所生者也；气舍所生，舍于生己者也。此言气之逆行也，不胜则逆。故死。

肝受气于心，传之于脾，气舍于肾，至肺而死。心受气于脾，传之于肺，气舍于肝，至肾而死。脾受气于肺，传之于肾，气舍于心，至肝而死。肺受气于肾，传之于肝，气舍于脾，至心而死。肾受气于肝，传之于心，气舍于肺，至脾而死。此皆逆死也。一日一夜五分之，此所以占死生之早暮也。

五脏相通，移皆有次。五脏有病，则各传其所胜。不治，不早治之。法三月，一气一脏。若六月，一月一脏。若三日，昼夜各一脏。若六日，一日一脏。传五脏而当死。脏惟五，而传遍以六者，《五十三难》所谓一脏不再伤也。是顺传所胜之次。上文言逆者，指脏之气；此曰顺者，指病之传。故此言顺传者，即上文之逆行也。故曰：别于阳者，阳以言表，谓外候也。知病从来；别于阴者，阴以言里，谓脏气也。知死生之期，言知至其所困而死。年月日时，其候皆然。（《素问·玉机真脏论》）

二十五、两神相搏，合而成形，[批]《本神》篇曰："两精相搏谓之神。"而此言两神相搏，合而成形，盖彼言由精以化神，此言由神以化精。二者若不同，正以明阴阳之互用。常先身生，是谓精。

上焦开发，胸中通达。宣五谷味，熏肤，充身，泽毛，若雾露之溉，是谓气。

腠理发泄，汗出溱溱，是谓津。津是阳之液。

谷入气满，淖泽注于骨，骨属屈伸，泄泽，补益脑髓，皮肤润泽，是谓液。液是阴之津。

中焦受气取汁，变化而赤，是谓血。

壅遏营气，令无所避，是谓脉。[批]壅遏者，堤防之谓也，犹河之有岸。然则脉非气非血，而以通乎气血者也。

精脱者，耳聋；气脱者，目不明；津脱者，腠理开，汗大泄；液脱者，骨属屈伸不利，色夭，脑髓消，胫酸，耳数鸣；血脱者，色白，夭然不泽，其脉空虚。此其候也。（《灵枢·决气》篇）

二十七、平人胃满则肠虚，肠满则胃虚，更虚更满，故气得上下，五脏安定，血脉和利，精神乃居。故神者，水谷之精气也。（《灵枢·平人绝谷》篇）

二十八、人之血气精神者，所以奉生而周于性命者也；经脉者，所以行血气而营阴阳，濡筋骨，利关节者也；卫气者，所以温分肉，充皮肤，肥腠理，司关一作开阖者也；志意者，所以御精神，收魂魄，适寒温，和喜怒者也。是故血和则经脉流行，营复阴阳，筋骨劲强，关节清利矣；卫气和则分肉解利，皮肤调柔，腠理致密矣；志意和则精神专直，魂魄不散，悔怒不起，五脏不受邪矣；汪昂曰："此一节圣贤养德、养身之要语。"寒温和则六腑化谷，风痹不作，经脉通利，肢节得安矣。此人之常平也。五脏者，所以藏精神、血气、魂魄者也。六腑者，所以化水谷而行津液者也。此人之所以具受于天也，无愚智贤不肖，无以相倚偏也也。（《灵枢·本脏》篇）

脉色类

一、二、① 诊法常以平旦，阴气未动，正平。阳气未

---

① 一二：这是合并了张介宾《类经》脉色类的一、二两条。

散，方盛。饮食未进，谷气未行。经脉未盛，络脉调匀，气血未乱，故乃可诊有过之脉。切脉动静而视精明，目之神气。察五色，生克、邪正。观五脏有余不足，六腑强弱，形之盛衰，以此参伍，决死生之分①。

尺内两傍，则季胁也，尺外②以候肾，尺里③以候腹。中附上，关脉。左外④以候肝，内⑤以候膈，右外以候胃，内以候脾。上附上，寸脉。右外④以候肺，内⑤以候胸中，左外⑤以候心，内⑤候膻中。前以候前，后以候后。上竟上者，胸喉中事也；下竟下者，少腹腰股膝胫足中事也。（《素问·脉要精微论》）

柯韵伯曰："季胁之位在章门，后包于腹，前合于脐。古圣欲明气口成寸之义，将分肺脉三部，以候五脏。而先提'尺内两傍则季胁也'一句者，以气口独为五脏主，而脏气会季胁故也。"张氏外注云："浮取为外，沉取为内。"

《医宗金鉴》云："以前半部、后半部训内外，是视脉为两截；以内侧、外侧训内外，是视脉为两条。"

---

① 分：原作"脉"，据《素问·脉要精微论》改。张介宾《类经》同《素问》。

② 外：原作"里"，据《素问·脉要精微论》改。张介宾《类经》同《素问》。

③ 里：原作"外"，据《素问·脉要精微论》改。张介宾《类经》同《素问》。

④ 外：原作"内"，据《素问·脉要精微论》改。张介宾《类经》同《素问》。

⑤ 内：原作"外"，据《素问·脉要精微论》改。张介宾《类经》同《素问》。

二说皆非也。盖外以候腑，内以候脏。故当以"外以候胃，内以候脾"两句为正。

三、人一呼脉再动，一吸脉亦再动，呼吸定息脉五动，闰以太息，命曰平人。平人者，不病也。常以不病调病人，医不病，故为病人平息以调之为法。

人一呼脉一动，一吸脉一动，曰少气。人一呼脉三动，一吸脉三动而躁，尺热，曰病温；尺不热，脉滑，曰病风；脉涩曰痹。人一呼脉四动以上曰死；脉绝不至曰死；乍数乍疏曰死。（《素问·平人气象论》）

四、一日一夜五十营，以营运也五脏之精，不应数者，名曰狂生。所谓五十营者，五脏皆受气，持其脉口，数其至也，五十动而不一代者，五脏皆受气；五脏受气皆足而无断续也。四十动一代者，一脏无气；谓脏气亏损已无气以应止息。经云：代则气衰，非谓败绝也，下皆仿此。三十动一代者，二脏无气；二十动一代者，三脏无气；十动一代者，四脏无气；不满十动一代者，五脏无气。予之短期，短期，死期也，此句专指不满十动之句而言，并非联属上四句而言也。要在《终始》①。所谓五十动而不一代者，以为常也，以知五脏之期。予之短期者，乍数乍疏也。（《灵枢·根结》）

时相变代，乃与常代者不同，以脏气衰败，无所主持而失常也，故死。

---

① 要在终始：原无，据《灵枢·根结》补。

本篇但言动止之数，以诊五脏无气之候，未尝凿言死期。后人添出死期岁数，不足信也。

五、人有三部，部有三候，以决死生，以处百病①，以调虚实，而除邪疾。

上部天，两额之动脉；当额厌之分，足少阳脉气所行也。上部地，两颊之动脉；即地仓、大迎之分，足阳明脉气所行也。上部人，耳前之动脉。即和髎②之分，手少阳脉气所行也。中部天，手太阴也；掌后寸口动脉，经渠之次，肺经脉气所行也。中部地，手阳明也；手大指、次指岐骨间动脉，合谷之次，大肠经脉气所行也。中部人，手少阴也。掌后锐骨下动脉，神门之次，心经脉气所行也。下部天，足厥阴也；气冲下三寸动脉，五里之分，肝经脉气所行也，卧而取之。女子取太冲，在足大指本节后二寸陷中是也。下部地，足少阴也；内踝后跟骨旁动脉，太溪之分，肾经脉气所行也。下部人，足太阴也。鱼腹上越筋间动脉，直五里下箕门之分，沉取乃得之，脾经脉气所行也。若欲候胃气者，当取足跗上之冲阳。故下部之天以候肝，地以候肾，人以候脾胃之气。天以候肺，地以候胸中之气，人以候心。上部天以候头角之气，地以候口齿之气，人以候耳目之气。三而三之，合则为九。九分为九野，九野为九藏。故神藏五，肝藏魂，心藏神，肺藏魄，脾藏意，肾藏志。形藏四。头角，耳目，口齿，胸中。合为九藏。（《素问·三部九候论》）

---

① 以处百病：此四字原脱，据《素问·三部九候论》补。
② 髎：原作醪，据文义改。和髎：穴位名。

三部九候，本经明指人身上中下动脉。盖上古诊法，于人身三部九候之脉，各有所候，以诊诸脏之气而针除邪疾，非独以寸口为言也。如仲景脉法，上取寸口，下取趺阳，是亦此意。观《十八难》曰："三部者，寸关尺也；九候者，浮中沉也。"乃单以寸口而分三部九候之诊，后世言脉者皆宗之。虽亦诊家捷法，然非轩岐本旨，学者当并详其义。

六、察九候即前所云独小者病，独大者病，独疾者病，独迟者病，独热者病，独寒者病，独热独寒，谓其或在上、或在下、或在表、或在里之不同也。独陷下者病。沉伏不起。（《素问·三部九候论》）

八、是以诊有大方，坐起有常，出入有行，以转神明，必清必净，心专志一而神明见。上观神色声音下观，形体顺逆。司八正邪，候八节、八风之邪正。别五中部，审五脏、五行之部位。按脉动静，循揣摩尺滑涩、寒温之意，视其大小二便，合之病态，病之情状。逆从以得，复知病名，诊可十全，不失人情。（《素问·方盛衰论》）

九、万物之外，六合之内，天地之变，阴阳之应，彼春之暖，为夏之暑，阳生而至盛。彼秋之忿，为冬之怒。阴少而至壮。四变之动，脉与之上下，以春应中规，圆活。夏应中矩，洪大方正。秋应中衡，浮毛见于外。冬应中权。是故冬至四十五日，阳气微上，阴气微下；夏至四十五日，阴气微上，阳气微下。阴阳有时，与脉为期，期而相失，规矩、权衡不合于度。知脉所分，五脏之脉各有所属。分之有期，衰旺各有其时。故知死时。微妙在脉，不可不察，察之有纪。

从阴阳始，始之有经；从五行生，生之有度。四时为宜，补泻勿失，与天地如一，得一之情①，以知死生。是故声合五音，色合五行，脉合阴阳。是故持脉有道，虚静为保。保，不失也。春日浮，如鱼之游在波；虽浮动而未全出。夏日在肤，泛泛乎万物有余；洪盛于外。秋日下肤，蛰虫将去；洪盛渐敛。冬日在骨，蛰虫周密，君子居室。故曰：知内者按而纪之，内则藏象有位。知外者终而始之。外则经脉有序。此六者，持脉之大法。（《素问·脉要精微论》）

十、春脉如弦，春脉者，肝也，东方木也，万物之所以始生也，故其气来，耎弱轻虚而滑，端直以长，故曰弦，反此者病。帝曰：何如而反？岐伯曰：其气来实而强，此谓太过，病在外；其气来不实而微，此谓不及，病在中。太过则令人善忘，忽忽眩冒而巅疾；其不及，则令人胸痛引背，下则两胁胠满。

此篇中外二字乃指邪正为言也。盖邪气来于外，元气见于中。邪气之来皆有余，故太过则病在外；元气之伤唯不足，故不及则病在中也。

夏脉如钩，夏脉者，心也，南方火也，万物之所以盛长也，故其气来盛去衰，故曰钩，反此者病。帝曰：何如而反？岐伯曰：其气来盛去亦盛，此谓太过，病在外；其气来不盛，去反盛，此谓不及，病在中。太过则令人身热而肤痛，为浸淫；其不及则令人烦心，上见咳唾，下为气泄。

---

① 情：原作“精”，据《素问·脉要精微论》改。

秋脉如浮，秋脉者，肺也，西方金也，万物之所以收成也，故其气来，轻虚以浮，来急去散，故曰浮，反此者病。帝曰：何如而反？岐伯曰：其气来毛而中央坚，两傍虚，此谓太过，病在外；其气来毛而微，此谓不及，病在中。太过则令人逆气而背痛，愠愠然；其不及，则令人喘，呼吸少气而咳，上气见血，下闻病音。

冬脉如营，冬脉者，肾也，北方水也，万物之所以合藏也，故其气来，沉以搏，一作濡①。故曰营，反此者病。帝曰：何如而反？岐伯曰：其气来如弹石者，此谓太过，病在外；其去如数者，此谓不及，病在中。太过，则令人解㑊，脊脉痛而少气，不欲言；其不及，则令人心悬如病饥，䏚中清，脊中痛，少腹满，小便变。帝曰：善。

脾脉者，土也，孤脏以灌四傍者也。善者不可得见，恶者可见。其来如水之流者，此谓太过，病在外；如鸟之喙者，此谓不及，病在中。太过，则令人四肢不举；其不及，则令人九窍不通，名曰重强。(《素问·玉机真脏论》)

十一、平人之常气禀于胃。胃者，平人之常气也。人无胃气曰逆，逆者死。春胃微弦曰平，弦多胃少曰肝病，但弦无胃曰死，胃而有毛曰秋病，毛甚曰今病。藏真散于肝，肝藏筋膜之气也。夏胃微钩曰平，钩多胃少曰心病，但钩无胃曰死，胃而有石曰冬病，石甚曰今病。藏真通于

---

① 搏，一作"濡"：《甲乙经》搏字为濡。

心，心藏血脉之气也。长夏胃微耎弱曰平，弱多胃少曰脾病，但代更代也无胃曰死，耎弱有石曰冬病，弱甚曰今病。藏真濡于脾，脾藏肌肉之气也。秋胃微毛曰平，毛多胃少曰肺病，但毛无胃曰死，毛而有弦曰春病，弦甚曰今病。藏真高于肺，以行荣卫阴阳也。冬胃微石曰平，石多胃少曰肾病，但石无胃曰死，石而有钩曰夏病，钩甚曰今病。藏真下于肾，肾藏骨髓之气也。

胃之大络，名曰虚里，贯膈络肺，出于左乳下，其动应衣，脉宗气也。盛喘数绝者，则病在中；结而横，有积矣；绝不至曰死。乳之下其动应衣，宗气泄也。（《素问·平人气象论》）

两应衣不同：上言微动，似乎应衣；下言大动，真有若与衣俱振者。

十二、脉从阴阳，病易已；脉逆阴阳，病难已。脉得四时之顺，曰病无他；脉反四时及不间脏，曰难已。

张景岳曰："间脏者，间其所胜之脏，而传其所生也。如肝不传脾而传心，心不传肺而传脾，其气相生，虽病亦微也。吕氏①注《五十三难》曰：'心胜肺，脾间之；脾胜肾，肺间之；肺胜肝，肾间之；肾胜心，肝间之；肝胜脾，心间之'是也。"

喻嘉言曰："间传者，如心病当逆传肺，乃不传肺，而传肺所逆传之肝。肺病当逆传肝，乃不传肝，而传肝所逆传之脾，推之肝脾肾皆然。此则脏腑不受克贼，故可生。"（详《寓意草》一百三十

---

① 吕氏：即三国时期吴太医令吕广，是第一位注解《难经》者。

一页。)

不间藏，如肝病传脾，脾病传肾，顺传所胜。他藏不间，均名鬼贼，其气相残，为病必甚。

脉有逆从四时，未有脏形，言当旺之时，本脏之脉未至。春夏而脉瘦，秋冬而脉浮大，命曰逆四时也。风热而脉静，泄而脱血，脉实，病在中，脉虚，病在中，言内积之实也。病在外，脉涩坚者，病在外，言外邪之盛也，涩坚为沉阴之象。皆难治，命曰反四时也。亦犹脉之反四时也。

人以水谷为本，故人绝水谷则死，脉无胃气亦死。所谓无胃气者，但得真脏脉，不得胃气也。如但弦无胃、但石无胃之类。所谓脉不得胃气者，肝不弦，肾不石也。（《素问·平人气象论》）

肝无气则不弦，肾无气则不石，亦由五脏不得胃气而然，与上文真脏无胃等耳。

凡治病，察其形气色泽、脉之盛衰、病之新故，乃治之，无后其时。形气相得，谓之可治；色泽以浮，谓之易已；脉从四时，谓之可治；脉弱以滑，是有胃气，命曰易治，取之以时。形气相失，谓之难治；色夭不泽，谓之难已；脉实以坚，谓之益甚；脉逆四时，为不可治。必察四难，而明告之。

所谓逆四时者，春得肺脉，夏得肾脉，秋得心脉，冬得脾脉，其至皆悬绝沉涩者，命曰逆四时。未有脏形，于春夏而脉沉涩，秋冬而脉浮大，名曰逆四时也。

病热脉静，泄而脉大，脱血而脉实，病在中内伤之虚者

脉实坚，病在外外邪方炽脉实坚者，皆难治。（《素问·玉机真脏论》

此节与上文《平人气象论》略同。

十三、夫平心脉来，累累如连珠，如循琅玕，曰心平，夏以胃气为本；病心脉来，喘喘连属，其中微曲，曰心病；死心脉来，前曲后居，如操带钩，曰心死。

平肺脉来，厌厌聂聂，如落榆荚，曰肺平，秋以胃气为本；病肺脉来，不上不下，如循鸡羽，曰肺病；死肺脉来，如物之浮，如风吹毛，曰肺死。

平肝脉来，软弱招招，如揭长竿末梢，曰肝平，春以胃气为本；病肝脉来，盈实而滑，如循长竿，曰肝病；死肝脉来，急益劲，如新张弓弦，曰肝死。

平脾脉来，和柔相离，如鸡践地，曰脾平，长夏以胃气为本；病脾脉来，实而盈数，如鸡举足，曰脾病；死脾脉来，锐坚如乌之喙，如鸟之距，如屋之漏，如水之流，曰脾死。

平肾脉来，喘喘累累，如钩，按之而坚，曰肾平，冬以胃气为本；病肾脉来，如引葛，按之益坚，曰肾病；死肾脉来，发如夺索，辟辟如弹石，曰肾死。（《素问·平人气象论》）

十四、太阳脉至，洪大以长；少阳脉至，乍数乍疏，乍短乍长；阳明脉至，浮大而短。（《素问·平人气象论》

此条言三阳而不及三阴，古文脱简也，当与《难经·七难》之文同参①，其义始备。

又《至真要大论》所言三阴三阳之至与此不同，盖此篇以寒暑分阴阳，彼以六气分阴阳也。宜各解其义。(《运气》三十一②)

十九、诸急者多寒，缓者多热；大者多气少血，小者血气皆少；滑者阳气盛，微有热，涩者多血少气，微有寒。是故刺急者，深内而久留之；刺缓者，浅内而疾发针，以去其热；刺大者，微泻其气，无出其血；刺滑者，疾发针而浅内之，以泻其阳气而去其热；刺涩者，必中其脉，随其逆顺而久留之，必先按而循之，已发针，疾按其痏，无令其血出，以和其脉。诸小者，阴阳形气俱不足，勿取以针，而调以甘药也。(《灵枢·邪气脏腑病形》)

急者，弦紧之谓，非数也；缓者，纵缓之状，非迟缓之谓。涩为气滞，为血少，此曰多血，疑有误。薛生白云："涩而曰多血者，言虚于血分为多，故令气亦虚少，虽有寒而不甚。"

二十、帝曰：诊得心脉而急，紧急为阴寒。此为何病？病形何如？岐伯曰：病名心疝，少腹当有形也。帝曰：何以言之？岐伯曰：心为牡脏，小肠为之使，故曰少腹当有形也。君主不易受邪，故脏病而见形于腑。帝曰：诊得胃脉，病形何如？岐伯曰：胃脉实则胀，虚则泄。(《素问·脉要精微论》)

---

① 当与……同参：《难经·七难》曰："经言少阳之至，乍大乍小，乍短乍长，阳明之至；浮大而短，太阳之至，洪大而长；太阴之至，紧大而长；少阴之至，紧细而微；厥阴之至，沉短而敦。"

② 运气三十一：即参阅《类经·运气》第三十一条。

二十一、夫脉者，血之府也，长则气治，短则气病，数则烦心，大则病进，上寸盛则气高，下关尺盛则气胀，代变更不常则气衰，细则气少，涩则心痛。

粗大者，阴不足，阳有余，为热中也。来疾去徐，上寸实下尺虚，为厥巅疾；来徐去疾，上虚下实，为恶风也。故中恶风者，阳受气也。

涩者，阳气有余也，少血。滑者，阴气有余也多血。阳气有余为身热无汗，阴气有余为多汗身寒，阴阳有余阴邪表实则无汗而寒。推音吹，推求之推，非推动之推①而外之，内而不外，有心腹积也；推而内之，外而不内，身有热也；推而上之，上部。上而不下，腰足清也；推而下之，下部。下而不上，有降无升。头项痛也。按之至骨，脉气少者，腰脊痛而身有痹也。（《素问·脉要精微论》）

二十二、故人迎足阳明胃脉，在结喉旁一盛，病在少阳，二盛病在太阳，三盛病在阳明，四盛已上为格阳。寸口一盛，病在厥阴，二盛病在少阴，三盛病在太阴，四盛已上为关阴。人迎与寸口俱盛四倍已上为关格，此指关格之脉，非言病也。关格之脉嬴，不能极尽也。于天地之精气，则死矣。（《素问·六节藏象论》）

二十三、妇人手少阴脉动甚者，任②同妊子也。（《素

---

① 推音吹，推求之推，非推动之推：推作推求之意，亦音 tuī，无吹（chuī）音。

② 任：怀孕。《大戴礼·保传》："周后妃任，成王于身。"

问·平人气象论》）

全元起注作足少阴。启玄子谓手少阴之脉，即心经之神门穴也。张介宾以为左寸。

阴搏阳别，谓之有子。（《素问·阴阳别论》）

阴，尺中也。言尺脉搏击，与寸脉殊别，是寸微尺数也。

二十四、肝满、肾满、肺满皆实，即为肿。肺之雍，同壅。喘而两胠满。肝雍，两胠满，卧则惊，不得小便。肾雍，胠下至少腹满，胫有大小，髀胻足胫骨也。大跛，易偏枯。

心脉满大，痫瘈筋挛。肝脉小急，痫瘈筋挛。肝脉鹜骤驰暴，急疾。有所惊骇，脉不至若瘖，不治自已。[批] 徐灵胎曰："惊骇而瘖与有娠之瘖皆不必治。"肾脉小急，肝脉小急，心脉小急，不鼓皆为瘕。肾肝并沉为石水，并浮为风水，并虚为死，并小弦欲惊。肾脉大急沉，肝脉大急沉，皆为疝。心脉搏滑急为心疝，肺脉沉搏为肺疝。三阳急为瘕，三阴急为疝，二阴急为痫厥，二阳急为惊。脾脉外鼓沉为肠澼，久自已。肝脉小缓木邪不旺为肠澼，易治。肾脉小搏沉，乏阳和之气。为肠澼下血，血温身热者死。真阴下脱，邪火有余。[批] 尤怡曰："血温当改血溢，夫血寒则凝而不流，血热则沸而不宁，温则血之常也，何遽至死乎？"心肝澼亦下血，二脏同病者可治，木火同气。其脉指心肝言小沉涩，营血内竭。为肠澼，其身热者死，脉小身热为逆。热见七日死。六阴败尽。

胃脉沉鼓涩，胃外鼓大，阳不足，阴受伤。心脉小坚急，阴邪胜。皆膈①偏枯。男子发左，男子左逆右从。女子发右，女子右逆左从。不瘖舌转，虽逆于经，未甚于脏。可治，三十日起。其从者男发右，女发左瘖，外轻内重。三岁起。年不满二十者，见偏枯，为早凋。三岁死。脉至而搏，血衄身热者死，真阴脱败。脉来悬钩浮为常脉。失血则阴虚，脉多浮大，故悬钩而浮，乃其常脉，无足虑也。悬者不高不下，不浮不沉，如物悬空之义。言脉虽浮钩，而未失中和之气也。脉至如喘急促名曰暴厥，猝然厥逆。暴厥者，不知与人言。脉至如数，非真数。使人暴惊，三四日自已。

脉至浮合，浮合如数，一息十至以上，是经气予同与、党与②之义不足也，微见九十日死。

浮合者，如浮浪之合，后以催前，数数而来，一息之间，遂有十至以上之脉。虚疾而动无常候，是十二经脉之气、五脏之精气皆衰夺极尽。微见，初见也。始见此脉，其死仅在九日与十日之期耳。

李士材曰："浮合，如后浪催前，泛泛无纪，数为血热。如数，非真数，乃血败也。浮合者，气败也。'十'字疑衍，言初见此脉，九日当死。"

脉至如火薪然，是心精之予夺也，草干而死。

脉来如火薪之燃，来如焰之锐，去如灭之速，乃洪大无根无神。浮数而散，是邪气热极，心精被夺尽矣。夏令火旺，犹为可支，至秋尽冬初，草干之候，寒水令行，心火受克而死。

脉至如散叶，是肝气予虚也，木叶落而死。

---

① 膈：原作鬲，据《素问·大奇论》改。
② 党与：同党之人。《新唐书·张廷珪传》："张易之诛，议穷治党与。"

散叶者，飘浮无根之状，此以肝气大虚，全无收敛。木叶落者，金胜木败，肝死时也。

脉至如省客，省客者脉塞而鼓，是肾气予不足也，悬去枣华而死。

省客，如省问①之客，或来或去也。塞者，或无而止。鼓者，或有而搏。言脉本闭塞，而复有鼓击于指之时，是肾原不固，而无所主持也。枣华之候，初夏时也，火王而水败，肾虚者死也。悬去，犹俗云虚度也。

张景岳云："悬者华之开，去者华之落，言于枣华开落之时②。"

李士材云："枣华去，则当长夏也。土旺水败，肾虚不能支也。"

脉至如丸泥，是胃精予不足也，榆荚落而死。

丸者，其形圆也；丸泥者，泥弹之状，坚强短涩，如循薏苡子，中和胃气已夺。榆荚即榆钱，春深而落。木旺之时，土败者死。

脉至如横格，是胆气予不足也，禾熟而死。

横格，如横木之格于指下，长而且坚，是为木之真脏，而胆气之不足也。禾熟于秋，金令肆行，木被克败而死矣。

脉至如弦缕，是胞精予不足也，病善言，下霜而死，不言可治。

弦缕者，如弓弦之劲急，如缕之细小也。胞者，心包络也。言者，心声也。火过极而神明无以自持，则多言不休也。夫脉急细，则反其洪大之常，善言，则丧其神明之守。方霜下而水令司权，火当绝矣，故死。

---

① 省（xǐng 醒）问：探望问候。
② 此句后《类经》有"火旺而水败"五字。

不言则所伤犹浅，故可救也。

张景岳以胞为子宫，善言是肾阴不藏而虚阳外见，下霜乃虚阳消败之候，不言为肾气静，故可治。亦通。

脉至如交漆，交漆者，左右傍至也，微见三十日死。

交漆者，以漆绞去其渣也。脉来如绞漆之状，模糊而大，艰涩不前，左右旁至。缠绵不清，大可知也。言重按则不由正道而出，或前大后细，与绵绵如泻漆之绝①互发，此脏腑衰夺、阴阳乖乱之脉。微见，初见也。月令易而死期至矣。

汪昂曰："交当作绞。"

脉至如涌泉，浮鼓肌中，太阳气予不足也，少气味，韭英而死。

涌泉者，如泉之涌，有升无降，有出无入，势甚汹涌，莫能遏御也。言脉来浮鼓于肌表之间，而按之散漫，乖违其就下②之常。此膀胱衰竭，阴精不能上奉，外实而内虚，故少气。韭英，韭菜也。韭英初发，木令当权，水当谢事矣，故死。

脉至如颓土之状，按之不得，是肌气予不足也，五色先见，黑白垒同蔂③发死。

土下虚则颓，颓土者，颓败之土也。按之不得，虚而无根也。肌气即脾气，脾主肌肉也。黑为水色，土虚而水无所畏，反来乘之也。垒有五，而白者发于春，木旺之时，土其绝矣。

---

① 泻漆之绝：形容脉象如倾泻漆时漆汁下落，前大后小，连绵柔软的样子。绝，落也。泻漆，谓漆汁下泻。

② 就下：向下。就，趋向。

③ 蔂（lěi 累）：即葛藟，藤葛类蔓草名，《诗·周南·樛木》："南有樛木，葛藟藟之。"

脉至如悬雍，悬雍者，浮揣切之益大，是十二俞同腧之予不足也，水凝而死。

悬雍者，乃喉间下垂之肉乳，俗名喉咙花也。脉来如悬雍，浮揣切之益大，即知重按之必空矣。浮短孤悬，有上无下，有阳无阴，孤阳亢极之象也。十二俞在背，即五脏、六腑、十二经之所输也。冰则阴盛阳绝。

脉至如偃刀，偃刀者，浮之小急，按之坚大急，五脏菀同郁熟，寒热独并于肾也，如此其人不得坐，立春而死。

偃刀，卧刀也。浮之小急如刀口也。按之坚大急，如刀背也。重按之，肾之应也。菀者，积结也。五脏精衰而结热，故发寒热。阳旺则阴消，故独并于肾也。腰者肾之府，肾阴既亏，则不能起坐。立春阳气用事，阴日衰而死矣。

马元台谓此脉当见于尺部。

吴鹤皋曰："不得坐，臀肉消也。"

脉至如丸，滑不直手，不直手者，按之不可得也，是大肠气予不足也，枣叶生而死。

脉至如泥丸之滑，其实有形，今圆活不直手，似乎无形，言滑小无根而不胜按也。大肠庚金之精气已败而将脱之兆。新夏枣叶初生，火旺金衰，故死。直，当也。

脉至如华者，令人善恐，不欲坐卧，行立常听，是小肠气予不足也，季秋而死。（《素问·大奇论》）

华者，草木之花也。在枝叶而不在根，乃轻浮虚而脱神也。小肠之气通于心经，善恐不欲坐卧，心神怯而不安也。行立常听，恐惧多而生疑也。小肠为丙火，墓于戌，故当季秋而死。

二十五、形盛脉细，脉不应形。少气不足以息者，危；

外有余，内不足。形瘦脉大，胸中多气者，死；阴败阳孤。形气相得者，生；参伍不调者，病；三部九候皆相失者，死；或应浮大而反沉细，应沉细而反浮大，不合于揆度也。形肉已脱，九候虽调，犹死；七诊虽见，九候皆从者，从，顺也，合也。谓脉顺四时之令，合诸经之体。不死。（《素问·三部九候论》）

二十六、脉有阴阳，知阳者知阴，知阴者知阳。凡阳有五，五五二十五阳。所谓阴者，真脏也，见则为败，败必死也。所谓阳者，胃脘之阳也。别于阳者，知病处也；别于阴者，知死生之期。三阳在头，三阴在手，所谓一也。别于阳者，知病忌时；别于阴者，知死生之期。（《素问·阴阳别论》）

二十七、急虚身中卒同猝至，五脏绝闭，脉道不通，气不往来，譬于堕溺，不可为期。其脉绝不来，若人一息五六至，其形肉不脱，真脏虽不见，犹死也。

真肝脉至，中外急，如循刀刃责责然，如按琴瑟弦，细急坚搏。色青白金克木不泽，毛折乃皮毛得血气而充，毛折则精微败矣死；真心脉至，坚而搏，如循薏苡子累累然，短实坚强。色赤黑不泽，水克火。毛折乃死；真肺脉至，大而虚，如以毛羽中人肤，浮虚无力之甚。色白赤不泽，火克金。毛折乃死；真肾脉至，搏而绝，甚也。如指弹石辟辟然，沉而坚。色黑黄不泽，土克水。毛折乃死；真脾脉至，弱而乍数乍疏，和缓之气全无。色黄青不泽，木克土。毛折乃死。

诸真脏脉见者，皆死不治也。何也？五脏者皆禀气于胃，胃者，五脏之本也。脏气者，不能自致于手太阴，必因于胃气乃至于手太阴也。故五脏各以其时，自为而至于手太阴也。弦、钩、毛、石等，因时各为其状而至于手太阴寸部，所谓肺朝百脉也。故邪气胜者，精气衰也。故病甚者，胃气不能与之俱至于手太阴。故真脏之气独见，独见者，病胜脏也，故曰死（《素问·玉机真脏论》）

二十八、凡持真脉之脏脉者，肝至悬绝急，十八日死；心至悬绝，九日死；肺至悬绝，十二日死；肾至悬绝，七日死；脾至悬绝，四日死。（《素问·阴阳别论》）

肝见庚辛死，心见壬癸死，脾见甲乙死，肺见丙丁死，肾见戊己死，是谓真脏见，皆死。（《素问·平人气象论》）

此言真脏脉见，遇克贼之日而死。

二十九、阴阳虚，尺寸俱虚。肠辟死；阳脉体加于阴脉位谓之汗；阴虚沉取不足阳搏浮取有余谓之崩。（《素问·阴阳别论》）

三十、夫精明见于面五色显于面者，气之华也。赤欲如白裹朱，不欲如赭；白欲如鹅羽，不欲如盐；青欲如苍璧之泽，不欲如蓝；黄欲如罗裹雄黄，不欲如黄土；黑欲如重漆色，不欲如地苍。五色精微象见矣，其寿不久也。夫精明者，所以视万物，别白黑，审短长。以长为短，以白为黑，如是则精衰矣。（《素问·脉要精微论》）

三十一、鼻者，肺之官也；目者，肝之官也；口唇者，脾之官也；舌者，心之官也；耳者，肾之官也。黄帝曰：以官何候？岐伯曰：以候五脏。故肺病者，喘息鼻张；肝病者，眦青；脾病者，唇黄；心病者，舌卷短，颧赤；肾病者，颧与颜黑。（《灵枢·五阅五使》篇）

三十二、明堂者，鼻也；阙者，眉间也；庭者，颜也；天庭俗名额角。蕃者，颊侧也；蔽者，耳门也，其间欲方大，去之十步皆见于外，部位显然。如是者，寿必中百岁。

明堂骨高以起，平以直，五脏次于中央，六腑挟其两侧，首面上于阙庭，王宫心在于下极，两目之中。五脏安于胸中五脏和平而安真正也。色以致，病色不见，明堂润泽以清。

五色之见也，各出其色部。部骨陷者，必不免于病矣。其色部乘袭者，若其色部虽有变见，但得彼此生旺，互相乘袭而无克贼之见。虽病甚，不死矣。

青黑为痛，黄赤为热，白为寒。此言五色之所主也。

脉之浮沉及人迎与寸口气小大等者，病难已。

人迎盛坚者，伤于寒；气口盛坚者，伤于食。

其色粗显也以明，沉夭晦滞之义者为甚；其色上行者，病益甚；浊气方升。其色下行如云彻散者，病方已。浊气已退。

五色各有藏部，有外部，面之两侧，即前六腑挟其两侧。

有内部也。内部谓面之中央，即前五脏次于中央也。色从外部走内部者，自表入里。其病从外走内；其色从内走外者，自里出表。其病从内走外。

常候阙中，眉间。薄泽为风，冲深也浊为痹，在地地阁为厥，厥热为寒湿，病起于下。此其常也，各以其色言其病。

大气大邪之气入于脏腑者，不病而卒死矣。如水色见于火部、火色见于金部之类，此元气大虚，贼邪已至，虽不病必猝然而死矣。

赤色出两颧，大如拇指者，病虽小愈，必卒死。形如栂指，最凶之色，聚而不散也。颧者应在肩，亦为肺部，火色克金，病虽愈必猝死。

黑色出于天庭，大如拇指，必不病而卒死。天庭处于最高，黑者干之是肾绝矣。

庭者，首面也；天庭应首面之疾。阙上者，咽喉也；阙在眉心，阙上是眉心之上。阙中者，肺也；眉心。下极者，心也；两目之间，即山根也。直下者，肝也；下极之下为鼻柱，相家谓之年寿。肝左者，胆也；年寿之左右。下者，脾也；年寿之下。一名土星，一名准头，一名面王，一名明堂。方上者，胃也；准头两旁为方上，即鼻隧，相家谓之兰台廷尉。中央者，大肠也；人中外五分。挟大肠者，肾也；颊之上。当肾者，脐也；当肾之下。面王以上者，小肠也；面王，鼻准也；以上者，两颧之内也。面王以下者，膀胱、子处也；面王以下，人中也；子处，子宫也。颧者，肩也；颧后者，臂也；臂下者，手也；目内眦上者，膺乳也；目内眦上，阙中两旁也。胸两旁高处为膺。挟绳而上者，背也；颊之外曰绳。循牙车以下者，股也；牙车，牙床也。中央者，膝也；两牙车之中央。膝以下者，胫也；当胫以下者，足也；巨分者，股里也；巨分，口旁大纹；股里，股之内侧。巨屈者，膝腘也。膝膑也。

此五脏六腑肢节之部也，各有部分。有部分，则阴阳不爽。用阴和阳，阳亢则滋阴。用阳和阴，阴寒则补火。当明部分，万举万当。能别左右，是谓大道；阳左阴右。男女异位，男左逆右从，女右逆左从。故曰阴阳。审察泽夭，谓之良工。

沉浊为内，在里在脏。浮泽为外；在表在腑。黄赤为风，青黑为痛，白为寒，黄而膏润为脓，赤甚者为血；痛甚为挛，即青黑之极。寒甚为皮不仁。寒甚即白极不仁，为麻痹无知。五色各见其部。察其浮沉，以知浅深；察其泽夭，以观成败；察其散抟①，以知远近；散近而抟远。视色上下，即前脏腑肢节之见于面者。以知病处。

肾乘心，如黑色见于下极，心先病，肾为应，色皆如是。此举一以例其余。

男子色在于面王，面王上下为小肠、膀胱、子处之部。为小腹痛，下为卵痛，其圜直者色垂绕于面王之下，为茎痛，高为本，下为首，狐疝、癃阴之属也。李士材曰："圜直，人中水沟穴也，人中有边圜而直者，故人中色见，主阴茎作痛。在人中上

---

① 抟（tuán 团）：原作"搏"，据《灵枢·五色》改。后同。

半者曰高，为茎根痛；在人中下半者为茎头痛。"女子在于面王，为膀胱、子处之病。面王下为人中。散为痛，无形气滞。抟为聚，有形血凝。方圆左右，指积聚而言。各如其色形。其随而下，下行至骶尻①臀之间为淫，浸淫带浊。有润如膏状，为暴食不洁。

其色上锐，首空上向，下锐下向，在左右如法。（《灵枢·五色》篇）

邪色之见，各有所向，其尖锐之处，是乘虚所犯之方。故上锐者，以首虚，故上向也。下锐亦然。其在左右者皆同此法。

三十三、诊目痛，赤脉从上下者，太阳病；从下上者，阳明病；从外走内者，少阳病。诊寒热，赤脉上下至瞳子，见一脉，一岁死，见一脉半，一岁半死，见二脉，二岁死，见二脉半，二岁半死，见三脉，三岁死。此邪入阴分而病为寒热者。

婴儿病，其头毛皆逆上者水涸发枯必死。耳间青脉起者，掣痛。大便赤瓣，飧泄，脉小者，手足寒，难已；飧泄，脉小，手足温，泄易已。（《灵枢·论疾诊尺》篇）

三十四、夫脉之小、大、滑、涩、浮、沉，可以指别；五脏之象，可以类推；五脏相形象音五音，可以意识；五色微诊，可以目察。能合脉色，可以万全。（《素问·五脏生成篇》）

三十七、故色见青如草兹者死，黄如枳实者死，黑如

① 尻（jū居）：即古"居"字。

炲音台者死，赤如衃血者死，白如枯骨者死，此五色之见，死也。枯涩无神。青如翠羽者生，赤如鸡冠者生，黄如蟹腹者生，白如豕膏者生，黑如乌羽者生，此五色之见，生也。明润光彩。生于心，如以缟裹朱；生于肺，如以缟裹红；生于肝，如以缟裹绀；生于脾，如以缟裹栝楼实；生于肾，如以缟裹紫。此五脏所生之外荣也。（《素问·五脏生成篇》）

潘硕甫①曰："外露者不如内含，内含则气藏，外露则气泄。亦犹脉之钩弦毛石，欲其微，不欲其甚。《经》云以缟裹者，正取五色之微见，方是五脏之外荣。否则过于彰露，与脉之真脏独见何异乎？"

经络类

一、人始生，先成精，精成而脑髓生，骨为干，脉为营，筋为刚，肉为墙，皮肤坚而毛发长，谷入于胃，脉道以通，血气乃行。（《灵枢·经脉》篇）

二、经脉者，所以能决死生，处百病，调虚实，不可不通。

肺手太阳之脉，起于中焦，下络大肠，还循胃口，上膈属肺，从肺系喉咙横出腋下，胁之上曰腋，中府。下循臑内，天府、侠白。行少阴心经。心主手厥阴经之前，下肘中，

---

① 潘硕甫：即潘楫，字硕甫，号邓林，江苏仁和人，明末清初医家，著有《医灯续焰》等。

尺泽。循臂内孔最、列缺、经渠。上骨下廉，入寸口，太渊。上鱼，循鱼际穴名，出大指之端；少商。其支者，从腕后直出，次指内廉，出其端。

手太阴肺经十一穴，左右共二十二穴：

中府 云门 天府 侠白 尺泽（合） 孔最 列缺 经渠（经） 太渊（腧） 鱼际（荥） 少商（井）

大肠手阳明之脉，起于大指次指之端，商阳。循指上廉，二间、三间。出合谷穴名，一名虎口。两骨之间，上入两筋之中，阳溪。循臂上廉，入肘外廉，偏历、温溜、下廉、上廉、三里、曲池。上臑外前廉，肘髎、五里、臂臑。上肩，出髃骨之前廉，肩髃、巨骨。上出于柱骨之会上，下入缺盆，络肺，下膈，属大肠；其支者，从缺盆上颈，天鼎、扶突。贯颊，入下齿中，还出挟口，交人中，左之右，右之左，上挟鼻孔。禾髎、迎香。

手阳明大肠经二十穴，左右共四十穴：

商阳（井） 二间（荥） 三间（腧） 合谷（原） 阳溪（经） 偏历 温溜 下廉 上廉 三里 曲池（合） 肘髎 五里 臂臑 肩髃 巨骨 天鼎 扶突 禾髎 迎香

胃足阳明之脉，起于鼻之交頞中，旁纳太阳之脉，足太阳膀胱经。下循鼻外，入上齿中，承泣、四白、巨髎。还出挟口，环唇，下交承浆，任脉穴。却循颐后下廉，出大迎，地仓、大迎。循颊车，本经穴。上耳前，下关。过客主人，足少阳胆经穴。循发际，头维。至额颅；发际前。其支者，从大迎前下人迎本经穴，循喉咙，入缺盆，穴名，此支从此内行。

下膈，属胃络脾；其直者，直下而外行者。从缺盆下乳内廉，气户、库房、屋翳、膺窗、乳中、乳根。下挟脐，天枢等穴。入气街中；即气冲穴。其支者，起于胃口，即上文支者之脉。下循腹里，下至气街中而合，与直者合。以下髀关，抵伏兔，下膝膑中，下循胫外廉，下足跗，犊鼻、巨虚、冲阳等穴。入中指内间；内庭、厉兑。其支者，下廉三寸而别，下入中当作次字指外间；其支者，别跗上，入大指间，出其端。

足阳明胃经四十五穴，左右共九十穴：

承泣　四白　巨髎　地仓　大迎　颊车　下关　头维　人迎　水突　气舍　缺盆　气户　库房　屋翳　膺窗　乳中　乳根　不容　承满　梁门　关门　太乙　滑肉门　天枢　外陵　大巨　水道　归来　气冲　髀关　伏兔　阴市　梁丘　犊鼻　三里（合）　上巨虚　条口　下巨虚　丰隆　解溪（经）　冲阳（原）　陷谷（腧）　内庭（荥）　厉兑（井）

脾足太阴之脉，起于大指之端，隐白。循指内侧白肉际，大都、太白。过核骨后，上内踝前廉，上踹，足肚。内循胫骨之后，交出厥阴地机、阴陵泉之前，上膝股内前廉，血海、箕门。入腹属脾络胃，上膈，挟咽，连舌本，散舌下；其支者，复从胃别上膈，府舍、腹结。注心中。

足太阴脾经二十一穴，左右共四十二穴：

隐白（井）　大都（荥）　太白（腧）　公孙　商丘（经）　三阴交　漏骨　地机　阴陵泉（合）　血海　箕门　冲门　府舍　腹结　大横　腹哀　食窦　天溪　胸乡　周荣　大包

心手少阴之脉，起于心中，出属心系，下膈络小肠；

其支者，从心系上挟咽，系目系；合于内眦。其直者，复从心系却上肺，下出腋下，极泉。下循臑内后廉，青灵。行太阴肺经心主手厥阴经之后，下肘内，循臂内后廉，少海、灵道等穴。抵掌后锐骨之端，神门。入掌内后廉，循小指之内少府、少冲出其端。

手少阴心经九穴，左右共十八穴：

极泉 青灵 少海（合） 灵道（经） 通里 阴郄 神门（腧） 少府（荥） 少冲（井）

小肠手太阳之脉，起于小指之端，少泽。循手外侧，前谷后溪。上腕，出踝中腕骨，直上循臂骨下廉，阳谷、养老、支正。出肘内侧两筋之间，小海。上循臑外后廉，出肩解，肩后骨缝肩贞穴也。绕肩胛，臑俞、天宗。交肩上，秉风、曲垣。交，言会于督也。入缺盆，络心，循咽，下膈，抵胃，属小肠；此本经之内行者。其支者行于外者，从缺盆循颈上颊，颈中天窗、颊后天容。至目锐眦，颧髎。却入耳中；听宫。其支者，别颊上䪼，抵鼻，至目内眦，斜络于颧。

手太阳小肠经十九穴，左右共三十八穴：

少泽（井） 前谷（荥） 后溪（腧） 腕骨（原） 阳谷（经） 养老 支正 小海 肩贞 臑俞 天宗 秉风 曲垣 肩外（俞） 肩中（俞） 天窗 天容 颧髎 听宫

膀胱足太阳之脉，起于目内眦，睛明。上额攒竹交巅；交于顶巅之百会。其支者，从巅至耳上角；其直者，从巅入络脑，通天、络却、玉枕。还出别下项，循肩髆内，分作四行而下。挟脊抵腰中，此下言内两行。入循膂，终肾属膀胱；

其支者，从腰中下挟脊，贯臀，会阳。入腘中；委中。其支者，此下言外两行。从髆内左右别下，贯胛，挟脊内，由附分魄户而至秩边。过髀枢①，会足少阳之环跳穴。循髀外从后廉下合腘中，与前支合于委中。以下贯腨内，合阳、承筋、承山。出外踝之后，昆仑、仆参。循京骨，小指本节后大骨。至小指外侧。

足太阳膀胱经六十三穴，左右共一百二十六穴：

睛明　攒竹　曲差　五处　承光　通天　络却　玉枕　天柱　大杼　风门　肺俞　厥阴俞　心俞　膈俞　肝俞　胆俞　脾俞　胃俞　三焦俞　肾俞　大肠俞　小肠俞　膀胱俞　中膂内俞　白环俞　上髎　次髎　中髎　下髎　会阳　附分　魄户　膏肓俞　神堂　譩譆　膈关　魄门　阳纲　意舍　胃仓　肓门　志室　胞肓　秩边　承扶　殷门　浮郄②　委阳　委中（合）　合阳　承筋　承山　飞阳　跗阳　昆仑（经）　仆参　申脉　金门　京骨（原）　束骨（俞）　通骨（荥）　至阴（井）

肾足少阴之脉，起于小指之下，斜走足心，涌泉。出于然谷之下，循内踝之后，别入跟中，太溪、大钟。以上腨内，筑宾。出腘内廉，阴谷。上股内后廉，贯脊，结于督之长强。属肾，络膀胱；其直者，从肾上贯肝膈，入肺中，循喉咙，挟舌本；其支者，从肺出络心，注胸中。

足少阴肾经二十七穴，左右共五十四穴：

涌泉（井）　然谷（荥）　照海　太溪（腧）　水泉　大钟

---

① 枢：原作“极”，据《灵枢·经脉》改。
② 郄：原作“却”，据《灵枢·经脉》改。

复溜（经）　交信　筑宾　阴谷（合）　横骨　大赫　气穴　四满
中注　肓俞　商曲　石关　阴都　通谷　幽门　步廊　神封　灵虚
神藏　彧中　俞府

　　心主手厥阴心包络之脉，起于胸中，出属心包络，下膈，历络三焦；上，膻中；中，中脘；下，脐下。其支者，循胸出胁，下腋三寸，天池。上抵腋下，天泉。循臑内，行太阴少阴之间，太阴之后，少阴之前。入肘中，曲泽。下臂行两筋之间，郄门、间使、内关、大陵。入掌中，劳宫。循中指出其端；其支者，别掌中，循小指次指出其端。

　　手厥阴心包络经九穴，左右共十八穴：

　　天池　天泉　曲泽（合）　郄门　间使（经）　内关　大陵（腧）　劳宫（荥）　中冲

　　三焦手少阳之脉，起于小指次指之端，无名指关冲穴。上出两指之间，液门、中渚。循手表腕，阳池。出臂外两骨之间，外关、支沟。上贯肘，天井。循臑外清冷渊、消泺、臑会。上肩，肩髎。而交出足少阳之后，入缺盆，此内行者。布膻中，散落心包，下膈，循属三焦；其支者，此支行于外者。从膻中上出缺盆，天髎。上项，系耳后天牖至颅息直上，出耳上角，角孙。以屈下颊至颥；目下。其支者，从耳后翳风至耳中，出走耳前，过客主人足少阳经穴前，交颊，和髎。至目锐眦。丝竹空。

　　手少阳三焦经二十三穴，左右共四十六穴：

　　关冲（井）　液门（荥）　中渚（腧）　阳池（原）　外关
支沟　会宗　三阳络　四渎　天井（合）　清冷渊　消泺　臑会　肩

髎　天髎　天牖　翳风　瘈脉　颅息　角孙　耳门　和髎　丝竹空

胆足少阳之脉，起于目锐眦，瞳子髎。上抵头角，颔厌至率谷。下耳后，天冲至完骨。循颈风池行手少阳之前，至肩上，肩井。却交出手少阳之后，入缺盆；其支者，从耳后入耳中，出走耳前，至目锐眦后；瞳子髎之分。其支者，别锐眦，下大^①迎，足阳明穴。合于手少阳，丝竹空、和髎。抵于颐，下加颊车，下颈合缺盆，与前入缺盆者相合。以下胸中，此下言内行者。贯膈，络肝属胆，循胁里，出气街，足阳明穴。绕毛际，横入髀厌中；环跳穴。其直者，此下言外行者。从缺盆下腋，循胸，渊腋、辄筋、日月。过季胁，京门、带脉。下合髀厌中，与前之入髀厌者相合。以下循髀阳，中渎、阳关。出膝外廉，下外辅骨之前，阳陵泉、阳交。直下抵绝骨之端，阳辅。下出外踝之前，循足跗上，丘墟、临泣。入小指次指之间；窍阴。其支者，别跗上，入大指之间，循大指歧骨内大指次指本节后骨缝曰歧骨出其端，大指之端。还贯爪甲，出三毛。即肝经之丛毛。

足少阳胆经四十三穴，左右共八十八穴：

瞳子髎　听会　上关^②　颔厌　悬颅　悬厘　曲鬓　率谷　天冲　浮白　窍阴　完骨　本神　阳白　头临泣　目窗　正营　承灵　脑空　风池　肩井　渊腋　辄筋　日月　京门　带脉　五枢　维道　居髎　环跳　风市　中渎　阳关　阳陵泉（合）　阳交　外丘　光明　阳辅

---

① 大：原作"入"，据《灵枢·经脉》改。
② 上关：原作"客主人"，据《灵枢·经脉》改。客主人：即上关穴之别名。

（经）　悬钟　丘墟（原）　临泣（腧）　地五会①　侠溪（荥）
窍阴（井）

　　肝足厥阴之脉，起于大指丛毛之际，大敦。上循足跗上廉，行间、太冲。去内踝一寸，中封上踝八寸，蠡沟、中都。交出太阴足太阴、三阴交之后，上腘内廉，膝关、曲泉。循股阴。阴包、五里、阴廉。入毛中，急脉。过阴器，环绕阴器。抵小腹循章门、期门，挟胃，属肝络胆，上贯膈，布胁肋，循喉咙之后此下乃内行而上者，上入颃颡，咽颡也。连目系，上出额，与督脉会于巅；其支者，从目系下颊里，环唇内；其支者，从前期门属肝所行。复从肝别贯膈，上注肺。（《灵枢·经脉》篇）

　　足厥阴肝经十四穴，左右共二十八穴：

　　大敦（井）　行间（荥）　太冲（腧）　中封（经）　蠡沟
中都　膝关　曲泉（合）　阴包　足②五里　阴廉　急脉　章门
期门

　　十五别络者，十二经共十二络，而外有任络，督络，及脾胃之大络，是为十五络也。本篇（《灵枢·经脉》篇）足太阴之别名曰公孙，而复有脾之大络名曰大包，足阳明之别名曰丰隆，而《平人气象论》复有胃之大络名曰虚里（见《脉色类》十一）。然则诸经之络惟一，而脾、胃之络各二，盖以脾胃为脏腑之本，而十二经皆受气者也，共为十六络。不曰络而曰别者，以本经由此穴而别走邻经也（节张

————————

　　①　会：原作"位"，据文义改。
　　②　足：原无。人体有两处"五里穴"，即手五里和足五里。手五里穴属手阳明大肠经，足五里穴属足厥阴肝经，据文义加。

介宾注）。

六、经脉之与络脉异也，经脉者，常不可见也。深隐于
内。其虚实也，以气口知之。言惟气口显露。脉之见者，皆
络脉也。

凡诊络脉，脉色青则寒且痛，赤则有热。胃中寒，手
鱼之络多青矣；胃中有热，鱼际络赤。其暴黑者，留久痹
也；其有赤有黑有青者，色不常。寒热气也；病往来。其青
短者，短为阳不足。少气也。（《灵枢·经脉》篇）

经脉为里，直行深伏里而难见。支而横者为络，支横而浅，
在表易见。络之别者为孙。言其小。盛而血者疾诛除也之，盛
者泻之，虚者饮药以补之。（《灵枢·脉度》篇）

八、肉之大会为谷，肉之小会为溪。肉之会依于骨，骨
之会在乎节。故大节小节之间即大会小会之所，而溪谷出乎其中。肉
分之间，溪谷之会，以行荣卫，以会大气。（《灵枢·气穴
论》篇）

十三、黄帝曰：经脉十二，而手太阴、足少阴、阳明
独动不休，何也？岐伯曰：是明胃脉也。言三经之动皆因于
胃气。胃为五脏六腑之海，其清气上注于肺，肺气从太阴
而行之，其行也，以息往来，故人一呼脉再动，一吸脉亦
再动，呼吸不已，故动而不止。

黄帝曰：足之阳明何因而动？岐伯曰：胃气上注于
肺，其悍气上冲头者，循咽，上走空窍，循眼系，入络
脑，出颙，鬓骨上两太阳之间。下客主人，足少阳穴。循牙车，

即颊车。合阳明，并下人迎，此胃气别走于阳明者也。故阴阳上下，寸口属脏为阴，人迎属腑为阳。其动也若一。故阳病而阳脉小者为逆，阴病而阴脉大者为逆。故阴阳俱静俱动，若引绳所谓脉之胃气相倾者病。

黄帝曰：足少阴何因而动？岐伯曰：冲脉者，十二经之海也。与少阴之大络，起于肾下，出于气街，循阴股内廉，邪入腘中，循胫骨内廉，并少阴之经，下入内踝之后，入足下；其别者，邪入踝，出属跗上，入大指之间，注诸络，以温足胫。此脉之常动者也。指太溪之脉动于足者。

夫四末阴阳之会者，此气之大络也。十二经皆终始于四肢。四街者，气之径路也，《灵枢·卫气》篇云：请言气街。胸气有街，腹气有街，头气有街，胫气有街。此四街者，乃胸腹头胫之气所聚所行之道路，故谓之气街。详本类十二。故络绝则径通邪之中人多在大络，四末解邪已行而四末解，则气从合彼绝此通者，气从而仍合。相输如环。（《灵枢·动输》篇）

十四、黄帝曰：愿闻五脏六腑所出之处。言脉气所出之处。岐伯曰：五脏五腧，五五二十五腧；六腑六腧，六六三十六腧。五腧，井、荥、腧、经、合也。六腑多一原穴，故六。经脉十二，络脉十五，凡二十七气以上下。所出为井，所溜为荥，所注为输，所行为经，所入为合，二十七气所行，皆在五腧也。节之交，三百六十五会。有骨节而后有溪谷，有溪谷而后有穴腧，人身骨节三百六十五，而溪谷穴俞应之。所

言节者，神气之所游行出入也，指腧穴而言。非皮肉筋骨也。（《灵枢·九针十二原》篇）

凡井荥腧原经合穴，皆手不过肘，足不过膝。

十五、十二原者，五脏之所以禀三百六十五节气味也。凡此十二原者，主治五脏六腑之有疾者也。（《灵枢·九针十二原》篇）

五脏之原，左右各二，并肓之原鸠尾一（任穴），肓之原脖胦一（任穴），共为十二。而脏腑表里之气皆通于此，故可以治五脏六腑之有疾。《本输》篇惟六腑有原，而五脏无原。此篇所言五脏之原，即《本输》篇五脏之腧，然则阴经之腧即原也（节张注）。阳经虽有腧原之分，而腧过于原，亦为同气。故阳经治原，即所以治腧；阴经治腧，即所以治原也。（《图翼》①）

二十、夫人之常数，太阳常多血少气，少阳常少血多气，阳明常多气多血，少阴常少血多气，厥阴常多血少气，太阴常多气少血。此天之常数。

足太阳与少阴为表里，少阳与厥阴为表里，阳明与太阴为表里，是为足阴阳也。手太阳与少阴为表里，少阳与心主为表里，阳明与太阴为表里，是为手之阴阳也。（《素问·血气形志篇》）

二十一、诸脉者，皆属于目；诸髓者，皆属于脑；诸筋者，皆属于节骨节；诸血者，皆属于心；诸气者，皆属

---

① 图翼：即《类经图翼》，十一卷。明·张介宾撰，刊于1624年。全书以图解说《类经》注文，故名"图翼"。

于肺。此四肢两手两足八溪手有肘与腋，足有骻与腘之朝夕也。脉髓筋血气无不由此出入运行。故人卧，血归于肝，肝受血而能视，足受血而能步，掌受血而能握，指受血而能摄。卧出而风吹之，血凝于肤者为痹，凝于脉者为泣，脉道涩滞为病。凝于足者为厥。阳衰阴胜。此三者，血行而不得反其空，同孔，谓血行之道。故为痹厥也。（《素问·五脏生成篇》）

二十二、五脏常内阅临也于上七窍也，故肺气通于鼻，肺和则鼻能知臭香矣；心气通于舌，心和则舌能知五味矣；肝气通于目，肝和则目能辨五色矣；脾气通于口，脾和则口能知五谷矣；肾气通于耳，肾和则耳能闻五音矣。五脏不和，则七窍不通；六腑不和，则留为痈。故邪在腑，则阳脉不和，阳脉不和则气留之，气留之则阳气盛矣。阳气太盛则阴脉不利，阴脉不利则血留之，血留之则阴气盛矣。阴气太盛，则阳气不能荣与营通也，故曰关；阳气太盛，则阴气弗能荣也，故曰格；阴阳俱盛，不得相荣，阴自阴，阳自阳，不相浃洽，乖乱不能营行，彼此格拒。故曰关格。关格者，不能①尽期而死也。（《灵枢·脉度》篇）

二十三、人受气于谷，谷入于胃，以传与肺，五脏六腑皆以受气。其清者为营，水谷之精气。浊者为卫，水谷之悍气。营在脉中，营运于中。卫在脉外，护卫于外。营周不休，

---

① 能：《灵枢·脉度》作"得"。

五十而复大会。阴阳相贯，如环无端。卫气行于阴二十五度，行于阳二十五度，分为昼夜，故气至阳而起昼兴至阴而止。夜息故曰：日中而阳陇为重阳，夜半而阴陇为重阴。故太阴手太阴主内营，太阳足太阳主外卫，各行二十五度，分为昼夜。夜半为阴陇，夜半后而为阴衰，平旦阴尽而阳受气矣。日中为阳陇，日西而阳衰，日入阳尽而阴受气矣。夜半而大会，万民皆卧，命曰合阴。夜半子时，营气在阴，卫气亦在阴，营卫皆归于脏，而大会于天一之中。平旦阴尽而阳受气。如是无已，与天地同纪。

类经纂要

五三

帝曰：老人之不夜瞑，少壮之人不昼瞑者，何气使然？岐伯曰：壮者之气血盛，其肌肉滑，气道通，营卫之行不失其常，故昼精而夜瞑。老者之气血衰，其肌肉枯，气道涩，五脏之气相搏聚也，其营气衰少，而卫气内代，故昼不精，夜不瞑。卫失常则不精，营失常则不瞑。

帝曰：愿闻营卫之所行，皆何道从来？岐伯曰：营出于中焦，卫出于下焦。

帝曰：愿闻三焦之所出。岐伯曰：上焦出于胃上口，并咽以上，贯膈而布胸中，走腋，循太阴之分而行，还至阳明，上至舌，下足阳明，常与营俱行，此言上焦宗气与营气同行于经隧之中。于阳昼也二十五度，行于阴夜也亦二十五度，一周也，故五十度而复大会于手太阴矣。

帝曰：愿闻中焦之所出。岐伯曰：中焦亦并胃中，出上焦之后下也，此所受气者受谷食之气，泌糟粕，蒸津液，化其精微，上注于肺脉，乃化而为血，以奉生身，莫贵于此，故独得行于经隧，命曰营气。

营卫者，精气也；血者，神气也。故血之与气，异名同类焉。故夺血者无汗，夺汗者无血。故人生有两死，而无两生。

帝曰：愿闻下焦之所出。岐伯曰：下焦者，别回肠大肠，注于膀胱而渗入焉。故水谷者，常并居于胃中，成糟粕而俱下于大肠，而成下焦。渗而俱下，济泌别汁，循下焦而渗入膀胱焉。济同泲，犹洒滤也；泌如狭流也。别汁，分别也。

酒者，熟谷之液也，其气悍直达下焦。以清，速行无滞。故后谷而入，先谷而液出焉。帝曰：余闻上焦如雾，宗气积于胸中，司呼吸而布濩于经隧。中焦如沤，营血化于中焦，随气流行，如水得气而不沉。下焦如渎。出而不纳。此之谓也。（《灵枢·营卫生会》篇）［批］余学医时，师问五脏六腑，如心，新也；肝，敢也；肺，沛也，皆有确解，即一字而明其义。"三焦焦字作何解？"余对以如雾如沤三句。师曰："此象也，非义也！其深思之！"阅数日，余对以："拆开焦字，为二土一火，火在土下，下有火生。脾胃戊巳①两土而人立矣。"师为轩渠②曰："子有慧心，学必大

---

① 脾胃戊巳：脾胃按干支相配属戊巳。叶天士曰："胃属戊土，脾属巳土，戊阳巳阴，阴阳之性有别也。脏宜藏，腑宜通，脏腑之体用各殊也"。
② 轩渠：欢悦貌，宋·苏轼《跋山谷草书》："他日黔安当捧腹轩渠也。"

进！"今师归道山①廿年矣！余发如此，种种毫无所得，思之不禁惘然，良足惜也。

二十四、营气之道，内谷为宝。谷入于胃，乃传之肺，流溢于中，布散于外。精专者，行于经隧，常营无已，终而复始。（《灵枢·营气》篇）

营气运行之次，即前十二经脉之序也。始于肺，终于肝；又从肝脉循巅，交于督脉。又自督脉络阴器，而交于任脉。又自任而注肺中，是十四经营气之序始全备也。

二十五、卫气之行，一日一夜五十周于身，日行于阳二十五周，夜行于阴二十五周，周于五脏。（《灵枢·卫气行篇》）②

卫气之行，不循十二经脉之序。故昼行于阳二十五周，始于足太阳之睛明，历手太阳，又历足手少阳、足手阳明，而入于足少阴肾。少阴之别为跷脉，跷脉属于目内眦，故卫行至此，复合于目，会于睛明，是为一周。所谓昼行阳，阳行六腑也。

夜行于阴二十五周，其始入于阴，常从足少阴注于肾，肾注于心，心注于肺，肺注于肝，肝注于脾，脾复注于肾，为一周。所谓夜行于阴，阴行五脏也。

卫气之行，无论昼夜，皆不离于肾经。盖人之所本，惟精与气。气为阳也，阳必生于阴。精为阴也，阴必生于阳。故营本属阴，必从肺而下行，卫本属阳，必从肾而上行。此即卫出下焦之义，而肾水为气之本也。（节张注）

---

① 归道山：旧时称人去世为归道山。宋·惠洪《冷斋夜话》："世传端明已归道山，今尚尔游戏人间邪？"
② 原书二十五条只有注文，没有经文，现据《类经》补入相关经文。

二十六、人一呼，脉再动，气行三寸；一吸，脉亦再动，气行三寸。呼吸定息，气行六寸；十息，气行六尺。一万三千五百息，气行五十营于身。一昼一夜百刻之总数。水下百刻，日行二十八宿，漏水皆尽，脉终矣。故五十营备，凡行八百一十丈也。（《灵枢·五十营》篇）

人一呼行三寸，一吸脉行三寸，一呼一吸为一息，脉行六寸。十息脉行六尺，百息脉行六丈，五百息脉行三十丈，一千息脉行六十丈，五千息脉行三百丈，一万息脉行六百丈。故人一日共一万三千五百息，脉行八百十丈。

每日计百刻，每刻人一百三十五息，脉行八丈一尺。二刻计二百七十息，脉行十六丈二尺，是为一营，一周于身也。十刻计一千三百五十息，脉行八十一丈。

日间五十刻为二十五营，计六千七百五十息，脉行四百零五丈。夜间五十刻为二十五营，计六千七百五十息，脉亦行四百零五丈。周时共五十营，计一万三千五百息，脉行八百十丈。

左右两手共六阳脉，从手至头，每脉长五尺（共三丈）。左右两手共六阴脉，从手至心胸，每脉长三尺五寸（共二丈一尺）。

左右两足共六阳脉，从足至头，每脉长八尺（共四丈八尺）。左右两足共六阴脉，从足至心胸，每脉长六尺五寸（共三丈九尺）。

跷脉从足至目左右二，每脉长七尺五寸（共一丈五尺）。督脉四尺五寸，任脉四尺五寸（共九尺）。

总计二十七脉，共十六丈二尺，是为一营。（《灵枢·脉度》篇，详见十七①）

---

① 详见十七：指张介宾《类经·脉度》。

二十七、任脉者，起于中极之下，以上毛际，循腹里上关元，至咽喉，上颐循面入目。

任脉二十四穴：会阴、曲骨、中极、关元、石门、气海、阴交、神阙、水分、下脘、建里、中脘、上脘、巨阙、鸠尾、中庭、膻中、玉堂、紫宫、华盖、璇玑、天突、廉泉、承浆。

冲脉者，起于气街，足阳明穴。并少阴之经，侠脐上行，至胸中而散。

任脉为病，男子内结七疝，女子带下瘕聚。冲脉为病，逆气里急。

督脉为病，脊强反折。

督脉者，起于少腹以下骨中央，女子入系廷孔，<small>廷，正也，言正中之直孔，即溺孔也。</small>其孔，<small>溺孔之端也</small>，其络循阴器合篡间，<small>篡，前后二阴之间，乃二便争行之所。</small>绕篡后，别绕臀，至少阴与巨阳中络<small>足太阳脉之中行者合少阴，上股内后廉</small>，贯脊属肾，与太阳起于目内眦，上额交巅，上入络脑，还出别下项，循肩髆内，侠脊抵腰中，入循膂络肾。其男子循茎下至篡，与女子等。<small>此亦督脉之别络，若其直行者自尻上循脊里上头，由鼻而至于人中也。</small>其少腹直上者，贯脐中央，上贯心，入喉，上颐环唇，上系两目之下中央。<small>此自少腹直上者，皆任脉之道。而本节列为督脉，启玄子引古经云：任脉循背，谓之督脉。自少腹直上者谓之任脉，亦谓之督脉。由此言之，则是以背腹分阴阳而言。任督若三脉者，名虽异而体则一耳。故曰：任脉、冲脉、督脉，一源而三歧也。</small>此生病，从少腹上冲心而痛，<small>此督脉自脐上贯于心，盖兼冲任而为病者。</small>不得前后，为冲疝。

其女子不孕、癃、痔、遗溺、嗌干。（《素问·骨空论》）

此督与任、冲三脉之病。

督脉二十八穴：长强、腰俞、阳关、命门、悬枢、脊中、中枢、筋缩、至阳、灵台、神道、身柱、陶道、大椎、哑门、风府、脑户、强间、后顶、百会、前顶、囟会、上星、神庭、素髎、水沟、兑端、龈交。

二十八、跷脉者，此阴跷之脉也，其阳跷详《二十八难》。少阴之别，起于然骨—作谷之后，足少阳照海穴。上内踝之上，直上循阴股入阴，上循胸里，入缺盆，上出人迎之前，入頄，属目内眦，合于太阳、阳跷而上行，此阴跷与阳跷合也。气并相还，并行回还。则为濡目，气不荣则目不合。

故阴脉荣其藏，阴跷。阳脉阳跷。荣其府，如环之无端，莫知其纪，终而复始。阴出阳，则交于足太阳；阳入阴，则交于足少阴。阳盛则目张，阴胜则目瞑，皆随卫气为言。其流溢之气，内溉脏腑，外濡腠理。

男子数其阳，以阳跷为经，阴跷为络。女子数其阴。以阴跷为经，阳跷为络，当数者为经，其不当数者为络也。（《灵枢·脉度》篇）

李濒湖曰："奇经八脉者，阴维也，阳维也，阴跷也，阳跷也，冲也，任也，督也，带也。

阳维起于诸阳之会，由外踝而上行于卫分；阴维起于诸阴之交，由内踝而上行于营分，所以为一身之纲维也。阳跷起于跟中，循外踝上行于身之左右；阴跷起于跟中，循内踝上行于身之左右，所以使机关之跷捷也。

督脉起于会阴，循背而行于身之后，为阳脉之总督，故曰阳脉之海。任脉起于会阴，循腹而行于身之前，为阴脉之承任，故曰阴脉之海。

冲脉起于会阴，夹脐而行，直冲于上，为诸脉之冲要，故曰十二经脉之海。带脉则横围于腰，状如束带，所以总约诸脉者也。

是故阳维主一身之表，阴维主一身之里，以乾坤言也。阳跷主一身左右之阳，阴跷主一身左右之阴，以东西言也。督主身后之阳，任、冲主身前之阴，以南北言也。带脉横束诸脉，以六合言也。是故医而知乎八脉，则十二经、十五络之大旨得矣。仙而知乎八脉，则龙虎升降、玄牝幽微之窍妙得矣。

阴维脉

阴维起于诸阴之交，其脉发于足少阴筑宾穴，为阴维之郄，在内踝上五寸腨肉分中，上循股内廉，上行入小腹，会足太阴、厥阴、少阴、阳明于府舍，上会足太阴于大横、腹哀，循胁肋，会足厥阴于期门，上胸膈，挟咽与任脉会于天突、廉泉，上至顶前而终。凡十四①穴：筑门（足少阴）、腹哀（足太阴）、大横（足太阴）、府舍（足太阴）、期门（足太阴）、天突（任）、廉泉（任）。

阳维脉

阳维起于诸阳之会，其脉发于足太阳金门穴，在足外踝下一寸五分。上外踝七寸，以阳交为郄，与手足太阳及跷脉会于臑俞，与手足少阳会于天髎，又会于肩井。其在头也，与足少阳会于阳白，上于本神及临泣，上至正营，循于脑空，下至风池。其与督脉会，则在风府及哑门。凡二十四穴：金门（手太阳）、阳交（足少阳）、臑俞（手

① 十四：原作"十二"，据李时珍《奇经八脉考》改。

太阳）、天髎（手少阳）、肩井（足少阳）、阳白、本神、临泣、正营、脑空、风池、风府（督脉）、哑门（督脉）。①

阴跷脉起止详前《脉度》篇中，凡八穴：然骨（足少阴）、照海、交信、睛明（足太阳）。

阳跷脉

阳跷脉所发之穴，生于申脉，以附阳为郄，本于仆参，与足少阳会于居髎。又与手阳明会于肩髃，又与手足太阳、阳维会于臑俞，又与手足阳明会于地仓、巨髎，又与任脉、足阳明会于承泣，又与手足太阳、足阳明、阴跷会于睛明。凡二十二穴：申脉（足太阳）、仆参、附阳、居髎（足少阳）、肩髃（手阳明）、巨骨、臑俞（手太阳）、地仓（足阳明）、居髎、承泣、睛明（足太阳）。

冲脉

冲脉起于少腹之内胞中，其浮而外者，起于气冲，并足阳明、少阴二经之间，循腹上行，至横骨。盖足阳明去腹中行二寸，少阴去腹中行五分，冲脉则行于二经之间也。由是侠脐左右各五分，上行自太赫至幽门，至胸中而散。凡二十四穴：气冲（足阳明）、横骨（足少阴）、太赫、气穴、四满、中注、肓俞、商曲、石关、阴都、通谷、幽门。

任脉

任脉起止详前。又李濒湖《奇经考》，自会阴至承浆二十四穴，与前同。又自承浆与手足阳明、督脉会，环肩上，至下龈交，复出分行，循系两目下之中央，至承泣而终。凡二十七穴，多龈交（督脉）一穴，承泣（足阳明）二穴。

---

① 凡二十四穴：李时珍《奇经八脉考》为三十二穴，交会穴的名称亦不同。

督脉

督脉起止详前。又《奇经考》曰：其脉起于肾下胞中，至于少腹，乃下行于腰横骨围之中央，系溺孔之端。男子循阴下至篡，女子络阴器，合篡间，俱绕篡后屏医穴，别绕臀，至少阴与太阳中络者合少阴，上股内廉，由会阳贯脊，会于长强，以及龈交。凡三十一穴，多屏医（任脉）一穴，会阳（足太阳）二穴。

带脉

带脉起于季肋章门，循带脉，围身一周，如束带然。又与足少阳会于五枢维道。凡八穴：章门（足厥阴）、带脉（足少阳）、五枢、维道。

二十九、是故三阳之离合也，行表行里谓之离，阴阳配偶谓之合。太阳为开，气发于外。阳明为阖，气高于内。少阳为枢。气在表里之间。三阴之离合也，太阴为开主出，厥阴为阖主入，少阴为枢主出入。（《素问·阴阳离合论》）

三十、故太阳开折，损伤也。则肉节渎而暴病起矣，表邪多暴病。渎者，皮肉郁膲而弱也。消瘦干枯。阳明阖折则气无所止息而痿疾起矣。无所止息者，真气稽留，胃气不行。邪气居之也。气上逆而痿生于下。少阳枢折则骨繇而不安于地，骨繇者，节缓而不收也。半表半里，气在筋骨。

太阴开折则仓廪无所输膈洞，气不足而生病也。

厥阴阖折即气绝而喜悲。肺气乘肝。

少阴枢折则脉有所结而不通。下焦不通。

有结者，皆取之不足。（《灵枢·根结》篇）

三十一、欲知皮部以经脉为纪，当因经以察部。诸经皆然。阳明之阳，名曰害蜚，言阳太盛恐害于飞扬也。上手阳明下足阳明同法。视其部中有浮络者，皆阳明之络也。其色多青则痛，多黑则痹，黄赤则热，多白则寒，五色皆见，则寒热也，络盛则入客于经，阳主外络为阳，阴主内经为阴。

少阳之阳，名曰枢持，如枢之运而主持其出入之机。上手少阳。下足少阳同法，视其部中有浮络者，皆少阳之络也。络盛则入客于经，故在阳者主内，自阳分主于内。在阴者主出，以渗于内，出，进也，非外出之谓，言出于经而渗入于脏。诸经皆然。

太阳之阳，名曰关枢，卫固少阳之枢。上手太阳。下足太阳。同法，视其部中有浮络者，皆太阳之络也。络盛则入客于经。

少阴之阴，名曰枢儒，儒柔①而顺也，少阴为枢阴。上手少阴下足少阴同法，视其部中有浮络者，皆少阴之络也。络盛则入客于经，其入经也，从阳部注于经，自络而入于经。其出者，从阴内注于骨。谓出于经而入于骨，即前"少阳主出，以渗于内"之义。

心主之阴，名曰害肩，肩，任也，厥阴阴盛，害于肩任。上手厥阴下足厥阴同法，视其部中有浮络者，皆心主之络也。络盛则入客于经。

太阴之阴，名曰关蛰，阴主藏，而太阴固卫之。上手太阴

---

① 儒柔：柔弱，文弱。

下足太阴同法，视其部中有浮络者，皆太阴之络也。络盛则入客于经。凡十二经络脉者，皮之部也。

是故百病之始生也，必先于皮毛，邪中之则腠理开，开则入客于络脉，留而不去，传入于经；留而不去，传入于腑，禀积也，聚也。于肠胃。邪之始入于皮也，泝然起毫毛，开腠理；其入于络也，则络脉盛，色变；其入客于经也，则感虚乃陷下；因虚而深。其留于筋骨之间，寒多则筋挛骨痛，热多则筋弛骨消，肉烁䐃破，毛直而败。热多则真阴散亡。（《素问·皮部论》）

三十二、人有髓海，有血海，有气海，有水谷之海。凡此四者，以应四海也。

胃者，水谷之海，其输上在气街即气冲，下至三里。

冲脉者，为十二经之海，其输上在于大杼足太阳穴，下出于巨虚之上下廉。足阳明之上巨虚、下巨虚二穴也。经海即血海也。

膻中者，为气之海，其输上在于柱骨之上下，督脉之哑门、大椎。前在于人迎。足阳明。

脑为髓之海，其输上在于其盖，脑盖骨也，即督脉之囟会。下在风府。督脉穴。

气海有余者，邪气实也。气满胸中，悗闷也息喘息面赤；气海不足，正气虚也。则气少不足以言。血海有余，则常想其身大，形以血充。怫然不知其所病；血海不足，亦常想其身小，狭然不知其所病。水谷之海有余，则腹满；水谷之海不足，则饥不受谷食。髓海有余，则轻劲多力，自过其度；髓海不足，则脑转耳鸣，胫酸眩冒，目无所见，懈怠安卧。(《灵枢·海论》篇)

标本类

一、帝曰：脉从而病反者，其诊何如？岐伯曰：脉至而从，阳病见阳脉。按之不鼓，便非真阳。诸阳皆然。帝曰：诸阴之反，其脉何如？岐伯曰：脉至而从，阴病见阴脉。按之鼓甚而盛也。似阴非阴。(《素问·至真要大论》)

二、是故百病之起，有逆取而得者，以寒治热，以热治寒。有从取而得者。以热治热，以寒治寒。逆，正顺也；若顺，逆也。(《素问·至真要大论》)

四、故曰：有其在标而求之于标，有其在本而求之于本，标，末也。本，原也，犹树木之有根枝也。分言之，则根枝异形；合言之，则标出乎本。有其在本而求之于标，有其在标而求之于本。故治有取标而得者，有取本而得者，有逆取而得者，有从取而得者。故知逆与从，正行无问，知标本者，万举万当。(《素问·标本病传论》)

五、治反为逆，治得为从。先病而后逆者血气之逆。治其本，先逆而后病者治其本，先寒而后生病者治其本，先病而后生寒者治其本，先热而后生病者治其本，先热而后生中满者治其标。先病而后泄者治其本，先泄而后生他病者治其本，必且调之，乃治其他病。先病而后生中满者治其标，先中满而后烦心者治其本。小大不利治其标，小大利治其本。病发而有余，必侮及他脏他气，而因本以及标。本而标之，先治其本，后治其标；病发而不足，必受他脏他气之侮，而因标以传本。标而本之，先治其标，后治其本。谨察间病浅甚病深，以意调之，间者并行，可以兼治。甚者独行。难容杂乱。(《素问·标本病传论》)

气味类

一、天食人以五气，地食人以五味。五气入鼻，藏于心肺，上使五色修明，心主血，故华于面。音声能彰；肺主气，故发于声。五味入口，藏于肠胃，味有所藏，以养五气，五脏之气。气和而生，津液相成，神乃自生。(《素问·六节藏象论》)

论治类

二、入国问俗，入家问讳，上堂问礼，临病人问所便。徐灵胎曰："此一句为万世辨证之秘诀。"帝曰：便病人奈何？岐伯曰：夫中热消瘅则便寒，寒中之属则便热。胃中热则消谷，令人悬心善饥，脐以上皮热；肠中热，则出黄如糜，以上皆热证便寒之类。脐以下皮寒。徐灵胎曰："寒字当改作热字。"胃中寒则腹胀，肠中寒则肠鸣飧泄。以上皆寒证便热之类。胃中寒、肠中热则胀而且泄，胃中热、肠中寒则疾饥，小腹痛胀。以上当随其寒热而定所宜以调之。(《灵枢·师

传》篇）

三、帝曰：气有多少，运气各有太过不及。病有盛衰，治有缓急，方有大小，愿闻其约奈何？岐伯曰：气有高下，岁有司天在泉，人有脏腑上下。病有远近，证有中外，表里。治有轻重，适其至所病至之所。为故也。所以然之故。《大要》曰：君一臣二，奇之制也；君二臣四，偶之制也；君二臣三，奇之制也；君二臣六，偶之制也。君者，品味少而分两多；臣者，品味多而分两少。奇制从阳，偶制从阴。故曰：近者奇之在上为近，宜轻而缓，远者偶之在下为远，宜重而急，汗者不以奇阴沉不能达表，下者不以偶①阳升不能降下。补上治上制以缓，补下治下制以急，急则气味厚，缓则气味薄，适其至所，此之谓也。病所远，而中道气味之者，胃为中道，先受药之气味。食而过之，过犹达也，言以食为节而使远近皆达。无越其制度也。

是故平气之道，近而奇偶，制小其服也。此奇偶相兼互用法之变也。远而奇偶，制大其服也。大则数少，小则数多。数多则分两轻，性力薄，而仅及近处。少则分两重，性力专，而直达深远。多则九之尽于九，少则二之止于二。奇之不去则偶之，是谓重方。二方相合。偶之不去，则反佐以取之，所谓寒热温凉，反从其病也。（《素问·至真要大论》）

四、五、帝曰：五味阴阳之用何如？岐伯曰：辛甘发

---

① 汗者……不以偶：原作"汗者不可以偶，下者不可以奇"，据《素问·至真要大论》改。

寿芝医略

六六

散为阳，酸苦涌泄为阴，咸味涌泄为阴，淡味渗泄为阳。六者或收或散，或缓或急，或燥或润，或软或坚，以所利而行之，调其气，使其平也。

寒者热之，热者寒之，此正治法。微者逆之，此亦正治。甚者从之，此反治法。坚者削之，客者除之，劳者温之，温养之温，非温热之谓，所谓甘温能除大热也。结者散之，留者攻之，燥者濡之，急者缓之，散者收之，损者温之，逸者行之，逸，安逸也。过于逸则气脉凝滞，故须行之。惊者平之，安之也。上之吐也下之，摩之按摩之也浴之，薄之即薄兵城下之义劫之，夺其强盛；开之发之，适事为故。适可而止，毋太过以伤正，毋不及以留邪也。逆者正治，从者反治，从少一从二逆。从多二从一逆，观其事也。

帝曰：反治何谓？岐伯曰：热因寒用，寒因热用，塞因塞用，通因通用。必伏其所主制病之本，而先其所因求病之因，其始则同类治似同，其终则异病变则异，可使破积，可使溃坚，可使气和，可使必已。

方制君臣，主病之谓君，对证之要药味数少而分两重，赖以为主。佐君之谓臣，味数少而分两稍轻，所以匡君①之不迨。应臣之谓使。数可出入，而分两更轻，所以备通行向导之使。（《素问·至真要大论》）

六、帝曰：病之中外何如？岐伯曰：从内之外者，调

① 匡（kuāng 筐）君：匡，辅助，帮助；匡君，匡辅君主。

① 匡（kuāng 筐）君：匡，辅助，帮助；匡君，匡辅君主。

其内。从外之内者，治其外。从内之外而盛于外者，先调其内，而后治其外。从外之内而盛于内者，先治其外，而后调其内。中外不相及，不内外因。则治主病。见在所主之病。

调气之方，必别阴阳，定其中外表里，各守其乡。内者内治，外者外治，微者调之，温治小寒，凉治小热。其次平之，热治大寒，寒治大热。盛者夺之，直攻而取。汗之下之，寒热温凉，衰之以属，随其攸利。（《素问·至真要大论》）

帝曰：病在中而不实不坚，且聚且散，奈何？岐伯曰：悉乎哉问也！无积者求其藏，无积而病在中者藏之虚也，当随病所在而求其藏而补之。虚则补之，药以祛之，去其病。食以随之，养其气。行水渍之，浸洗以通其经。和其中外，可使毕已。（《素问·五常政大论》）

七、帝曰：有病热者，寒之而热，有病寒者，热之而寒，奈何治？岐伯曰：诸寒之而热者取之阴，热之而寒者取之阳，所谓求其属也。

帝曰：服寒而反热，服热而反寒，其故何也？岐伯曰：治其王气，是以反也。帝曰：不治王而然者何也？岐伯曰：悉乎哉问也！不治五味属也。五味之属，治有不当。夫五味入胃，各归所喜攻，酸先入肝，苦先入心，甘先入脾，辛先入肺，咸先入肾。久而增气，物化之常也。气增而久，夭之由也。（《素问·至真要大论》）

八、故邪风之至，疾如风雨，故善治者治皮毛，其次治肌肤，其次治筋脉，其次治六府，其次治五脏。治五脏者，半死半生也。故天之邪气，感则害人五脏；喉主天气，而通于脏。水谷之寒热，感则害于六腑；咽主地气，而通于腑。地之湿气，感则害皮肉筋脉。湿盛则荣卫不行。善诊者，察色按脉，先别阴阳；审清浊而知部分；视喘息、听音声而知所苦；观权衡规矩而知病所主；按尺寸、观浮沉滑涩而知病所生。以治无过，以诊则不失矣。

故因其轻而扬之，浮于表者宜散。因其重而减之，实于内者宜泻。因其衰而彰之。补益之而使气血复彰也。形不足者，温之以气；精不足者，补之以味。其高者，因而越之；升散吐涌。其下者，引而竭之；涤荡疏利。中满者，泻之于内；其有邪者，渍形以为汗；如蒸汗洗浴。其在皮者，汗而发之；其慓悍者，按而收之；其实者，散阳实。而泻之。阴实。审其阴阳，以别柔刚。阳病治阴，阴病治阳，定其血气，各守其乡，血实宜决之，气虚宜掣引之。提其上升，如手掣物也。（《素问·阴阳应象大论》）

十、形乐志苦，病生于脉；当治经络。形乐志乐，病生于肉；无所运用，多伤于脾。形苦志乐，病生于筋；劳则伤筋。形苦志苦，病生于咽嗌；形数惊恐，经络不通，病生于不仁。是谓五形志也。（《素问·血气形志篇》）

十一、病有久新，方有大小，病重宜大，病轻宜小。有毒宜少无毒宜多。固宜常制矣。大毒治病，十去其六；常毒治病，十去其七；小毒治病，十去其八；无毒治病，十去其九。谷肉果菜，食养尽之，无使过之，伤其正也。不尽，行复如法。必先岁气，无伐天和。无盛盛，无虚虚，而遗人夭殃，无致邪，盛盛之故。无失正，虚虚之故。绝人长命。（《素问·五常政大论》）

十三、妇人重身，毒之何如？岐伯曰：有故无殒，不伤身。亦无殒也。不伤胎。大积大聚，其可犯也，衰其太半而止，过者死。（《素问·六元正纪大论》）

十五、帝曰：其有不从毫毛生，而五脏阳以竭也，病生于内，有阴无阳。津液水也充郭，形体胸腹。其魄独居，孤精于内，精中无气。气耗于外，阴内无阳。形不可与衣相保，皮肤胀满，身体羸败。此四极四肢多纯阴而胀急。急而动中喘咳，是气拒于内阴气格拒于内，而形水胀之形施于外，治之奈何？岐伯曰：平治于权衡，去宛积也陈久也莝斩草也，微动四极，欲其流通而易行。温衣，助表之阳。缪刺其处，去其大络留滞。以复其形。开鬼门汗孔，洁净府膀胱精以时服，水去则精服。服，行也。五阳已布，五脏之胃气。疏涤五脏，故精自生，形自盛，骨肉相保，巨气乃平。帝曰：善。（《素问·汤液醪醴论》）

十八、凡未诊病者，必问尝贵后贱，虽不中邪，病从内生，名曰脱营。心主不舒，血无以生。尝富后贫，名曰失精，五脏失养而消败。五气五脏之气。留连，病有所并。医工诊之，不在脏腑，不变躯形，诊之而疑，不知病名，身体日减，气虚无精，病深无气，洒洒畏寒也然时惊。病深者，

以其外耗于卫，内夺于荣，良工所失，不知病情，此亦治
之一过也

凡欲诊病者，必问饮食居处，暴乐暴苦，始乐后苦，
皆伤精气，精气竭绝，形体毁沮。暴怒伤阴，暴喜伤阳，
厥气上行，满脉去形。愚医治之，不知补泻，不知病情，
精华日脱，邪气乃并。此治之二过也。

善为脉者，必以比类奇恒，从容知之，为工而不知
道，此诊之不足贵。此治之三过也。

诊有三常，必问贵贱，封君败伤，及欲侯王。故贵
脱势，虽不中邪，精神内伤，身必败亡。始富后贫，虽
不伤邪，皮焦筋屈，痿躄为挛。医不能严，不能动神，
外为柔弱，乱至失常，病不能移，则医事不行。此治之
四过也。

凡诊者，必知终始，<small>原始要终。</small>有知余绪，切脉问名，
当合男女。离绝菀结，忧恐喜怒，五脏空虚，血气离守，
工不能知，何术之语。尝富大伤，<small>甚劳甚苦。</small>斩筋绝脉，身
体复行，令泽不息，故伤败结，留薄归阳，脓积<small>脓血蓄积寒</small>
<small>炅。寒热交作。</small>粗工治之，亟刺阴阳，身体解散，四肢转
筋，死日有期。医不能明，不问所发，唯言死日，亦为粗
工。此治之五过也。[批]：汪氏曰："诊要不过此数语。"

凡此五者，皆受术不通，人事不明也。故曰：圣人之
治病也，必知天地阴阳，四时经纪，五脏六腑，雌雄表
里，刺灸砭石，毒药所主，从容人事，以明经道，贵贱贫

富，各异品理，问年少长，勇怯之理，审于分部，知病本始，八正八节之正气九候，诊必副称也矣。（《素问·疏五过论》）

二十、帝曰：余闻五疫_{五运疫疠之气。}之至，皆相染易，无问大小，病状相似，不施救疗，如何可得不相移易者？岐伯曰：不相染者，正气存内，邪不可干，避其毒气，天牝从来，复得其往，气出于脑，即不干邪。气出于脑，即先想心如日。欲将入于疫室，先想青气自肝而出，左行于东，化作林木；次想白气自肺而出，右行于西，化作戈甲；次想赤气自心而出，南行于上，化作焰明；次想黑气自肾而出，北行于下，化作水；次想黄气自脾而出，存于中央，化作土。五气护身之毕，以想头上如北斗之煌煌，然后可入于疫室。（《素问遗篇·刺法论》）

疾病类

一、帝曰：愿闻病机。岐伯曰：诸风掉眩，皆属于肝；诸寒收引，皆属于肾；诸气膹_{音愤}郁，皆属于肺；诸湿肿满，皆属于脾；诸热瞀_{音务}瘛_{音翅}，皆属于火；诸痛痒疮，皆属于心；诸厥固泄，皆属于下；诸痿喘呕，皆属于上；诸禁鼓栗，如丧神守，皆属于火；诸痉项强，皆属于湿；诸逆冲上，皆属于火；诸胀腹大，皆属于热；诸躁狂越，皆属于火；诸暴强直，皆属于风；诸病有声，鼓之如鼓，皆属于热；诸病胕_{音附}肿，疼酸惊骇，皆属于火；诸转反戾，水液浑浊，皆属于热；诸病水液，澄澈清冷，皆属于寒；[批] 胕肿，浮肿也；反戾，转筋拘挛也；水液，小便也。诸呕吐酸，暴注下迫，皆属于热。故《大要》曰：谨守病机，机要也，变也，病变所由出也。凡或有或无皆谓之机也。，各司其属，有者求之，无者求之，盛者责之，虚者责之，[批] 汪昂曰："治要在此十六字。"必先五胜，疏其血气，令其调达，而致和平。此之谓也。（《素问·至真要大论》）

李士材曰："此言病状繁多，各宜细察，然总不外于虚实也。谨守者，防其变动①也，病而曰机者，状其所因之不齐，而治之不可不圆活也。属者，有五脏之异，六腑之异，七情之异，六气之异，贵贱之异，老少之异，禀畀②有虚实之异，受病有标本之异，风气有五方之异，运气有胜复之异，性情有缓急之异。有尝贵后贱之脱营，尝富后贫之气离守，各审其所属而司其治也。有者求之二句，言一遇病证，便当审其所属之有无也。

盛者责之二句是一章之大纲，于各属有无之间，分别虚实而处治也。然至虚似实、大实似虚，此又不可不详为之辨也。必先五胜者，如木欲实、金当平之之类是也（详《七十五难》）。疏其血气，非专以攻伐为事。或补之而血气方行；或温之而血气方和；或清之而血气方治；或通之而血气方调。正须随机应变，不得执一定之法以应无穷之变也。此治虚实之大法，一部《内经》之关要也。

王启玄（太仆）曰：大寒而甚，热之不热，是无火也，当助其心。又如火热而甚，寒之不寒，是无水也。热动复止，倏忽往来，

---

① 动：原无，据《内经知要》补。
② 禀畀（bǐngbì 柄必）：禀：承受；畀：给予。禀畀即禀赋。

时动时止，是无水也，当助其肾。内格呕逆，食不得入，是有火也。病呕而吐，食入反出，是无火也。暴速注下，食不及化，是无水也。溏泄而久，止发无恒，是无水也。故心盛则生热，肾盛则生寒，肾虚则寒动于中，心虚则热收于内。又热不得寒，是无水也。寒不得热，是无火也。夫寒之不寒，责其无水；热之不热，责其无火。热之不久，责心之虚；寒之不久，责肾之少。是以方有治热以寒，寒之而火食不入；攻寒以热，热之而昏躁以生，此则气不疏通，壅而为是也。"

二、风雨寒热，不得虚，邪不能独伤人。卒然逢疾风暴雨而不病者，盖无虚，故邪不能独伤人。此必因虚邪之风，从冲后来者，详《运气类》三十五。与其身形，两虚相得，乃客其形；两实相逢，众人肉坚。其中于虚邪也，因于天时，与其身形，参以虚实，大病乃成。气有定舍，因处为名，上下中外，分为三员。人身自纵言之，则上、中、下为三部；自横言之，则以在表、在里、在半表半里为三部，故病有中上、中下、中表、中里之异也。是故虚邪之中人也，始于皮肤，皮肤缓<small>表虚</small>则腠理开，开则邪从毛发入，入则抵深，深则毛发立，毛发立则淅然，故皮肤痛<small>酸痛</small>；留而不去，则传舍于络脉，在络之时，痛于肌肉，其痛之时息<small>渐止</small>，大经乃代；<small>代受之。</small>留而不去，传舍于经，在经之时，洒淅<small>恶寒</small>喜惊；<small>经气连脏。</small>留而不去，传舍于输，<small>输穴为经气聚会之处，乃在关节谿谷之间。</small>在输之时，六经不通四肢，则肢节痛，腰脊乃强；留而不去，传舍于伏冲之脉，<small>冲脉之在脊者。</small>在伏冲之时，体重身痛；留而不去，传舍于肠胃，<small>自经入脏。</small>在肠胃之时，贲响腹胀，多寒则肠鸣飧泄，食不化，多热则溏赤①糜；糜秽如泥。留而不去，传舍于肠胃之外、募原之间，留着于脉，稽留而不去，息而成积。

其着孙络络脉之细小者。之脉而成积者，其积往来上下。臂手，孙络之居也，浮而缓，不能句音垢，拘也。积而止之，故往来移行肠胃之间，水凑渗注灌，濯濯有音，有寒则膜音嗔胀满，雷引，故时切痛。其着于阳明之经，则挟脐而居，饱食则益大，饥则益小。其着于缓筋也，支别之柔筋。似阳明之积，饱食则痛肉壅，饥则安。气退。其着于肠胃之募原也，痛而外连于缓筋，饱食则安，内充外舒。饥则痛。其着于伏冲之脉者，揣之应手而动，发手则热气下于两股，如汤沃之状。其着于膂筋脊内之筋在肠后者，饥则积见，饱则积不见，按之不得。其着于输之脉者，闭塞不通，津液不下，孔窍干壅。此邪气之从外入内，从上下也。此句总结上文邪气之起于阳者。

帝曰：积之始生，至其已成奈何？岐伯曰：积之始生，得寒乃生，厥乃成积也。［批］徐灵胎曰："四字乃成积之总诀。"黄帝曰：其成积奈何？岐伯曰：厥气生足悗，音闷，寒逆下则肢节痛滞不便利。悗生胫寒，胫寒则血脉凝涩，血脉凝涩则寒气上入于肠胃，入于肠胃则膜胀，膜胀则肠外之汁沫迫聚不得散，日以成积。此言寒气下逆之成积者也。

---

① 赤：《灵枢·百病始生》篇作"出"。

卒然多饮食食不从缓则肠满，起居不节，用力过度则络脉伤。阳络伤则血外溢，血外溢则衄血；衄为阳经之血，宜凉。阴络伤则血内溢，血内溢则后血。后血为阴经之血，宜温。肠胃之络伤，则血溢于肠外，肠外有寒，汁沫与血相抟，则并合凝聚不得散，而积成矣。此言食饮起居失节之成积者也，纵肆口腹、举动不慎者多有之。[批] 积未有不因血而成者，阴络是脏腑隶下之络。卒然外中于寒，若内伤于忧怒，则气上逆，气上逆则六输六经之输不通，温气不行，凝血蕴裹而不散，津液涩渗，着而不去，而积皆成矣。此言情志内伤而挟寒成积者也，此必情性乖戾者多有之。

帝曰：其生于阴者情欲伤脏，病起于阴。奈何？岐伯曰：忧思伤心；重寒伤肺；忿怒伤肝；醉以入房，汗出当风，伤脾；用力过度，若入房汗出浴，则伤肾。（《灵枢·百病始生》篇）

三、身半已上者，邪风寒中之也；身半已下者，湿中之也。故曰：邪之中人也，无有常。中于阴则溜于府，中于阳则溜于经。[批] 阳受风气，阴受湿气。诸阳之会，皆在于面。手足六阳俱会于头面。中人也，方乘虚时及新用力，若饮食汗出腠理开，而中于邪。中于面则下阳明，中于项则下太阳，中于颊则下少阳，其中于膺阳明背太阳两胁少阳亦中其经。观此可知三阳各自受邪，非必从太阳传入也，足破千古《伤寒》传经之妄。中于阴者，阴经。常从臂胻始。夫臂与胻，其阴胻，足胫也，臂胻内廉曰阴，手足三阴经之所行也。皮薄，其肉淖音闹泽柔润，故俱受于风，独伤其阴。身之中于风也，不必动脏。故邪入于阴经，则其脏气实，邪气入而不能客，故还之于腑。故中阳则溜于经，中阴则溜于腑。

帝曰：邪之中人脏奈何？岐伯曰：愁忧恐惧则伤心。形寒寒饮则伤肺，以其两寒相感，中外皆伤，故气逆而上行。在表则为寒热、疼痛，在里则为喘咳、呕哕等证。有所堕坠，恶血留内，若有所大怒，气上而不下，积于胁下，则伤肝。有所击仆，饮食击仆。若醉入房，汗出当风则伤脾。因于酒食。有所用力举重伤骨，若入房过度伤精，汗出浴水水邪则伤肾。（《灵枢·邪气脏腑病形》篇）

五、阳气者，若天与日，失其所则折寿而不彰。故天运当以日光明，是故阳因而上，卫外者也。因于寒，因，病因也，言因寒而动其阳。欲如运枢，欲心妄动不停。起居如惊，起居不节，如惊气之震动。神气乃浮。不能内敛。因于暑，汗，烦则喘喝，音曷，大声呼喝。静则多言，体若燔炭，汗出而散。因于湿，首如裹，湿热湿郁成热不攘，退也。大筋緛音软短伤血，小筋弛长柔弱，緛短为拘，弛长为痿。因于气，为肿，四维相代，四维，四肢也，言足肿不能行，手代之以扶倚也。[批]四维相代，言气援而行不齐。阳气乃竭。

阳气者，烦劳则张，精绝，辟病也积于夏，使人煎厥。[批]尤怡曰："煎厥即热厥也，火迫于下，气逆于上，为厥逆而烦热也，于是精神散败，若土之崩，若水之放也。"目盲不可以视，耳闭不可以听，溃溃乎若坏都，汩汩乎不可止。张路玉云："此宜清暑益气汤。"

阳气者，大怒则形气绝，而血菀 音郁，茂也，结也。于上，使人暴①厥。气逆曰厥。张路玉云："此当治血逆，宜犀角地黄汤。" 有伤于筋，怒伤肝故。纵，其若不容。缓而不收。汗出偏沮，汗止②出半边，此出彼即沮。使人偏枯。半身不遂。汗出见湿，乃生痤 音才何切疿。音沸，痤，小疖；疿，暑疹。高粱肥甘之变，足多也生大丁，受如持虚。持空虚之器以受物。劳汗当风，寒薄为皶，音渣，即粉刺也。郁乃痤。

阳气者，精则养神，灵通变化。柔则养筋。运动便利。开合不得，当开不开，当合不合。寒气从之，留于筋络之间。乃生大偻；音吕，软急不伸，形为偻俯，此阳气受伤不能养筋也。陷脉为瘘，音陋，肿也，寒气自经络而陷入脉中。瘘，鼠瘘。留连肉腠，俞 音庶气化薄，传为善畏，及为惊骇；此阳气被伤不能养神也。营气不从，邪陷于脉。逆于肉理，乃生痈肿；魄汗未尽，形弱而气烁，风寒薄之。穴俞以闭，发为风疟。故风者，百病之始也，清静无过劳扰则肉腠闭拒，虽有大风苛毒，弗之能害，此因时之序也。即四气调神之谓，言因四时之气序也。

故阳气者，一日而主外。平旦人气生，日中而阳气隆，日西而阳气已虚，气门乃闭。气门，玄府也。是故暮而收拒，无扰筋骨，无见雾露。反此三时，旦、日中、暮也。

---

① 暴：《素问·生气通天论》作"薄"。
② 止：通"只"。

形乃困薄。

阴者，藏精而起亟音气，即气也。也；阳者，卫外而为固也。阴不胜其阳，阳邪盛。则脉流薄气相迫疾，并乃狂；阳不胜其阴，阴邪盛则脏气不和。则五脏气争，九窍不通。是以圣人陈铺设得所，不使偏胜阴阳，筋脉和同，骨髓坚固，气血皆从。

风客淫气，精乃亡，邪伤肝也。因而饱食，筋脉横解，肠澼为痔。因而大饮，酒挟风邪。则气逆。因而强力，肾气乃伤，高骨腰之高骨乃坏。

凡阴阳之要，阳密乃固。两者不和，若春无秋，若冬无夏。因而和之，是谓圣度。故阳强不能密，强，亢也。阴气乃绝；阴平静也阳秘固也，精神乃治；阴阳离决绝也，精气乃绝。因于露风，乃生寒热。是以春伤于风，邪气留连，乃为洞泄；夏伤于暑，秋为痎疟；秋伤于湿，上逆而咳，发为痿厥；冬伤于寒，春必病温。四时之气，更伤五脏。

喻氏曰："此与逆冬气春为痿厥大异。秋伤于湿，伤于燥也。上逆而咳，燥之征也。至痿则肺金摧乎肝木，至厥则肺气逆而不行，燥之极矣。此燥火内燔，金不寒，水不冷，秋冬不能收藏，与春月不能发生之故相去远矣。"

阴之所生，本在五味；阴之五宫五脏，伤在五味。是故味过于酸，肝气以津，脾气乃绝。

过酸助其曲直，将胃中津液，日渐吸引，注之于肝，转觉肝气津润有余矣。肝木有余，势必克土，其脾气坐困，不至于绝不已耳。此喻嘉言之说。

味过于咸，大骨气劳，短肌，心气抑。

食咸过多，峻补其肾，腰骨高大之所其气忽积，喜于作劳。气既勃勃内动，则精关勃勃欲开，虽不见可欲，而不觉关开莫制矣。短肌者，咸伤血，故肌肉短缩也。

味过于甘，心气喘满，色黑，肾气不衡。

过甘则肾气为土掩而不上交于心，则心气亦不得下交于肾，所以郁抑而为喘满也。土胜则水病，故黑色见于外。肾气不衡，即肾气独沉之变文。见心肾交，则肾脉一高一下，犹权衡然。知独沉为有权无衡也，则不衡二字恍然矣。

味过于苦，脾气不濡，胃气乃厚。

厚者，胀满之谓。脾困不为胃行其津液，胃气积而至厚也。胃气一厚，容纳遂少，反以有余成其不足。

味过于辛，筋脉沮弛，精神乃央。（《素问·生气通天论》）

沮，坏也。弛，纵也。筋脉得辛散而缓散不收也。人之精神全贵收藏，不当耗散。辛散既久，殃害随之，故曰多食辛令人夭。

六、二阳之病发心脾，有不得隐曲，女子不月。其传为风消，其传为息贲者，死不治。此段以为秋燥之病（喻氏之说），唐立三以为肾燥而血液干枯，较精。曰：三阳为病发寒热，下为痈肿，及为痿厥腨痛，腨，音篆。痛，音渊。足肚酸疼。其传为索泽，其传为颓疝。

一阳发病，少气，善咳，善泄。其传为心掣，其传为隔。

二阳一阴发病，主惊骇、背痛、善噫、善欠，名曰风厥。

二阴一阳发病，善胀，心满，善气。三阳三阴发病，为偏枯痿易，四支不举。

结阳者，肿四肢；四肢为诸阳之本。结阴者，便血一升，再结二升，三结三升；阴阳结邪①，多阴少阳曰石水，少腹肿；二阳结谓之消；三阳结谓之隔；三阴结谓之水；一阴一阳结谓之喉痹。（《素问·阴阳别论》）

七、三阳足太阳为经，二阳足阳明为维，一阳足少阳为游部，此知五脏终始。三阴为表，二阴为里，一阴至绝作朔晦，却具合以正其理。

三阳为父，二阳为卫，一阳为纪；三阴为母，二阴为雌，一阴为独使。（《素问·阴阳类论》）

九、夫浮而弦者，是肾不足也；沉而石者，是肾气内着也；怯然少气者，是水道不行，形气消索也；咳嗽烦冤者，是肾气之逆也。（《素问·示从容论》）

十、肺，手太阴也，是动则病肺胀满，膨膨而喘咳，肺宜温润，燥则病，寒亦病。胸中痛，其脉布胸中。缺盆中痛，甚则交两手而瞀。麻木。[批]瞀有务、莫、茂三音，木痛不仁也。此为臂厥。是主肺所生病者，咳，上气喘渴，烦心胸满，臑臂内前廉痛厥，掌中热。气盛有余，则肩背痛，肺

---

① 邪：《素问·阴阳别论》作"斜"。

之筋结于肩，藏附于背。风寒，肺主皮毛。汗出中风，小便数而欠。少也，邪伤其气。［批］数欠，便频而短也。气虚则肩背痛寒，少气不足以息，溺色变金衰水涸，色变黄赤。气绝，则皮毛焦、爪枯、毛折。盛者寸口大三倍于人迎，虚者则寸口反小于人迎也。［批］张飞畴《伤寒兼证析义》① 有《经脉》篇，逐经添入证目，觉更周到。

按：《二十二难》曰："经言是动者，气也；所生病者，血也。邪在气，气为是动；邪在②血，血为所生病。气主煦之，血主濡之。气留③而不行者，为气先病也；血壅而不濡者，为血后病也。故先为是动，后所生病也。"张介宾辟④之以为非经旨。

徐灵胎曰："经云是动诸病乃本经之病，所生诸病则以类推而旁及他经者。经文极明晓，并无气血分属之说。"

人迎、气口二脉，细究两经篇中，往往上下对待而言，并无左右之分。至晋王叔和，直云左为人迎，右为气口，紫虚崔氏亦主其说，东垣、丹溪亦以此之辨内伤外感。张景岳力辟其谬。张路玉以为《内经》所言人迎气口，候之左右，亦无不可。医贵圆通，若执中无权，犹执一也。

详《诊宗三昧》脉位篇云："《灵枢》十二经，独以寸口人迎言者，此辨别脏腑诸经之盛衰及外内诸邪之纲主也。夫寸口即是气口，以配人迎。

手足太阴谓之三阴。故盛者寸口大三倍于人迎；手足少阴谓之二

---

① 《伤寒兼证析义》：清·张璐之子张倬撰。一卷
② 在：原作"主"，据《难经》改。
③ 留：原作"流"，据《难经》改。
④ 辟（pì 僻）：驳斥。

阴，故盛者寸口大再倍于人迎；手足厥阴谓之一阴，故盛者寸口大一倍于人迎。在阳经则不然，其手足阳明谓之三阳，以二经所主津液最盛，故盛者人迎大三倍。手足太阳谓之二阳，以二经所主津液差少，故盛者人迎只大再倍。手足少阳谓之一阳，以二经所主津液最少，故盛者人迎仅大一倍也。或言人迎主表，气口主里，是主邪气而言。人迎盛坚者伤于寒，气口盛坚者伤于食也。此言气口主脏，人迎主腑，是主经气而言，原未尝指腑脏也。以人迎主在津血，津血灌注六府，而偏丽于左。气口主在神气，神气终于五脏，而偏丽于右，此阴阳血气流行之道。以上下言之，则寸为阳，尺为阴，以左右言之，则人迎为阳，气口为阴，须知人指血气靡所不至，岂复拘于部分哉！"

大肠，手阳明也，是动则病齿痛必恶热饮颈肿。是主津液所生病者，目黄，口干，䘌清涕衄，喉痹，不能言。腹中雷鸣切痛，感寒则泄，气尝冲胸，瘕，日发而渴。肩前臑痛，大指次指痛不用。气有余则当脉所过者热肿，皮肤縠縠，胡谷切，同縠。然坚肿而不痛①，虚则寒栗不复。肩背肘臂外痛盛者，人迎大三倍于寸口，虚者人迎反小于寸口也。

胃，足阳明也，是动则病洒洒振寒，肝风胜。善呻，数欠土郁，颜黑土虚水侮，病至则恶人与火，闻木声则惕然而惊，心动，欲独闭户塞牖而处。甚则欲上高而歌，弃衣而走，贲与奔同响腹胀，是为骭音干厥。经骭厥逆。骂詈不避亲

---

① 皮肤縠縠，然坚肿而不痛：此两句《灵枢·经脉》本无，系原作者引自《伤寒兼证析义》。

疏，是主血所生病者。狂疟，间日发而不渴。湿①淫湿浊下渗汗出，鼽衄，唇漯漯，讬合切，漯（音蓄）漯，水攒聚貌。[批]漯本作湿，湿音蛰。湿湿，牛呞动耳貌。呞音诗，牛嚊②也，吐而嚊也。舌难言，甚则不能言，面肿齿痛③，必恶清饮。口㖞，孔乖切。唇胗，音疹，人中肿。面颜黑，颈肿，喉痹，不能言。大腹水肿，膝膑肿痛，循膺、乳、气街、股、伏兔、骭外廉、足跗上皆痛，中指不用。腹䐜胀，胃脘当脐而痛，上肢两胁膈塞不通，饮食不下，胃中不和，则不能正偃，腹中鸣，身重难于行，胃热则宗气喘急。虚里跳动。气盛则身以前皆热，其有余于胃，则消谷善饥，溺色黄。气不足则身以前皆寒栗，胃中寒则胀满。盛者人迎大三倍于寸口，虚者人迎反小于寸口也。

脾，足太阴也，是动则病舌本强，食则呕，寒不化。胃脘痛，腹胀，善噫，得后与气，则快然如衰，身体皆重。脾胃之气下流。是主脾所生病者，舌本痛，体不能动摇，食不下，烦心，心下急痛，溏，瘕，泄，脾寒则为溏泄，脾疟则为瘕瘕。水闭，黄疸，不能卧，水气逆满伤气。善饥善味，阴痿，足不收，行善瘛④，强立股膝内肿厥，足大指不用。

---

① 湿：《灵枢·经脉》作“温”。
② 嚊：即倒嚊（dǎojiào），反刍也。
③ 唇漯漯，舌难言，甚则不能言，面肿齿痛：《灵枢·经脉》无此段文字，系原作者引自《伤寒兼证析义》。
④ 善饥善味，阴痿，足不收，行善瘛：《灵枢·经脉》无此十二字，系原作者引自《伤寒兼证析义》。

寒甚则厥，腹中縠縠，便溲难，心痛引背，不得息，实则腹胀，泾溲不利，身尽痛，虚则四肢不用，五脏不安，百节皆纵，腹大肠鸣，飱泄面黄，不嗜食，食不化，怠惰嗜卧，九窍不通，身体不能动摇，当脐上下左右动气，气绝则脉不营肌肉，舌痿，人中满，唇反①。盛者寸口大三倍于人迎，虚者寸口反小于人迎也。

心，手少阴也，是动则病嗌干心痛，渴而欲饮，善笑善忘，眩仆烦心，善惊不寐②，是为臂厥。是主心所生病者，目黄，膺背肩胁满痛③，臑奴刃切臂内后廉痛厥，掌中热痛而宛于劣切，音噎，义阙。浸淫疮疡，舌干焦苦，消渴舌破，心胸间汗，实则笑不休，虚则悲，胸腹大，胁下与腰相引而痛，气绝则脉不通，血不流，毛色不泽，面黑如漆柴④。盛者寸口大再倍于人迎，虚者寸口反小于人迎也。

小肠，手太阳也，是动则病嗌痛颌肿，不可以顾，痛在颈侧。肩似拔，臑似折。是主液所生病者，不能泌别清浊而流行无制。耳聋，目黄，颊肿，鼻衄⑤，不成流。颈颌肩臑肘

---

① 寒甚则厥……唇反：《灵枢·经脉》此段无，系原作者引自《伤寒兼证析义》。

② 善笑善忘……不寐：《灵枢·经脉》无此段文字，系原作者引自《伤寒兼证析义》。

③ 膺背肩胁满痛：《灵枢·经脉》作"胁痛"。

④ 而宛。浸淫疮疡……面黑如漆柴：《灵枢·经脉》无此段文字，系原作者引自《伤寒兼证析义》。

⑤ 鼻衄：《灵枢·经脉》无此二字，系原作者引自《伤寒兼证析义》。

臂外后廉痛。虚则小腹控睪音高，引腰脊上冲心而痛①。盛者人迎大再倍于寸口，虚者人迎反小于寸口也。

膀胱，足太阳也，是动则病冲头痛，目似脱，项如拔，痛在项后，不可俯仰。脊痛，腰似折，髀音俾，补委切，股也。[批]髀又音止。不可以曲，腘音国如结，腨音篆如裂，是为踝故窠切厥。是主筋所生病者，痔，疟，狂，癫疾，头囟音信项痛，目黄，泪出，鼽衄，成流。小腹偏肿而痛，以手按之，即欲小便而不得，胞痹，少腹按之内痛若沃以汤，涩于小便，上为清涕，膀胱不利为癃，不约为遗溺②，项背、腰尻开高切、腘、腨、脚皆痛，小指不用。盛者人迎大再倍于寸口，虚者人迎反小于寸口也。

肾，足少阴也，是动则病饥不欲食，阴火上乘。面如漆柴，咳唾则有血，喝喝而喘，子病及母。坐而欲起，阴虚阳扰。口干咳血，目䀮䀮[批]䀮䀮，字典分二音，一在目部，一入补遗。䀮音荒，䀮音贸。如无所见，心如悬若饥状，气不足则善恐，心惕惕如人将捕之，是为骨厥。是主肾所生病者，耳鸣，遗泄③，口热舌干，咽肿，上气，嗌干及痛，厥气走而不能言，手足清，大便自利，口热如胶。烦心，心痛，痛引

---

① 虚则……而痛：《灵枢·经脉》无此段文字，系原作者引自《伤寒兼证析义》。

② 小腹偏肿而痛……不约为遗溺：《灵枢·经脉》无此段文字，系原作者引自《伤寒兼证析义》。

③ 耳鸣，遗泄：《灵枢·经脉》此四字无，系原作者引自《伤寒兼证析义》。

腰脊，欲得呕。黄疸，水虚土实，额上必黑。肠澼，寒则利清谷，热则便脓血。脊股内后廉痛，痿厥嗜卧，泄利下重^①，足下热而痛。小腹急痛，腰下冷痛，自言腹胀满而实不满，胫肿烦冤烦扰冤热，骨痿不能起胗音杪，中清，季胁下。指清黑，清厥意不乐，四肢不收，身重，寝汗出憎风，气绝，则肉软却，齿长而垢，发无泽^②。盛者寸口大再倍于人迎，虚者寸口反小于人迎也。

心主，手厥阴心包络也，是动则病手心热，臂肘挛急，腋肿，甚则胸胁支满，心中憺憺音淡大动，面赤目黄，喜笑不休。是主脉所生病者，烦心，心痛，痛引腋胁，欲得咳。掌中热。盛者寸口大一倍于人迎，虚者寸口反小于人迎也。

三焦，手少阳也，是动则病耳聋浑浑焞焞音吞，不明貌，嗌肿喉痹。是主气所生病者，汗出，目锐眦痛，颊痛，耳后肩臑肘臂外皆痛，小指次指不用。盛者人迎大一倍于寸口，虚者人迎反小于寸口也。

胆，足少阳也，是动则病口苦，呕宿汁^③，善太息，惊惕，心下澹澹大动，恐人将捕之。咽中吩吩然，数唾^④，

---

① 泄利下重：《灵枢·经脉》此四字无，系原作者引自《伤寒兼证析义》。

② 小腹急痛……发无泽：《灵枢·经脉》此段文字无，系原作者引自《伤寒兼证析义》。

③ 呕宿汁：《灵枢·经脉》无此三字，系原作者引自《伤寒兼证析义》。

④ 惊惕……数唾：《灵枢·经脉》无此段文字，系原作者引自《伤寒兼证析义》。

心胁痛不能转侧，甚则面微有尘，体无膏泽，胆病则春升之令不行，如木之枝叶渊瘁而色枯槁也。足外反热，是为阳厥。是主骨所生病者，[批] 张路玉曰："骨字当作筋字，肝主筋，胆为肝之府，故亦主之。世本作骨所生病，误也。"考《根结》篇云：少阳枢折即骨摇而不安于地，骨摇者，节缓而不收也。此主骨所生病，若合符节。又《皮部》篇：少阳之阳名曰枢持，在阳者主纳，在阴者主出，以渗于内，言出于经而渗于脏也。又肾主骨，苦走骨。又肾欲坚，急食苦以坚之。人身胆汁丰甚，筋骨赖以养之。少阳病无以充筋骨，故病在骨也。又《难经》云：髓会绝骨。即少阳脉直下抵绝骨之端。头痛，颌痛，目锐眦痛，缺盆中肿痛，腋下肿，马刀侠瘿，汗出振寒，疟，胸胁肋髀膝外至胫绝骨外髁前及诸节皆痛，小指次指不用。少阳终者耳聋，百节尽纵，目系绝①。盛者人迎大一倍于寸口，虚者人迎反小于寸口也。

　　肝，足厥阴也，是动则病闭目不欲见人②，腰痛不可以俯仰，痛上热。丈夫㿗疝，妇人少腹肿，甚则嗌干，面尘脱色，淅淅时寒热，两胁下痛引少腹，上下无常处。淋溲便难，胁痛支满，手足青，面青唇黑③，是主肝所生病者，胸满呕逆作酸，飧泄，狐疝、遗溺、闭癃。颊肿喉痹，吐脓血。吐血下血，暴涌不止。瘛瘲，恶风，浑身痠麻疼痛，四

---

　　① 少阳终者耳聋……目系绝：《灵枢·经脉》无此段文字，系原作者引自《伤寒兼证析义》。

　　② 是动则病闭目不欲见人：《灵枢·经脉》无此句。系原作者引自《伤寒兼证析义》。

　　③ 淅淅时寒热……面青唇黑：《灵枢·经脉》此段无。

肢满闷，筋痿不能起，阴缩两筋急，转筋，足逆冷，胫痠阴痒，盛则善怒，忽忽眩冒眩运而巅疾头项痛，气逆则头痛耳聋，目亦肿痛，虚则目晄晄无所见，耳无所闻，善恐，如人将捕之，气绝则筋急，引舌与卵，唇青①。盛者寸口大一倍于人迎，虚者寸口反小于人迎也。（《灵枢·经脉》篇）

善恐如人将捕有三，足少阴是肾藏阳气虚衰，足少阳是胆虚寒涎渍沃，足厥阴是肝虚神魂不宁。一属精伤，一属涎沫，一属血虚，不可以不辨之也。

此系《灵枢·经脉》篇，张路玉兼取轩岐、仲景切于经脉之文，每条参入一二，以为决诊之捷法，更觉明备，故照《伤寒兼证析义》录出②。

十一、内夺而厥，则为瘖俳当作痱，音沸，体废也，此肾虚也。少阴不至者，厥也。

少阴所谓呕咳上气喘者，阴气在下，阳气在上，诸阳气浮，无所依从，故呕咳上气喘也。所谓少气善怒者，阳气不治，则阳气不得出，肝气当治而未得，故善怒，名曰煎厥。可见煎厥有阴阳二证，当与前第五篇合参之。所谓恐如人将捕之者，阴气少肾气，阳气入邪气，阴阳相薄，故恐也。所谓恶闻食臭者，胃无气，肾为胃关，胃败由于肾火不足。故

---

① 颊肿喉痹……唇青：《灵枢·经脉》此段文字无，系原作者引自《伤寒兼证析义》。

② 此系……录出：此段文字解释了上面经文与《灵枢》有出入的原因。此条文中凡《灵枢》未有之文字均出自《伤寒兼证析义》。

恶闻食臭也。(《素问·脉解篇》)

十二、足阳明之脉病，其恶人何也①？曰：阳明厥气逆而厥。则喘而惋_{乌贯切，音腕，忧惊也}，惋则恶人。

帝曰：或喘而死者，或喘而生者，何也？曰：厥逆连脏则死，败及三阴。连经则生。_{肌表之疾。}

帝曰：病甚则弃衣而走，登高而歌，或至不食数日，逾垣上屋，何也？曰：四肢者，诸阳之本也，_{阳受气于四末。}阳盛则四肢实，实则能登高也。热盛于身，故弃衣欲走也。(《素问·阳明脉解篇》)

十三、帝曰：太阴阳明为表里，脾胃脉也，生病而异者，何也？岐伯曰：阴阳异位，更虚更实，更逆更从，_{病为逆，不病为从。}或从内，或从外，所从不同，故病异名也。

帝曰：愿闻其异状也。岐伯曰：阳者，天气也，主外_胃；阴者，地气也，主内_脾。故阳道实，阴道虚。故犯贼风虚邪者，阳受之；_{经气受邪于外，则营卫气塞。}食饮不节，起居不时者，阴受之。_{神气受伤于内，则水谷不能充运。}阳受之则入六腑，阴受之则入五脏。_{外感阳受，内伤阴受，所谓从内从外也。}入六腑则身热不时卧，上为喘呼；_{阳邪在表在上。}入五脏，则䐜满闭塞，下为飧泄，久为肠澼。_{此即肠红也，阴邪在里在下，由脏气久滞不能统运精液。}故喉主天气，咽主地气。故阳受风气，阴受湿气。_{各从其类。}故阴气从足上行至

---

① 其恶人何也：原作"恶何人也"，据《素问·阳明脉解篇》改。

头，而下行循臂至指端；阳气从手上行至头，而下行至足。故曰：阳病者，上行极而下；阴病者，下行极而上。故伤于风者，上先受之；下后受可知。伤于湿者，下先受之。上后受可知。

帝曰：脾病而四肢不用，何也？岐伯曰：四肢皆禀气于胃，而不得至经，必因于脾乃得禀也。今脾病不能为胃行其津液，四肢不得禀水谷气，气日以衰，脉道不利，筋骨肌肉皆无气以生，故不用焉。

帝曰：脾与胃以膜相连耳，而能为之行其津液，何也？岐伯曰：足太阴者，三阴也，其脉贯胃、属脾、络嗌，故太阴为之行气于三阴。脾为胃行气于五脏。阳明者，表也，太阴之表。五脏六腑之海也，亦为之行气于三阳。胃行气于六腑，亦赖脾气而后行。脏腑各因其经因脾经也而受气于阳明，故为胃行其津液。四肢不得禀水谷气，日以益衰，阴道不利血脉，筋骨肌肉无气以生，故不用焉。（《素问·太阴阳明论》）

十四、头痛巅疾，下虚上实，过在足少阴、巨阳二经，甚则入肾。自腑归脏即肾厥头痛。徇行视貌蒙昧招掉摇尤甚也，目冥耳聋，下实上虚，过在足少阳、厥阴，甚则入肝。

腹满䐜胀，支膈塞也膈胠胁，下厥四肢厥逆上冒胸腹冒闷，过在足太阴、阳明。

咳嗽上气喘急，厥逆也在胸中，过在手阳明、太阴。

心烦头痛，病在膈中，过在手巨阳、少阴。 （《素

问·五脏生成篇》)

十五、肺心有邪，其气留于两肘；肝有邪，其气流于两腋；脾有邪，其气留于两髀；肾有邪，其气留于两腘。凡此八虚者即八谿，皆机关之室，真气之所过，血络之所游。邪气恶血，固不得住留，住留则伤筋络、骨节，机关不得屈伸，故病音拘挛也。(《灵枢·邪客》篇)

十六、帝曰：何谓虚实？岐伯曰：邪气盛则实，精气夺则虚。(《素问·通评虚实论》)

十七、肝病者实邪，两胁下痛引少腹，令人善怒，虚则目䀮䀮无所见，耳无所闻，善恐，如人将捕之。取其经，厥阴与少阳。气逆则头痛，耳聋不聪，颊肿。

心病者实邪，胸中痛，胁支满，胁下痛，膺背肩甲间痛，两臂内痛；虚则胸腹大，胁下与腰相引而痛。

脾病者实邪，身重，善肌肉痿，足不收，行善瘈，脚下痛；虚则腹满肠鸣，飧泄食不化。

肺病者实邪，喘咳逆气，肩背痛，汗出，尻、阴、股、膝、髀、腨、胻、足皆痛母病及子；虚则少气不能报息，耳聋嗌干。

肾病者实邪，腹大胫肿，喘咳身重，寝汗出，憎风；虚则胸中痛，大腹、小腹痛，清厥，意不乐。(《素问·脏气法时论》)

十八、十九、二十、夫心藏神，肺藏气，肝藏血，脾藏肉，肾藏志，而此成形。

神有余则笑不休，神不足则悲。

气有余则喘咳上气，不足则息利少气。

血有余则怒，不足则恐。

形有余则腹胀、泾溲不利，不足则四肢不用。

志有余则腹胀飧泄，不足则厥。(《素问·调经论》)

帝曰：余闻虚实之形，不知其何以生。岐伯曰：气血以并，阴阳相倾，气乱于卫，血逆于经，血气离居，一实一虚。并，偏胜也；倾，倾陷也。并则分离，阴阳不交。血并于阴，气并于阳，故为惊狂；血并于阳，气并于阴，乃为炅音迥，热也中；血并于上，气并于下，心烦惋音闷善怒；血并于下，气并于上，乱而喜忘。帝曰：血并于阴，气并于阳，如是血气离居，何者为实？何者为虚？岐伯曰：血气者，喜温而恶寒，寒则泣同涩不能流，温则消而去之，是故气之所并为血虚，血之所并为气虚。

帝曰：人之所有者，血与气耳。今夫子乃言血并为虚，气并为虚，是无实乎？岐伯曰：有者为实，无者为虚，故气并则无血，血并则无气。今血与气相失，故为虚焉。络之与孙脉俱输于经，血与气并，则为实焉。血之与气，并走于上，则为大厥，厥则暴死，气复反则生，不反则死。帝曰：风雨之伤人奈何？岐伯曰：风雨之伤人也，先客于皮肤，传入于孙脉，孙脉满则传入于络脉，络脉满则输于大经脉，血气与邪并客于分腠之间，其脉坚大，故曰实。实者外坚充满，不可按之，按之则痛。此外感之生实也。帝曰：寒湿之伤人奈何？岐伯曰：寒湿之中人也，皮肤不收，肌肉坚紧，荣血泣，卫气去，故曰虚。虚者聂辟①音璧。[批]聂，聂皱也；辟，辟积也。言语轻小曰聂，足弱不能行曰辟气不足，按之则气足以温之，故快然而不痛。此外感之生虚也。帝曰：善。阴之生实奈何？岐伯曰：喜怒不节则阴气上逆，上逆则下虚，下虚则阳气走之，故曰实矣。帝曰：阴之生虚奈何？岐伯曰：喜则气下，悲则气消，消则脉虚空，因寒饮食，寒气熏满，则血泣气去，故曰虚矣。

帝曰：阳虚则外寒，何也。岐伯曰：阳受气于上焦，以温皮肤分肉之间。令寒气在外则上焦不通，上焦不通，则寒气独留于外，故寒栗。帝曰：阴虚生内热奈何？岐伯曰：有所劳倦，形气衰少，谷气不盛，上焦不行，下脘不通，胃气热，热气熏胸中，故内热。[批]形劳气虚食少，此内伤之证。阴虚之人水不制火，则内热自生。帝曰：阳盛生外热奈何？岐伯曰：上焦不通利，则皮肤致密，腠理闭塞，玄府不通，卫气不得泄越，故外热。此外感证。帝曰：阴盛生内寒奈何？岐伯曰：厥气上逆，寒气积于胸中而不泻，不泻则温气去，寒独留则血凝泣，凝则脉不通，其脉盛大以涩，故中寒。此内伤证。[批]汪昂曰："阴盛中寒、血涩之人何以

① 聂辟：即"摄辟"。聂，聂皱也；辟，辟积也。言语轻小曰聂，足弱不能行曰辟：《甲乙经》卷六《五脏六腑虚实大论》正作"摄辟"。"摄辟"为同义复用词语，"摄"与"辟"都有"屈曲"义。

反得盛大之脉？《伤寒绪论》：'外寒中，故脉盛大；血脉闭，故脉涩。'按此以中字作去声读。"（《素问·调经论》）

二十一、气盛身寒，得之伤寒。气虚身热，得之伤暑。谷入多而气少者，得之有所脱血，湿居下也。谷入少而气多者，邪在胃及与肺也。脉小血多者，饮中热也。脉大血少者，脉有风气，水浆不入。（《素问·刺志论》）

二十二、五实死，五虚死。脉盛、皮热、腹胀、前后不通、闷瞀，此谓五实。脉细、皮寒、气少、泄利前后、饮食不入，此谓五虚。帝曰：其时有生者，何也？岐伯曰：浆粥入胃，泄注止，则虚者活；身汗得后利，则实者活。此其候也。（《素问·玉机真脏论》）

二十三、夫百病者，多以旦慧、昼安、夕加、夜甚，何也？岐伯曰：春生、夏长、秋收、冬藏，是气之常也，人亦应之。以一日分为四时，朝则为春，日中为夏，日入为秋，夜半为冬。朝则人气始生，病气衰，故旦慧；日中人气长，长则胜邪，故安；夕则人气始衰，邪气始生，故加；夜半人气入脏，邪气独居于身，故甚也。黄帝曰：其时有反者何也？岐伯曰：是不应四时之气，脏独主其病者，是必以脏气之所不胜时者甚，以其所胜时者起也。（《灵枢·顺气一日分为四时》篇）

二十四、肝苦急，急食甘以缓之。肝欲散，急食辛以散之，用辛补之，酸泻之。顺其性为补，逆其性为泻。心苦缓，急食酸以收之。心欲软，急食咸以软之，用咸补之，甘泻之。脾苦湿，急食苦以燥之。脾欲软，急食甘以缓之，用苦泻之，甘补之。肺苦气上逆，急食苦以泄之。肺欲收，急食酸以收之，用酸补之，辛泻之。肾苦燥，急食辛以润之。开腠理，致津液，通气也。肾欲坚，急食苦以坚之，用苦补之，咸泻之。[批]坚固则无狂荡之患，苦能坚骨。咸能软坚，能渗津，故云泻。然咸为肾本味，故补肾药用咸为引。

夫邪气之客于身也，以胜相加，因胜以侮不胜。至其所生而愈，我所生也。至其所不胜而甚，我不胜彼，被克者也。至于所生而持，生我之时也。自得其位而起。自旺之时。必先定五脏之脉，乃可言间①甚之时，死生之期也。

辛散，酸收，甘缓，苦坚，咸软。毒药攻邪，五谷为养稻麻豆麦黍，五果为助枣杏桃李栗，五畜为益牛羊犬豕鸡，五菜为充葵藿葱韭薤，气味合而服之，以补精益气。此五者，有辛酸甘苦咸，各有所利，或散或收，或缓或急，或坚或软，四时五脏，病随五味所宜也。(《素问·脏气法时论》)

二十五、五味所入：酸入肝，辛入肺，苦入心，咸入肾，甘入脾。是谓五入。[批]《九针论》仍有淡入胃一句

五气所病：心为噫，乌界切，音隘，饱食息也。肺为咳，肝为语，脾为吞，肾为欠、为嚏，音嚏。[批]阳未静而阴引之，故为欠；阳欲达而阴发之，故为嚏。胃为气逆，为哕，于决切，呃逆也，胃中有寒则为哕。为恐，大肠、小肠为泄，下焦

---

① 间：原作"问"，据《素问·脏气法时论》改。

溢为水，膀胱不利为癃，不约为遗溺，胆为怒。是谓五病。

五精所并：精气并于心则喜，并于肺则悲，并于肝则忧，并于脾则畏，并于肾则恐，是谓五并。虚而相并者也。脏气有不足则胜气得相并。

五脏所恶：心恶热，肺恶寒，肝恶风，脾恶湿，肾恶燥。是谓五恶。

五脏化液：心为汗，肺为涕，肝为泪，脾为涎，慕欲口涎也。肾为唾。口涎也。是谓五液。

五味所禁：辛走气，气病无多食辛；咸走血，血病无多食咸；苦走骨，骨病无多食苦；甘走肉，肉病无多食甘；酸走筋，筋病无多食酸。是谓五禁，无令多食。

五病所发：阴病发于骨，阳病发于血，阴病发于肉，阳病发于冬，阴病发于夏。是谓五发。

五邪所乱：邪入于阳则狂，邪入于阴则痹，搏阳则为癫疾，搏阴则为瘖，阳入之阴则静，阴出之阳则怒。是谓五乱。

五邪所见：春得秋脉，夏得冬脉，长夏得春脉，秋得夏脉，冬得长夏脉，名曰阴出之阳，病善怒，不治。是谓五邪，皆同命，死不治。

五脏所藏：心藏神，肺藏魄，肝藏魂，脾藏意，肾藏志。是谓五脏所藏。

五脏所主：心主脉，肺主皮，肝主筋，脾主肉，肾主骨。是谓五主。

五劳所伤：久视伤血，久卧伤气，久坐伤肉，久立伤骨，久行伤筋。是谓五劳所伤。

五脉应象：肝脉弦，心脉钩，脾脉代，肺脉毛，肾脉石。是谓五脏之脉。（《素问·宣明五气篇》）

二十六、帝曰：余知百病生于气也。怒则气上，喜则气缓，悲则气消，恐则气下，寒则气收，炅音迥，热也则气泄，惊则气乱，劳则气耗，思则气结，九气不同，何病之生？岐伯曰：怒则气逆，甚则呕血及飧泄，故气上矣。喜则气和志达，荣卫通利，故气缓矣。悲则心系急，肺布叶举而上焦不通，荣卫不散，热气在中，故气消矣。恐则精却，却则上焦闭，闭则气还，还则下焦胀，故气下①行矣。寒则腠理闭，气不行，故气收矣。炅则腠理开，荣卫通，汗大泄，故气泄。惊则心无所倚，神无所归，虑无所定，故气乱矣。劳则喘息汗出，外内皆越，故气耗矣。思则心有所存，神有所归，正气留而不行，故气结矣。（《素问·举痛论》）

二十七、春善病鼽音求衄，仲夏善病胸胁，长夏善病洞泄寒中，秋善病风疟，冬善病痹厥。夫精者，身之本也。故藏于精者，春不病温；夏暑汗不出者，秋成风疟。（《素问·金匮真言论》）

---

① 下：《素问·举痛论》作"不"。

二十八、黄帝曰：风之伤人也，或为寒热，或为热中，或为寒中，或为疠癫同风，或为偏枯，或为风也，指下文诸风。其病各异，其名不同，或内至五脏六腑，不知其解，愿闻其说。岐伯对曰：风气藏于皮肤之间，内不得通，外不得泄。风者，善行而数变，腠理开则洒然寒，闭则热而闷。其寒也，则衰食饮，其热也，则消肌肉，故使人怢音突栗战栗而不能食，名曰寒热。

风气与阳明入胃，循脉而上至目内眦，其人肥则风气不得外泄，则为热中而目黄；人瘦则外泄而寒，则为寒中而泣出。

风气与太阳俱入，行诸脉俞，散于分肉之间，与卫气相干，其道不利，故使肌肉愤膜而有疡，卫气有所凝而不行，故其肉有不仁也。疠者，有荣气热胕腐同，其气不清，故使其鼻柱坏而色败，皮肤疡溃。风寒客于脉而不去，名曰疠风，或名曰寒热。

以春甲乙伤于风者为肝风，以夏丙丁伤于风者为心风，以季夏戊己伤于邪者为脾风，以秋庚辛中于邪者为肺风，以冬壬癸中于邪者为肾风。曰伤曰中亦互文。

风中五脏六腑之俞，亦为脏腑之风，各入其门户所中，随俞左右而偏中之。[批]故有中经、中府、中脏之殊。则为偏风。风气循风府督脉穴而上，则为脑风。风入自脑户入系头，则为目风，眼寒。[批]注云：眼当作畏。饮酒中风，则为漏风。即酒风也，见后三十二。入房汗出中风，则为内风。

内风令人遗精、咳血、寝汗。新沐中风，则为首风。久风入中，则为肠风，飧泄。外在腠理，则为泄风。自脑风至此共七种，所以明或为风也。故风者，百病之长也，至其变化，乃为他病也，无常方，然致有风气也。

帝曰：五脏风之形状不同者何？愿闻其诊及其病能。岐伯曰：肺风之状，多汗恶风，[批]徐灵胎曰：诸风病状各殊，其多汗恶风同伤风。色皏烹上声然白，时咳短气，昼日则差，暮则甚，诊在眉上，其色白。心风之状，多汗恶风，[批]畏风、伤风、自汗，凡七情六淫之病必有现证，能辨证断不至误治也。焦绝，善怒吓，赤色，病甚则言不可快，舌本强。诊在口，其色赤。肝风之状，多汗恶风，善悲，色微苍，嗌干，善怒，时憎女子，诊在目下，其色青。脾风之状，多汗恶风，身体怠惰，四肢不欲动，色薄微黄，不嗜食，诊在鼻上，其色黄。肾风之状，多汗恶风，面疮音芒，浮惨貌然浮肿，脊痛不能正立，其色炲音台，隐曲不利，诊在颐①上，其色黑。胃风之状，颈多汗，恶风，食饮不下，膈塞不通，腹善满，失衣则䐜胀，食寒则泄，诊形瘦而腹大。[批]五脏之风喻嘉言辨之最详，载《医门法律》中风门。首风之状，头面多汗恶风，当先风一日则病甚，头痛，不可以出内，至其风日，则病少愈。漏风之状，或多汗，常不可单衣，食则汗出，甚则身汗，喘息恶风，衣常濡，口干

---

① 颐：《素问·风论》作"肌"。

善渴，不能劳事。泄风之状，多汗，汗出泄衣上，口中干，上渍身半以上汗多如渍。其风，不能劳事，身体尽痛则寒。帝曰：善。(《素问·风论》)

二十九、是故风者百病之长也。今风寒客于人，使人毫毛毕直，皮肤闭而为热，当是之时，可汗而发也；或痹不仁肿痛，当是之时，可汤熨及火灸刺而去之。[批]汤熨，以汤药熏熨之也。弗治，病入舍于肺，名曰肺痹，发咳上气。弗治，肺即传而行之肝，病名曰肝痹，一名曰厥，胁①痛出食，当是之时，可按若刺耳。弗治，肝传之脾，病名曰脾风，发瘅，腹中热，烦心出黄，当此之时，可按，可药，可浴。弗治，脾传之肾，病名曰疝瘕，少腹冤热而痛，出白，一名曰蛊，当此之时，可灸②，可药。弗治，肾传之心，病筋脉相引而急，病名曰瘛，当此之时，可灸，可药。弗治，满十日，法当死。肾因传之心，心即复反传而行之肺，发寒热，法当三岁死，此病之次也。然其卒发者，不必治于传，或其传化有不以次，不以次入者，忧恐悲喜怒，令不得以其次，故令人有大病矣。因而喜大虚，则肾气乘矣。[批]喜则气下，故伤心. 心伤而大虚则肾气乘之。怒则肝气乘矣，悲则肺气乘矣，恐则脾气乘矣，忧则心气乘矣，此其道也。(《素问·玉机真脏论》)

三十、帝曰：有病身热，汗出烦满，烦满不为汗解，

① 胁：《素问·玉机真脏论》作"胁"。
② 灸：素问·玉机真脏论》作"按"。

此为何病？岐伯曰：汗出而身热者，风也；汗出而烦满不解者，厥也，病名曰风厥。巨阳主气，故先受邪；少阴与其为表里也，得热则上从之，从之则厥也。气逆甚即名风厥。又，必少阴之气上乃能厥。帝曰：治之奈何？岐伯曰：表里刺之，泻太阳之热补少阴之气。饮之服汤。饮药以补之。

帝曰：劳风为病何如？［批］尤怡曰："读此可悟伤风不解成劳之故。"岐伯曰：劳风法在肺下。其为病也，使人强上不能俯首冥视畏风羞明，唾出若涕，恶风而振寒，此为劳风之病。治之以救俯仰，风之微甚，证在俯仰之间也，当利肺散邪。巨阳引精者三日，中年者五日，不精者七日。咳出青黄涕，［批］咳出青黄涕，则风热俱去。不出，风热留积肺中。其状如脓，大如弹丸，从口中若鼻中出，不出则伤肺，伤肺则死也。［批］徐灵胎曰："此等最当确认，若误以为肺痈、肺痿，则失之远矣。"（《素问·评热病论》）

三十一、帝曰：有病肾风者，面胕浮，肿也厖然，壅重浊不清害于言，可刺不？岐伯曰：虚不当刺。不当刺而刺，后五日其气必至。帝曰：其至何如？岐伯曰：至必少气时热，时热从胸背上至头，汗出手热，口干苦渴，小便黄，目下肿，腹中鸣，身重难以行，月事不来，烦而不能食，不能正偃，正偃则咳，病名曰风水，论在《刺法》中。

帝曰：愿闻其说。岐伯曰：邪之所凑，其气必虚。阴虚者阳必凑之，故少气时热而汗出也。小便黄者，少腹中有热也。不能正偃者，胃中不和也。正偃则咳甚，上迫肺也。诸有水气者，微肿先见于目下也。帝曰：何以言？岐伯曰：水者阴也，目下亦阴也，腹者至阴之所居，故水在腹者，必使目下肿也。真气上逆，故口苦舌干，卧不得正偃，正偃则咳出清水也。诸水病者，故不得卧，卧则惊，惊则咳甚也。腹中鸣者，病本于胃也。薄脾则烦不能食，食不能①下者，胃脘隔也。身重难以行者，胃脉在足也。[批]汪氏曰："他脉亦有行足者，然胃上润宗筋，宗筋，主束骨而利机关者也。"月事不来者，胞脉闭也。胞脉者，属心而络于胞中。今气上迫肺，心气不得下通，故月事不来也。帝曰：善。（《素问·评热病论》）帝曰：有病疮然如有水状，切其脉大紧，身无痛者，形不瘦，不能食，[批]风夹肾邪，反伤脾胃，故不能食。食少，名为何病？岐伯曰：病生在肾，名为肾风。肾风而不能食，善惊，惊已心气痿者死。（《素问·奇病论》）

三十二、帝曰：善。有病身热解堕，汗出如浴，恶风少气，此为何病？岐伯曰：病名曰酒风。帝曰：治之奈何？岐伯曰：以泽泻、术各十分，麋衔五分，[批]徐灵胎曰："古法以二钱五分为一分。"合以三指撮约二三钱为后饭。《（素问·病能论》）

三十三、黄帝曰：夫子言贼风邪气之伤人也，令人病焉，今有其不离屏蔽，不出室穴之中，卒然病者，非不离

---

① 能：《素问·奇病论》无。

賊风邪气，其故何也？岐伯曰：此皆尝有所伤于湿气，藏于血脉之中，分肉之间，久留而不去；若有所堕坠，恶血在内而不去。卒然喜怒不节，饮食不适，寒温不时，腠理闭而不通；凡此五者皆如下文所谓故邪。其开而遇风寒，则血气凝结，与故邪相袭，则为寒痹；其有热则汗出，汗出则受风，虽不遇贼风邪气，必有因加而发焉。黄帝曰：今夫子之所言者，皆病人之所自知也。其毋所遇邪气，又毋怵惕之所志，卒然而病者，其故何也？唯有因鬼神之事乎？岐伯曰：此亦有故邪留而未发，因而志有所恶，及有所慕，血气内乱，两气相搏。其所从来者微，视之不见，听而不闻，故似鬼神。黄帝曰：其祝而已者，何也？岐伯曰：先巫者，因知百病之势①胜，先知其病之所从生者，可祝而已也。先巫用祝之妙，正不在祝其机，在胜之而已。（《灵枢·贼风》篇）

三十四、黄帝问曰：厥之寒热者，何也？厥者，逆也。下气逆上，忽眩仆不知人事，轻者渐醒，重者即死。岐伯对曰：阳气衰于下，则为寒厥；阴气衰于下，则为热厥。〔批〕柯琴曰："仲景寒热二厥是外感，《内经》二厥是内伤，不可混同立论。"帝曰：热厥之为热也，必起于足下者，何也？岐伯曰：阳气起于足五指之表，阴脉者，集于足下而聚于足心，故阳气胜，阴虚阳乘。则足下热也。

---

① 势：《灵枢·贼风》无。

帝曰：寒厥之为寒也，必从五指而上于膝者，何也？岐伯曰：阴气起于五指之里，集于膝下而聚于膝上，故阴气胜，阳虚阴乘。则从五指至膝上寒，其寒也，不从外，皆从内也。［批］足指之端曰表，三阳之所起也；足下足心，三阴之所聚也。里，言内也，亦足下也，非从外入，皆由内生。帝曰：寒厥何失而然也？岐伯曰：前阴者，宗筋之所聚，太阴、阳明之所合也。春夏则阳气多而阴气少，秋冬则阴气盛而阳气衰。此人者质壮，以秋冬夺于所用，天气收藏，恃壮而喜，内则与令违。下气上争肾精下竭，上盗肺母。不能复，肾去太过，肺生不足。精气溢下，精去阳虚。邪气因从之而上也。阳虚阴胜。气因于中，上肺气、下肾气皆因中焦谷气。阳气衰即胃气不能渗营其经络，阳气日损，阴气独在，故手足为之寒也。四肢皆禀气于胃。帝曰：热厥何如而然也？岐伯曰：酒入于胃，则络脉满而经脉虚，经在内属阴，络在外属阳。酒热伤阴，故络满而经虚。脾主为胃行其津液者也，阴气虚则阳气入，湿热伤脾，阴虚阳亢。阳气入则胃不和，［批］汪氏曰："此亦独取阳明之义。"胃不和则精气竭，水谷之精气竭。精气竭则不营其四肢也。此人必数醉，若饱以入房，脾肾交伤。气聚于脾中不得散，酒气与谷气相薄，热盛于中，故热遍于身，内热而溺赤也。［批］张路玉曰："此宜加减八味丸。"夫酒气盛而慓悍，肾气有衰，阳气独胜，故手足为之热也。按：厥有寒热，未有不本于酒色。故知慎饮食、远房帏者，厥气免夫。帝曰：厥或令人腹满，或令人暴不知人，或至半日远至一日乃知人者，何也？岐伯曰：阴气盛于上则下虚，下虚则腹胀满。[批] 尤怡曰："阴气者，下气也。下气而盛于上，则下反无气矣①。无气则不化，故腹②胀满。" 阳气盛于上，则下气重上下气并而上行。而邪气逆，[批] 邪气亦即③阴气，以其失正而上奔，即为邪气。重上，即阴从阳之义。逆则阳气乱，阳气乱神明失守。则不知人也。（《素问·厥论》）

三十六、帝曰：人有病头痛以数岁不已，此安得之？名为何病？岐伯曰：当有所犯大寒，内至骨髓，髓者以脑为主，脑逆邪逆于脑故令头痛，齿亦痛，病名曰厥逆。[批] 李东垣曰："宜羌活附子汤。" 帝曰：有癃者，一日数十溲，此不足也。身热如炭，颈膺如格，人迎躁盛，喘息气逆，此有余也。太阴脉微细如发者，此不足也。其病安在？名为何病？岐伯曰：病在太阴脾，其盛在胃，身热如炭，颈膺如格，人迎躁盛。颇偏颇也在肺，喘息气逆。病名曰厥，阴不入阳，阳不入阴，阴阳皆逆。死不治。此所谓得五有余二不足也。五有余者，五病之气有余也；二不足者，亦病气之不足也。今外得五有余，内得二不足，此其身不表不里，泻邪则碍阴虚，补虚则碍阳实。亦正死明矣。此阳证阴脉之类，有死而已。（《素问·奇病论》）

三十九、四十、四十一、四十二、俱论伤寒。黄帝问

---

① 矣：原无，据《医学读书记》补。

② 腹：原无，据《医学读书记》补。

③ 即：原无，据《医学读书记》补。

曰：今夫热病者，皆伤寒之类也。［批］凡系外感发热者皆伤寒之类。或愈或死，其死皆以六七日之间，其愈皆以十日以上者何也？不知其解，愿闻其故。岐伯对曰：巨阳者，诸阳之属也。其脉连于风府督脉穴，故为诸阳主气也。［批］督脉总督诸阳。人之伤于寒也，则为病热，热虽甚不死；在表为阳证。其两感于寒而病者，必不免于死。帝曰：愿闻其状。岐伯曰：伤寒一日，巨阳受之，故头项痛，腰脊强；二日阳明受之，阳明主肉，其脉侠鼻络于目，故身热，目疼而鼻干，不得卧也；三日少阳受之，少阳主胆，其脉循胁络于耳，故胸胁痛而耳聋。（《素问·热论》）

伤寒一日巨阳受之，言太阳受病，一日便发也。二日阳明受之，言阳明受病，二日便发也。三日少阳受之，言少阳受病则三日发也。下文三阴仿此，非必始太阳而终厥阴，亦非一经止病一日，亦非一经独病相传也。

三阳经络皆受其病，而未入于藏者，此藏字非五藏，乃三阴经也。阴脉皆连五藏，故曰入藏，非风寒直入藏中也。故可汗而已。四日太阴受之，太阴脉布胃中，络于嗌，故腹满而嗌干；五日少阴受之，少阴脉贯肾络于肺，系舌本，故口燥舌干而渴；六日厥阴受之，厥阴脉循阴器而络于肝，故烦满而囊缩。三阴三阳、五藏六府皆受病，荣卫不行，五藏不通，则死矣。其不两感于寒者，七日巨阳病衰，头痛少愈；八日阳明病衰，身热少愈；九日少阳病衰，耳聋微闻；十日太阴病衰，腹减如故，则思饮食；十一日少阴病衰，渴止不满，舌干已而嚏；阳气和利。十二日厥阴病衰，囊纵，少腹微下，大气皆去，病日已矣。

吴氏①曰："伤寒断无日传一经之理。仲景既无明文，其说始于误解经义，《素问·热论》篇云：'伤寒一日巨阳受之，故头项痛腰背强，二日阳明受之，故身热目痛鼻干不得眠，三日少阳受之，故胸胁痛而耳聋。'此言三阳受邪发病之期，有浅深先后之次序，非谓传经之日期也。[批]张隐庵《集注》言："传者是邪气，纪日者是正气。"故下文云七日巨阳病衰，头痛少愈，八日阳明病衰，身热少愈，九日少阳病衰，耳聋微闻。此言病之向愈，大约以七日为期，以七日始行尽本经也。故太阳病至七日始衰，而头痛少愈，则六日内只在本经，非传至厥阴明矣。注疏者以六日为传经已尽，以七日巨阳病衰为再传经释之，致后人皆以日传一经为常例。不知六气之伤人无常，或入于阳，或入于阴。《灵枢》云：'中于面则下阳明，中于项则下太阳，中于颊则下少阳。'以此可知，三阳各自受邪，非必从太阳传入也。则太阳受病一日发，阳明受病二日发，其义显然，故伤寒非必始太阳而终厥阴，亦非一经止病一日，亦非一经独病相传。大抵今之伤寒无不兼经而病，即古人所称合病并病之证。后学不解此旨，而欲拘拘以八经传次印证今病，宜无一证合其式矣。"

王叔和序例引此段经文于少阳条后云："此三经皆受病，未入于腑者，可汗而已。"于厥阴条后云："此三经皆受病，已入于腑，可下而已。"喻嘉言曰："入腑未入腑，少变《内经》入脏原文，此处却精。"

帝曰：治之奈何？岐伯曰：治之各通其脏脉，随经分治。病日衰已矣。其未满三日者，可汗而已；其满三日者，

---

① 吴氏：即吴坤安（1644－1911），清代医家，著有《伤寒指掌》。

可泄而已。帝曰：其病两感于寒者，其脉应与病形何如？

[批] 张路玉曰："两感皆是热邪亢极之证，盖传经皆属阳证，阴证本无热邪，安有传变之理？"岐伯曰：两感于寒者，病一日，则巨阳与少阴俱病，则头痛口干而烦满。二日则阳明与太阴俱病，则腹满身热不欲饮食，谵言。三日则少阳与厥阴俱病，则耳聋囊缩而厥，水浆不入，不知人，六日死。

其得病阴阳两证俱见，则邪气弥满充斥，法当三日主死。然必水浆不入、不知人者，方为荣卫不行，腑脏不通，更越三日，而阳明之经脉始绝也。

帝曰：五脏已伤，六腑不通，荣卫不行，如是之后，三日乃死，何也？岐伯曰：阳明者，十二经脉之长也，其血气盛，故不知人，三日其气乃尽，故死矣。

凡病伤寒而成温者，先夏至日者为病温，后夏至日者为病暑，暑当与汗皆出不止。

柯氏①曰："《内经》论伤寒而反发热者有三义，有当时即发者，曰人伤于寒则为病热也。有过时发热者，曰冬伤于寒春必病温也。有随时异名者，曰凡病伤寒而成温者，先夏至日为病温，后夏至日为病暑也。夫病温病暑，当时即病者不必论，凡病伤寒而成者，虽由于冬时之伤寒，而实根种于其人之郁火。《内经》曰：藏于精者，春不病温（见前二十七）。此明②冬伤于寒，春必病温之源。先夏至为病温，后夏至为病暑，申明冬不藏精，夏亦病温之故。夫人伤于寒，则为病热，其恒耳。此至春夏而病者，以其人肾阳有余，好行淫欲，不避寒

---

① 柯氏：即柯琴，清代医家，著有《伤寒论翼》等。
② 明：原作"是"，据《伤寒论翼》改。

冷，尔时虽外伤于寒，而阳气足御，但知身著寒，而不为寒所病，然表寒虽不得内侵，而虚阳①亦不得外散，仍下陷入阴中，故身不知热而亦不发热。所云阳病者，上行极而下也。冬时行②收藏之令，阳不遽发，寒愈久而阳愈匿，阳日盛而阴愈虚，若寒日少而蓄热浅，则阳火应春气而病温；寒日多而郁热深，则阳火应夏气而病暑。此阴消阳长③，从内而达于外也。"

帝曰：热病已愈，时有所遗者，何也？岐伯曰：诸遗者，热甚而强食之，故有所遗也。[批]邪气留连不解曰遗。若此者，皆病已衰而热有所藏，因其谷气相薄，两热相合，故有所遗也。治之视其虚实，食滞于中为实，脾弱不运为虚。调其逆从，可使必已矣。帝曰：病热当何禁之？岐伯曰：病热少愈，食肉则复，病复作。多食则遗，延久也。此其禁也。（《素问·热论》）

四十三、黄帝问曰：有病温者，汗出辄复热，而脉躁疾不为汗衰，狂言不能食，病名为何？岐伯对曰：病名阴阳交，交者死也。[批]张路玉曰："交者，阴阳交互，邪胜正负，毒邪亢极，反逼正气为汗也。"

王太仆曰："阴阳交，阴阳之气不分别也。"

张隐庵曰："汗乃阴液，外出于④阳，阳热不从汗解，复入之阴，名阴阳交。"

---

① 虚阳：原作"阳虚"，据《伤寒论翼》改。
② 行：原无，据《伤寒论翼》补。
③ 长：原作"炽"，据《伤寒论翼》改。
④ 于：原作"之"，据张志聪《黄帝内经素问集注》改。

张介宾曰："阳邪交入于阴分，阴气不守也。"

人所以汗出者，皆生于谷，谷生于精。今邪气交争于骨肉而得汗者，是邪却而精胜也。精胜则当能食而不复热。复热者，邪气也。汗者，精气也。今汗出而辄复热者，是邪胜也。不能食者，精无俾也俾，依也。病而留者，其寿可立而倾也。且夫《热论》曰：汗出而脉尚躁盛者死。《针刺类》四十。今脉不与汗相应，此不胜其病也，其死明矣。狂言者，是失志，此总五志为言。失志者死。今见三死，汗后复热不食，一也；汗后脉躁，二也；汗后失志，三也。不见一生，虽愈必死也。（《素问·评热病论》）

四十四、肝热病者，左颊先赤；心热病者，颜先赤；脾热病者，鼻先赤；肺热病者，右颊先赤；肾热病者，颐先赤。病虽未发，见赤色者刺之，名曰治未病。

太阳之脉，色荣颧骨，热病也，荣未交，曰今且得汗，待时而已。与厥阴脉争见者，死期不过三日。其热病内连肾，少阳之脉色也。少阳之脉，色荣颊前，热病也。荣未交，曰今且得汗，待时而已。与少阴脉争见者，死期不过三日。（《素问·刺热》）

凡人有病，其色必征于面，而热病尤彰。上文肝热病者左颊先赤十句，是五脏热病，色且先征矣。然五脏深隐，其色不宜外见，才见微色，随刺俞穴，早泻其热，名曰治未病。待病治之，迟矣。《灵枢》谓赤色、黑色忽见天庭，大如拇指者，不病而猝死，剧则刺非能挽矣。太阳之脉，浮脉也。色，赤色也。荣饰于颧，乃久邪内伏，热之先征也。荣饰之色，止颧骨一处，不交他处，为荣未交，热势尚浅，脉色相符，是犹可治。大凡温病热自内出，经气先虚，虽发汗多未得汗，故云：今且得汗，待时而已。虽有余证未退，少需听其自解，此真诀也。至于与厥阴脉争见者，死期不过三日，言热病大热烦渴，反见阴脉、阴色，色脉皆阴，故为争见。争见赤紫滞晦，已为主死，争见青黑克贼，十死不救矣。《素问·阴阳别论》云："死阴之属，不过三日而死。"（见《疾病类》六）言阴精内竭，故恶毒之色发见于外也。太阳、厥阴争见者死，少阳、少阴争见者死。牵连肾水在内，以少阴为厥阴母，木势垂危，源流并竭故也。太阳荣颧骨，少阳荣颊前，厥阴荣颊后，少阴荣两颐。可知十二经脉色，大络小络，随病彰灼。一疮一痤，色脉不相离也。曰少阴则传走经脉，曰肾则专主内脏。少阴经败，其必入肾，肾脏发露，泉之竭矣，无阴以守之矣。少阳相火，少阴真火，上下交焚，顷刻俱为灰烬，诚劫灾也。

四十五、黄帝问曰：人身非常温也，言非所素有。非常热也，为之热而烦满者，何也？岐伯对曰：阴气少而阳气胜，故热而烦满也。阳邪实于阴分。帝曰：人身非衣寒也，中非有寒气也，寒从中生者何？岐伯曰：是人多痹气也，阳气少，阴气多，故身寒如从水中出。痹者正气不行。

帝曰：人有四肢热，逢风寒如炙如火者，何也？岐伯曰：是人者，阴气虚，阳气盛。四肢者，阳也，两阳相得，四肢属阳，风为阳邪。而阴气虚少，少水不能灭盛火，而阳独治，独治者，不能生长，也孤阳不生，止能为热。独胜而止耳。逢风而如炙如火者，是人当肉烁也。柯氏曰："此即太阴中风证，阴虚阳凑，外风为内热所致。但当滋阴以和阳，不得驱风以增热也。"

帝曰：人有身寒，汤火不能热，厚衣不能温，然不冻栗，是为何病？岐伯曰：是人者，素肾气胜，以水为事，太阳气衰，肾脂枯不长，一水不能胜两火。肾者水也，而生于骨，肾不生则髓不能满，故寒甚至骨也。所以不能冻栗者，肝，一阳也，心，二阳也少阴君火，肾孤脏也，一水不能胜二火，故不能冻栗，病名曰骨痹，冻慄为外寒，此为骨痹。是人当挛节也。水不胜火，筋骨失所滋养。

帝曰：人之肉苛者，顽木沉重。虽近衣絮，犹尚苛也，是谓何疾？岐伯曰：荣气虚，卫气实也，荣气虚则不仁，不知痛痒。卫气虚则不用，不能举动。荣卫俱虚，则不仁且不用，上言胃气实者，言肌肉本无恙也，此言卫气虚者，正言卫气之病也。肉如故也，人身与志不相有，神气失守。曰死。(《素问·逆调论》)

四十六、肾移寒于脾，痈肿，少气。脾移寒于肝，痈肿，筋挛。肝移寒于心，狂，隔中。心移寒于肺，肺消，肺消者，饮一溲二，死不治。［批］尤怡曰"肺热则不肃，不肃则水不下；肺寒则气不化，不化则水不布。不特所饮之水直趋于下，且并身中所有之津，尽从下趋之势，有降无升，生气乃息，故死。"肺移寒于肾，为涌水，涌水者，按腹不坚，水气客于大肠，疾行则鸣濯濯，如囊裹浆，水之病也。

脾移热于肝，则为惊衄。肝移热于心，则死。心移热于肺，传为膈消。肺移热于肾，传为柔痓。筋软曰柔，骨强直曰痓。音翅。肾移热于脾，传为虚，肠澼，死不可治。阴火上炎，阴液必亏，挟热侮脾，水土俱败。胞移热于膀胱，则癃、溺血。膀胱移热于小肠，膈肠不便，上为口糜。小肠移热于大肠，为虙瘕伏瘕，为沉。大肠移热于胃，善食而瘦入①，谓之食亦。胃移热于胆，亦曰食亦。胆移热于脑，则辛頞鼻渊，鼻渊者，浊涕下不止也，传为衄音忸蔑音灭，[批] 鼻血之甚者为衄，微者为衊，或云血汗也。瞑目，故得之气厥也。（《素问·气厥论》）

四十七、帝曰：乳子而病热，脉悬小阴脉者何如？岐伯曰：手足温则生，寒则死。帝曰：乳子中风热，喘鸣肩息者，脉何如？岐伯曰：喘鸣肩息者，脉实大也，缓则生，急则死。（《素问·通评虚实论》）

张介宾曰："乳子，婴儿也。"

张路玉曰："乳子二字不当作婴儿解。盖上条言产后以乳哺子之时而患热病，下条言产后中风热也。"

四十八②、黄帝问曰：夫痎疟 [批] 痎一作膎，音皆，《说文》云："二日一发之疟也。"皆生于风，李士材曰："凡秋疟皆名痎，即其皆生于风，皆字知诸疟之通称也。"其蓄作有时者何也？岐伯对曰：疟之始发也，先起于毫毛增③寒毛竖，伸伸其四体欠呵欠乃作，寒栗鼓颔，腰脊俱痛，寒去则内外皆热，头痛如破，渴欲冷饮。帝曰：何气使然？愿闻其道。岐伯

---

① 入：原脱，据《素问·气厥论》补。
② 八：原作"六"，据《类经》改。
③ 增：通憎。厌恶。《论衡》："不惧季氏增邑不隐讳之害，独畏答懿子极言之罪，何哉？"

曰：阴阳上下交争，阳主上行，阴主下行，邪乘之则争。虚实更作，阴阳相移也。阳并于阴，则阴实而阳虚，阴邪胜。阳明虚则寒栗鼓颔也；胃脉循颐颊。巨阳虚则腰背头项痛；三阳俱虚则阴①气胜，阴气胜则骨寒而痛；寒生于内，故中外皆寒表里阴邪皆胜；阳盛则外热，阴虚则内热，此邪自阴分而复并于阳分，并于阳则阳胜。外内皆热，则喘而渴，故欲冷饮也。此皆得之夏伤于暑，热气盛，藏于皮肤之内，肠胃之外，此荣气之所舍也。夏暑汗泄，何病之有？或凄怆水寒，或乘风纳凉，是热大盛不能发越，邪气以营为舍矣。此令人汗空疏，腠理开，此指暑气，言暑气能开肌表。因得秋气，汗出遇风，及得之以浴，水气舍于皮肤之内，与卫气并居。此节言疟由于暑风湿三气合邪。卫气者，昼日行于阳，夜行于阴，此气得阳而外出，得阴而内薄，内外相薄，是以日作。邪气与卫气并居，与卫同行，故疟亦一日一作，此卫受邪浅而易治也。帝曰：其间日而作者何也？岐伯曰：其气之舍深，内薄于阴，营气之间，连乎藏矣。阳气独发，其行本速。阴邪内著，其行则迟。阴与阳争一迟一速，相距而争。不得出，是以间日而作也。帝曰：其作日晏与其日早者，何气使然？岐伯曰：邪气客于风府，循膂而下，卫气一日一夜大会于风府，此卫气周行之常度。其明日日下一节，此邪之循膂者，其气渐深，则日下一节，自阳就阴，其会渐迟。故其作也晏，此先客于脊背也。

---

① 阴：原作"阳"，据《素问·疟论》改。

每至于风府，言卫气邪气之会。则腠理开，腠理开则邪气入，邪气入则病作，以此日作稍益晏也晏则因邪之日下。其出于风府，日下一节，二十五日下至骶骨，二十六日入于脊内，注于伏膂之脉，即伏冲脉。其气上行，九日出于缺盆之中。其气日高，循节而上，无关节之窒。故作日益早也。自阴就阳，其邪日退。其间日发者，由邪气内薄于五脏，横连募原也，募原，五藏空穴之总名也。在背为阳，则谓之募；在腹为阴，则谓之原。其道远，其气深，其行迟，不能与卫气俱行，不得皆出，故间日乃作也。帝曰：夫子言卫气每至于风府、腠理乃发，发则邪气入，入则病作。今卫气日下一节，其气之发也，不当风府，其日作者奈何？岐伯曰：此邪气客于头项，循膂而下者也，此其常。故虚实不同，邪中异所，则不得当其风府也。日下者，惟邪气耳。卫气周环，岂有日下之理？但气至而会，其病乃作，则邪气、卫气均为日下一节矣。故邪中于头项者，气至头项而病；中于背者，气至背而病；中于腰脊者，气至腰脊而病；中于手足者，气至手足而病。卫气之所在，与邪气相合，则病作。故风无常府，卫气之所发，必开其腠理，邪气之所合，则其府也。

帝曰：夫风之与疟也，此风字指风证为言。相似同类，风证疟证，皆因于风。而风独常在，疟得有时而休者，何也？岐伯曰：风气留其处，著而不移。故常在；疟气随经络沉以内薄，故卫气应乃作。

帝曰：疟先寒而后热者，何也？岐伯曰：夏伤于大暑，其汗大出，腠理开发，因遇夏气凄沧之水寒，藏于腠理皮肤之中，秋伤于风，则病成矣。夫寒者，阴气也；风者，阳气也。先伤于寒而后伤于风，故先寒而后热也，病以时作，名曰寒疟。

帝曰：先热而后寒者，何也？岐伯曰：此先伤于风，而后伤于寒，故先热而后寒也，亦以时作，名曰温疟。徐灵胎曰："《内经》之文亦论其理如此，其实病变不同，不可执一而论。此等极多，不独论疟为然，故学者当以意会也。"其但热而不寒者，阴气先绝，阳气独发，则少气烦冤，手足热而欲呕，名曰瘅疟。

帝曰：夫经言有余者泻之，不足者补之，今热为有余，寒为不足。夫疟者之寒，汤火不能温也，及其热，冰水不能寒也，此皆有余不足之类。当此之时，良工不能止，必须其自衰，乃刺之，其故何也？愿闻其说。岐伯曰：经言无刺熇熇之热，热正盛，辟其来锐也。无刺浑浑之脉，阴阳虚实未定，恐有所误。无刺漉漉之汗，邪正未分。故为其病逆逆其病气未可治也。夫疟之始发也，阳气并于阴，当是之时，阳虚而阴盛，外无气，故先寒栗也。阴气逆极则复出之阳①，阳与阴复并于外，则阴虚而阳实，故先热而渴。夫疟气者，并于阳则阳胜，并于阴则阴胜。阴胜则寒，阳胜则热。疟者，风寒之气不常也。病极则复。至病之发也，如火之热，如风雨不可当也。故经言曰：方其盛

---

① 阳：原作"阴"，据《素问·疟论》改。

时，必毁，因其衰也，事必大昌，此之谓也。夫疟之未发也，阴未并阳，阳未并阴，因而调之，真气得安，邪气乃亡。故工不能治其已发，为其气逆也。汪氏曰："疟正发时，不可服药。若服药则寒药助寒，热药助热，反增其害。"

帝曰：善。攻之奈何？早晏何如？岐伯曰：疟之且发也，阴阳之且移也，必从四末始也。阳已伤，阴从之，故先其时坚束其处，令邪气不得入，阴气不得出，审候见之在孙络盛坚而血者，皆取之，此真往而未得并者也。可令真气自为往来，而邪气则无能并。

帝曰：疟不发其应何如？岐伯曰：疟气者，必更盛更虚，当气之所在也。病在阳则热而脉躁，在阴则寒而脉静，疟不发，谓其未作时也。极则阴阳俱衰，卫气相离，故病得休，卫气集则复病也。

帝曰：时有间二日或至数日发，或渴或不渴，其故何也？岐伯曰：其间日者邪气与卫气客于六腑，而有时相失不能相得，故休数日乃作也。客犹言会也。疟者阴阳更胜也，或甚或不甚，故或渴或不渴。

帝曰：论言夏伤于暑，秋必病疟，今疟不必应者何也？岐伯曰：此应四时者也。其病异形者，反四时也。夏伤暑而秋病疟，此应四时者也。其春夏冬病疟异形者，正以四时之气寒热各有相反也。其以秋病者寒甚，新凉束热，阴阳相激。以冬病者寒不甚，阳气伏藏于内。以春病者恶风，腠理渐疏。以夏病者多汗。

帝曰：夫病温疟与寒疟，而皆安舍？舍于何脏？岐伯曰：温疟者，得之冬中于风，寒气藏于骨髓之中，至春则阳气大发，邪气不能自出，因遇大暑，脑髓烁，肌肉消，腠理发泄，或有所用力，邪气与汗皆出，此病藏于肾，其气先从内出之于外也。如是者，阴虚而阳盛，阳盛则热矣。衰则气复反入，入则阳虚，阳虚则寒矣。故先热而后寒，名曰温疟。出之于外，出于阳明也。气复反入，入于少阴也。后寒者，疟发之后，正气内虚，反微似畏寒，非恶寒也。

帝曰：瘅疟何如？岐伯曰：瘅疟者肺素有热，气盛于身，厥逆上冲，中气实而不外泄，因有所用力，腠理开，风寒舍于皮肤之内、分肉之间而发，发则阳气盛，阳气盛而不衰则病矣。其气邪也不及于阴，故但热而不寒。气内藏于心而外舍于分肉之间，令人消烁脱—作肌肉，故命曰瘅疟。（《素问·疟论》）

李士材曰："温疟舍于肾，瘅疟舍于心与肺。温疟即伤寒也，故《伤寒论》有温疟一证。瘅疟则火盛乘金，阴虚阳亢，二者皆非真①疟也。"

五十、足太阳之疟，令人腰痛头重，寒从背起，先寒后热，熇熇暍暍然，热止汗出，难已。

足少阳之疟，令人身体解㑊，寒不甚，热不甚，恶见人，见人心惕惕然，热多，汗出甚。

足阳明之疟，令人先寒，洒淅洒淅，寒甚久乃热，热

---

① 真：原作"瘅"，据《素问灵枢类纂约注》改。

去汗出，喜见日月光、火气，乃快然。喻氏曰："《阳明脉解篇》云，阳明之病，恶人与火，此篇又云喜见日月光、火气，何也？不知此正更实更虚之妙义。"

足太阴之疟，令人不乐，好太息，不嗜食，多寒热，汗出，病至则善呕，呕已乃衰。

足少阴之疟，令人呕吐甚，多寒热，热多寒少，欲闭户牖而处，其病难已。

足厥阴之疟，令人腰痛，少腹满，小便不利，如癃状，非癃也，数便，意恐惧，气不足，腹中悒悒音邑，悒悒，不畅之貌。

肺疟者，令人心寒，寒甚热，热间善惊，如有所见者。

心疟者，令人烦心甚，欲得清水，反寒多，不甚热。

肝疟者，令人色苍苍然，太息，其状若死者。

脾疟者，令人寒，腹中痛，热则肠中鸣，鸣已汗出。

肾疟者，令人洒洒然，腰脊痛宛转，大便难，目眴眴音眩，眴眴，眩动貌然，手足寒。

胃疟者，令人且将也病也，善饥而不能食，食而支满腹大。

疟脉缓大虚，便宜用药补之，不宜用针泻之。凡治疟，先发如食顷，乃可以治，过之则失时也。徐灵胎曰："疟疾药当在未来时服也。"诸疟而脉不见，邪盛气逆而脉伏。刺十指间出血，血去必已。先视身之赤如小豆者尽取之。(《素问·

刺疟论》）

刺疟之法简易可学，不必习针法皆能之，亦治疟之要诀也。

五十一、帝曰：善。火热复恶寒发热，有如疟状，或一日发，或间数日发，其故何也？岐伯曰：胜复之气，会遇之时，有多少也。阴气多而阳气少，则其发日远；阳气多而阴气少，则其发日近。此胜复相薄，盛衰之节，疟亦同法。[批] 疟亦同法，则非疟可知。（《素问·至真要大论》）

五十二、黄帝问曰：肺之令人咳，何也？岐伯对曰：五脏六腑皆令人咳，非独肺也。[批] 言五脏六腑之邪皆能上归于肺而为咳也。帝曰：愿闻其状。岐伯曰：皮毛者，肺之合也，皮毛先①受邪气，邪气以从其合也。风寒为外感。其寒饮食入胃，飧寒饮冷为内伤。从肺脉上至于肺则肺寒，肺寒则外内合邪，因而客之，则为肺咳。五脏各以其时受病，如肝当受病于春，以其时也。非其时，[批] 时，旺时也。非其时，则各传与肺而作咳。各传以与之。传与肺而作咳也。心、小肠、肝胆、三焦之火，脾、肾、膀胱之湿，胃、大肠之燥，传入于肺皆能作咳，不独风寒也。人与天地相参，故五脏各以治时，治令之时。感于寒则受病，微则为咳，浅而在表，故咳。甚者为泄为痛。深而入里，不传于肺，故不作咳。乘秋则肺先受邪，乘春则肝先受之，乘夏则心先受之，乘至阴四季则脾先受之，乘冬则肾先受之。此即治时受病也。言先受者，谓次则传及于肺而做咳也。不传，则各为本脏之病；若移邪于他脏，则又为他病矣。

① 先：原作"皆"，据《素问·咳论》改。

帝曰：何以异之？岐伯曰：肺咳之状，咳而喘息有音，甚则唾血。随咳而出，此肺络伤。心咳之状，咳则心痛，喉中介介如梗状，甚则咽肿喉痹。肝咳之状，咳则两胁下痛，甚则不可以转，转则两胠腋下胁下满。脾咳之状，咳则右胁①下痛，阴阴引肩背，甚则不可以动，动则咳剧。肾咳之状，咳则腰背相引而痛，甚则咳涎。肺咳乃本经自病，心咳以下乃下脏移邪。

帝曰：六腑之咳奈何？安所受病？岐伯曰：五脏之久咳，乃移于六腑。脾咳不已，则胃受之，胃咳之状，咳而呕，呕甚则长虫出。肝咳不已，则胆受之，胆咳之状，咳呕胆汁苦汁。肺咳不已，则大肠受之，大肠咳状，咳而遗矢。心咳不已，则小肠受之，小肠咳状，咳而失气，气与咳俱失。肾咳不已，则膀胱受之，膀胱咳状，咳而遗溺。久咳不已，则三焦受之，三焦咳状，咳而腹满，不欲食饮。此皆聚于胃，关于肺，使人多涕唾而面浮肿气逆也。（《素问·咳论》）

五十三、夜行则喘出于肾，夜为阴，行则劳其身半以下。且夜多恐，故喘出于肾。淫气病肺；水伤无以奈火炎，而肺金受贼。有所堕恐，喘出于肝，伤经损血。淫气害脾；木淫乘土。有所惊恐，喘出于肺，神气散乱。淫气伤心；度水跌仆，喘出于肾与骨，水气通于肾，跌仆伤于肾。当是之时，勇者气行

---

① 胁：原作"胠"，据《素问·咳论》改。

则已，怯者则着而为病也。[批] 四条言喘，喘属气，病在阳也。

饮食饱甚，汗出于胃；惊而夺精，汗出于心；持重远行伤骨，汗出于肾；疾走伤筋恐惧伤魂，汗出于肝；摇体劳苦，肌肉四肢皆动。汗出于脾。故春秋冬夏，四时阴阳，生病起于过用，此为常也。[批] 五条言汗，汗属精，病在阴也。（《素问·经脉别论》）

五十五、黄帝问曰：有病心腹满，旦食则不能暮食，此为何病？岐伯对曰：名为鼓胀。帝曰：治之奈何？岐伯曰：治之以鸡矢醴，一剂知，二剂已。帝曰：其时有复发者，何也？岐伯曰：此饮食不节，故时有病也。虽然其病且已，时故当病，气聚于腹也。（《素问·腹中论》）

五十六、帝曰：脉之应于寸口，如何而胀？岐伯曰：其脉大邪盛坚邪实以涩气血之虚者，胀也。帝曰：何以知脏腑之胀也？岐伯曰：阴为脏，涩而坚。阳为腑。大而坚。帝曰：夫气之令人胀也，在于血脉之中耶？脏腑之内乎？岐伯曰：三者皆存焉，然非胀之舍也。帝曰：愿闻胀之舍。岐伯曰：夫胀者，皆在于脏腑之外，四字总括明透。排脏腑排挤于脏腑之外而郭胸胁以胸胁为郭，胀皮肤，故命曰胀。夫胸腹，脏腑之郭也。膻中者，心主之宫城也。胃者，太仓也。咽喉、小肠者，传送也。胃之五窍者咽门、贲门、幽门、阑门、魄门，闾里二十五家为闾。闾，巷门也。五十家为里。门户也。廉泉、玉英俱任脉穴者，津液之道也。故五脏六腑者，各有畔界，其病各有形状。营气循脉，卫气逆为脉胀；卫气并脉卫逆于脉循分分肉之间为肤胀。三里足阳明穴而泻，近者一下一次，远者三下三次。无问虚实，工在疾泻。

夫心胀者，烦心短气，卧不安。肺胀者，虚满而喘咳。肝胀者，胁下满而痛引小腹。脾胀者，善哕，四肢烦悗，体重不能胜衣，卧不安。肾胀者，腹满引背央央然困苦貌，腰髀痛。

六腑胀：胃胀者，腹满，胃脘痛，鼻闻焦臭，妨于食，大便难。大肠胀者，肠鸣而痛濯濯，冬日重感于寒，则飧泄不化。小肠胀者，少腹䐜胀，引腰而痛。膀胱胀者，少腹满而气癃水道不通。三焦胀者，气满于皮肤中，轻轻然而不坚。胆胀者，胁下痛胀，口中苦，善太息。凡此诸胀者，其道在一。明知逆顺，针数不失。泻虚补实，神去其室，致邪失正，真不可定，粗之所败，谓之夭命。补虚泻实，神归其室，久塞其空，谓之良工。

帝曰：胀者焉生？何因而有？岐伯曰：卫气之在身也，常然并脉循分肉，行有逆顺，阴阳相随，乃得天和，五脏更始，四时循序，五谷乃化。此卫气之常度也。然后厥气在下，营卫留止，寒气逆上，厥逆之气自下而上，则营卫之行失其常度。真邪相攻，真气与邪气相攻。两气相搏，乃合为胀也。（《灵枢·胀论》）

五十七、水始起也，目窠上微肿，如新卧起之状，其颈脉动，人迎。时咳，水之标在肺。阴股间寒，足胫瘇，腹乃大，其水已成矣。以手按其腹，随手而起，如裹水之状，此其候也。

肤胀者，寒气客于皮肤之间，鼜鼜音空然不坚，腹大，身尽肿，皮厚，按其腹，窅音夭，深也。而不起，腹色不变。此其候也。[批] 陈修园曰："《内经》以按之窅而不起者为气，随手而起者为水，后人多反其说。然气滞水亦滞，水行气亦行，正不必分。总以不起为肿甚，即起为肿轻。肾囊及茎中肿，大多死。"

鼓胀者，腹胀身皆大，大与肤胀等也。色苍黄，腹筋起。此其候也。

肠覃者，[批] 肠覃由汁沫所聚而生。寒气客于肠外，与卫气相搏，气不得荣，因有所系，癖而内着，恶气乃起，瘜音息肉乃生。[批] 瘜肉蔓延，与肠相著，则消之非易。其始生也，大如鸡卵，稍以益大，至其成，如怀子之状，久者离岁越岁也，按之则坚，推之则移，月事以时下，[批] 月事时下，其非血病可知。此其候也。

石瘕 [批] 瘕，假也，假血成形，积于胞中。生于胞中，寒气客于子门子宫之门，子门闭塞，气不得通，恶血当泻不泻，衃凝败之血以留止，日以益大，状如怀子，月事不以时下。皆生于女子，可导而下。[批] 血积易去。（《灵枢·水胀》篇）

徐灵胎曰："水为有形之物，故按之即起；肤胀为无形之气，故按之不起。肠覃乃肠外恶气所结，故月事仍下；石瘕乃胞中恶血所凝，故月事不行，各有定理也。至石水则在少腹之中，水结不散之证。若鼓胀，则非气非水，脏腑皮肉俱坚肿，邪盛正衰，难为治矣。"

五十八、帝曰：水谷入于口，输于肠胃，其液别为五。天寒衣薄则为溺与气，天热衣厚则为汗，悲哀气并则为泣，中热胃缓则为唾，邪气内逆，则气为之闭塞而不行，不行则为水胀。余知其然也，不知其何由生，愿闻其道。岐伯曰：水谷皆入于口，其味有五，各注其海，津液各走其道。[批]津液义详《藏象》二十五。故三焦出气，以温肌肉、充皮肤为其津；其流而不行者为液。天暑衣厚则腠理开，故汗出，寒留于分肉之间，聚沫则为痛；天寒则腠理闭，气湿不行，水下留于膀胱，则为溺与气。水聚则气生，气化则水注。五脏六腑，心为之主，耳为之听，为心听。目为之候，为心候。肺为之相，为心之相。肝为之将，为心之将。脾为之卫，为心之卫。肾为之主外。主骨而成立其形体，故为心之主外。故五脏六腑之津液，尽上渗于目，心悲气并则心系急，心系急则肺举，肺举则液上溢。夫心系与肺不能常举，乍上乍下，故咳而泣出矣。中热则胃中消谷，消谷则虫上下作，肠胃充郭，纵满之谓。故胃缓，胃缓则气逆，故唾出。五谷之津液和合而为膏者，内渗入于骨空，补益脑髓而下流于阴股。得以交通。阴阳不和，气病不摄，精病不守。则使液溢而下流于阴阴窍，髓液皆减而下，下过度则虚，虚故腰背痛而胫酸。阴阳气道不通，四海闭塞，三焦不泻，津液不化，水谷并行肠胃之中，别于回肠，留于下焦，不得渗膀胱，则下焦胀，水溢则为水胀。此一节言精液之水胀也。此津液五别之逆顺也。顺则五液皆精，逆则五精皆液。（《灵枢·五癃津液别》篇）

五十九、颈脉动喘疾咳，曰水。目裹微肿，如卧蚕起之状，曰水。溺黄赤，安卧者，黄疸。已食如饥者，胃疸。面肿曰风。足胫肿曰水。目黄者曰黄疸。（《素问·平人气象论》）

六十、帝曰：消瘅虚实何如？岐伯曰：脉实大，病久可治；脉悬小坚，阳虚阴实。病久不可治。（《素问·通评虚实论》

帝曰：夫子数言热中多言数溲、消中多食数溲，不可服高梁厚味、芳草辛香之品、石药煅炼金石之类，石药发瘨多喜曰瘨，同癫，芳草发狂。多怒曰狂，三者皆能助热消阴。曰：夫芳草之气美，石药之气悍，芳气热而散，石性刚而烈。二者其气急疾坚劲，故非缓心和人，不可以服此二者。夫热气慓悍，药气亦然，二者相遇，恐内伤脾。阳胜伤阴。脾者，土也，而恶木，服此药者，至甲乙日更论。（《素问·腹中论》）

六十一、帝曰：有病口甘者，病名为何？岐伯曰：此五气之溢也，五味之所化。名曰脾瘅。瘅，热病也。夫五味入口，藏于胃，脾为之行其精气，津液在脾，故令人口甘也。此肥美之所发也，此人必数食甘美而多肥也，肥者令人内热，甘者令人中满，故其气上溢，转为消渴。治之以兰，除陈气也。

帝曰：口苦者，[批]口苦见针刺二十四。病名为何？岐伯曰：病名曰胆瘅。夫肝者，中之将也，取决于胆，咽为之使。此人者，数谋虑不决，故胆虚，气上溢而口为之

苦。(《素问·奇病论》)

六十二、帝曰：善。何以知怀子之且生也？岐伯曰：身有病谓经断恶阻之类。而无邪脉也。(《素问·腹中论》)

黄帝问曰：人有重身，九月而瘖音音。，此为何也？岐伯对曰：胞之络脉绝也。[批]绝字当做阻字解。胞络者冲任之络系于肾，少阴之脉，贯肾系舌本，故不能言。无治也，当十月复。(《素问·奇病论》)

六十三、帝曰：有病胸胁支满者，胸胁，肝部；支满，满如支膈，肝病也。妨于食，木邪凌土。病至则先闻腥臊臭，肺臭腥，肝臭臊。脾喜芳香。今脾土为木邪凌虐，肺气不能平肝，则肝肺俱逆于上。浊气不降，清气不升矣。出清液，脾虚不能敷化水精。先唾血，脾伤不能统运营血，血不归经。四肢清，阳衰不能旁达四末。目眩，阳不充而水上溢于经，失血多，而气随血去。时时前后血，阴受伤而血内溢于络，血不时见而月信反无期。病名为何？何以得之？岐伯曰：病名血枯。内有干血，血不归经而结胞门，原非纯虚而经绝不行之谓。此得之年少时，有所大脱血，若醉入房中，气竭肝伤，此段经文全重在气竭肝伤四字，为通节眼目。故月事衰少不来也。此虽以女子为言，若男子有犯前证，亦不免为精枯之病，则劳损之属皆是也。帝曰：治之奈何？复以何术？岐伯曰：以四乌鲗骨、一藘茹，二物并合之，丸以雀卵，大如小豆，以五丸为后饭，饮以鲍鱼汁，利肠中及伤肝也。(《素问·腹中论》)

乌鲗骨味咸走肾，性温达肝，又入肾走血，而不伤伐真元，功在虻、蛭之上。蘆茹即茜根，辛散内风，温去恶血。二物并合，功专破宿生新。丸以雀卵，取其温补助阳，能调子脏精血。以五丸为后饭者，先药后饭，使药循行下焦，力贵专攻，五丸不为少也。鲍鱼，淡干鱼也。饮以鲍鱼汁，利肠垢，和肝伤，取其臭秽之味，佐乌鲗骨而辟宿积之血液。以上四药皆通血脉，血主于肝，故凡病伤肝者，亦皆可用之。

六十四、帝曰：有病怒狂者，此病安生？岐伯曰：生于阳也。阳气者，因暴折而难决，故善怒也，病名曰阳厥。阳明者常动，巨阳、少阳不动，不动而动大疾，则其常动者更盛矣。此其候也。帝曰：治之奈何？岐伯曰：夺其食即已。不使胃火复助阳邪。夫食入于阴，长气于阳，故夺其食即已。使之服以生铁落为饮。夫生铁落者，下气疾也。（《素问·病能论》）

六十五、帝曰：癫疾何如？岐伯曰：脉搏大滑阳脉，久自已；脉小坚急肝之真脏，死不治。帝曰：癫疾之脉，虚实何如？岐伯曰：虚则可治邪气微，实则死。弦急，邪气盛。（《素问·通评虚实论》）

帝曰：人生而有病癫疾者即癫痫，病名曰何？安所得之？岐伯曰：病名为胎病，此得之在母腹中时，其母有所大惊，气上而不下，精气并居，故令子发为癫疾也。（《素问·奇病论》）

六十六、经脉流行不止，环周不休，寒气入经而稽迟，泣而不行，客于脉外则血少，客于脉中则气不通，故卒然而痛。

寒气客于脉外则脉寒，脉寒则缩蜷，音拳，不伸也。缩蜷则脉绌音屈急，绌急则外引小络，故卒然而痛，得炅则痛立止。客于脉外者，其邪浅。

因重中于寒伤之深，则痛久矣。寒气客于经脉之中，与炅气相薄，营行脉中，血不足者，脉中常热。新寒与故热相薄，留而不行。则脉满，满则痛而不可按也。寒气稽留，炅气从上，则脉充大而血气乱，故痛甚不可按也。

寒气客于肠胃之间，膜原之下，膜，脂膜、筋膜也；原者，肓之原，即腹中空隙之处。血不得散，小络急引，故痛，按之则血气散，故按之痛止。非若经脉之无罅隙①，按之愈痛者也。寒气客于侠脊之脉足太阳经，则深伏冲、伏膂之脉按之不能及，故按之无益也。寒气客于冲脉，冲脉起于关元任脉穴，随腹直上，寒气客则脉不通，脉不通则气因之，因之而逆。故喘动应手矣。应手，动之甚也。寒气客于背俞之脉则脉泣，五脏之俞系足太阳。脉泣则血虚，血虚则痛，其俞注于心，故相引而痛。背与心相引而痛。按之则热气至，热气至则痛止矣。血虚故也。寒气客于厥阴之脉，厥阴之脉者，络阴器，系于肝，寒气客于脉中，则血泣脉急，故胁肋与少腹相引痛矣。皆肝之部分。厥气寒逆之气客于阴股②，寒气上及少腹，血泣在下相引，故腹痛引阴股。足三阴冲脉之所行。寒气客于小肠膜原之间，络血之中，血泣不得注于大

---

① 罅隙（xiàxì下系）：裂缝，缝隙。

② 阴股：原作"股阴"，据《素问·举痛论》乙正。

经，血气稽留不得行，故宿昔而成积矣。此即今之小肠气也。寒气客于五脏，厥逆上泄，气不得降，泄越于上。阴气竭，阳气未入，故卒然痛死不知人，气复反则生矣。寒气客于肠胃皆主下行，厥逆上出，故痛而呕也。寒气客于小肠，小肠不得成聚，阳气不化，故水谷不得停留。故后泄腹痛矣。热气留于小肠，肠中痛，瘅热焦渴，则坚干不得出，故痛而闭不通矣。

帝曰：视而可见奈何？岐伯曰：五脏六腑，固尽有部，视其五色，黄赤为热，白为寒，青黑为痛，此所谓视而可见者也。

帝曰：扪而可得奈何？岐伯曰：视其主病之脉，病所在。坚而血坚者，邪之聚也；血留者，络必盛而起也及陷下者，血气不足，多阴候也。皆可扪而得也。（《素问·举痛论》）

六十七、六十八、风寒湿三气杂至，合而为痹也。痹者，闭塞之义。三气杂至壅闭经络，血气不行，即痛风不仁之属。其风气胜者为行痹，走注历节疼痛之类，俗名流火。寒气胜者为痛痹，即痛风。湿气胜者为著痹也。肢体重著不移，或疼痛或顽木不仁。

帝曰：其有五者何也？岐伯曰：以冬遇此者为骨痹，以春遇此者为筋痹，以夏遇此者为脉痹，以至阴遇此者为肌痹，以秋遇此者为皮痹。遇此者，指上文之三气也。［批］骨痹、筋痹、肌痹证详《长刺节论》篇，见《针刺类》五十。

帝曰：内舍五脏六腑，何气使然？岐伯曰：五脏皆有合，病久而不去者，内舍于其合也。［批］俞嘉言曰："此五者亦非径入五脏也。五脏各自合病，久而不去，内舍于其合也。"故骨痹重而不举不已，复感于邪，内舍于肾；筋痹屈而不伸不已，复感于邪，内舍于肝；脉痹血凝不流不已，复感于邪，内舍于心；肌痹肉不仁不已，复感于邪，内舍于脾；皮痹皮恶寒不已，复感于邪，内舍于肺。［批］痹在五脏之合者可治，其入脏者死。所谓痹者，各以其时重感于风寒湿之气也。

凡痹之客五脏者，肺痹者，烦满喘而呕。心痹者，脉不通，烦则心下鼓，血不足。暴上气而喘，火盛克金。嗌干，善噫，厥气上则恐。肾水上逆陵①心。肝痹者，夜卧则惊，多饮，数小便，闭而为热。上为引如怀。木邪侮土，言痛引小腹，状如怀妊也。肾痹者，善胀，尻以代踵，脊以代头。［批］尻以代踵，足挛不能伸也；脊以代头，身偻不能直也。脾痹者，四肢解堕，发咳呕汁，上为大塞。肠痹者，兼大小肠。数饮而出不得，中气喘争，气化不及，州都反而上逆。时发飧泄。清浊不分之故。。胞音抛痹者，膀胱之胕。少腹膀胱按之内痛，若沃以汤，胞受风寒湿气，郁而为热。涩于小便，上为清涕。精室、髓海相通，小便既涩，太阳经气不得下行，故上烁其脑而行清涕也。

阴气者，静则神藏，躁则消亡。五脏之痹因而生。［批］脏以躁动见伤，腑以饮食致损。饮食自倍，肠胃乃伤。六腑之痹因而生。淫气气妄行而过者，邪乱之气也。喘息，痹聚在肺；淫

---

① 陵：通"凌"。

气忧思，痹聚在心；淫气遗溺，痹聚在肾；淫气乏竭，阴血枯竭。痹聚在肝；淫气肌绝，阻绝不知痛痒。痹聚在脾。诸痹不已，亦益内也。在表不去，则日内而益深。其风气胜者，其人易已也。寒湿二痹，愈之较难。

帝曰：痹，其时有死者，或疼久者，或易已者，其故何也？岐伯曰：其入脏者死，一脏痹，则五脏不能流通，故死。又伤真阴。其留连筋骨间者疼久，邪之深。其留皮肤间者易已。邪之浅。

其客于六腑者，此亦其食饮居处，为其病本也。六腑亦各有俞，风寒湿气中其俞，而食饮应之，循俞而入，各舍其腑也。

帝曰：荣卫之气亦令人痹乎？岐伯曰：荣者，水谷之精气也，和调于五脏，洒陈于六腑，乃能入于脉也。故循脉上下，贯五脏，络六腑也。卫者，水谷之悍气也，其气慓急也疾滑利，不能入于脉也，故循皮肤之中，分肉之间，熏于肓音荒。凡腔腹肉理之间，上下空隙之处，皆谓之肓。膜，散于胸腹。逆其气则病，从其气则愈。不与风寒湿气合，故不为痹。营卫无迹可著，故不与三气为合。

帝曰：痹或痛，或不痛，或不仁，或寒，或热，或燥，或湿，其故何也？岐伯曰：痛者，寒气多也，有寒，故痛也。血脉凝涩。其不痛不仁者，病久入深，荣卫之行涩，气血不足。经络时疏，故不痛；不痛为重。皮肤不营，故为不仁。其寒者，阳气少，阴气多，与病相益，痹证本属阴寒加于阳少阴多之人。故寒也。其热者，阳气多，阴气少，病气胜，病气反为阳气所胜。阳遭阴，故为痹热。其多汗而濡者，此其逢湿甚也，阳气少，阴气盛，两①气寒湿相感，故汗出而濡也。阴气有余，为多汗身寒。

帝曰：夫痹之为病，不痛何也？岐伯曰：痹在于骨则重，在于脉则血凝而不流，在于筋则屈不伸，在于肉则不仁，在于皮则寒。故具此五者，则不痛也。痛则血气犹能周流，五者为气血不足，皆重于痛，故不复作痛。凡痹之类，逢寒则急，逢热则纵。（《素问·痹论》）

黄帝曰：愿闻众痹。不能周遍上下，但或左或右，更发更休，患无定所，故曰众痹。岐伯曰：此各在其处，谓随聚而发。更发更止，更居更起，以右应左，以左应右，非能周也，更发更休也。刺此者，痛虽已止，必刺其处，刺其原痛之处。勿令复起。治从其本故也。

帝曰：愿闻周痹？但随血脉而周遍于身，非若众痹之左右移易也。岐伯曰：周痹者，在于血脉之中，随脉以上，随脉以下，不能左右，各当其所刺之。痛从上下者，先刺其下以过之，后刺其上以脱之；痛从下上者，先刺其上以过之，过者，去之之谓，去其标。后刺其下以脱之。脱者，拔绝之谓，拔其本。黄帝曰：此痛安生？岐伯曰：风寒湿气，客于外分肉之间，肉有分理，故曰分肉。迫切而为沫，迫切津液而为汁沫，沫即痰也。[批] 徐灵胎曰："经中无痰字，沫即痰也。"沫得

① 两：原作"雨"，据《素问·痹论》改。

寒则聚，聚则排分肉而分裂也，分裂则痛，痛则神归之，神归之则热，热则痛解，痛解则厥，热则寒散，而痛暂解，然其逆气仍在，故厥。厥则他痹发，厥未深则别有所聚，或从上下，或从下上，他痹发矣。发则如是。此内不在脏，而外未发于皮，独居分肉之间，真气不能周，即气闭不行。故命曰周痹。（《灵枢·周痹》篇）

六十九、足阳明之经病，足中指支胫转筋，脚跳跳动坚坚强，伏兔转筋，髀前肿，𤻤癫同疝，腹筋急，引缺盆及颊，卒口僻僻，歪斜也，即口㖞。急者目不合，热则筋纵目不开。颊筋有寒则急，引颊移口；有热则筋纵缓不胜收，故僻。邪中左颊则口㖞于右，邪中右颊则口㖞于左。无邪者筋急引颊移口，皮肤顽痹。中邪者筋弛纵，缓不胜收。治之以马膏膏，马脂甘辛柔缓，以摩其急，润其血脉，通其痹。其急者以白酒和桂以涂，桂枝辛热，酒之活络，急以涂其缓。和其营卫，通其血络①。其缓者以桑钩钩之，钩正其口。即以生桑炭置之坎中，生桑火炭，置之地坎之中。高下以坐等，浅深适中，便于坐而得暖。以膏熨急颊，且饮美酒，噉音淡美炙肉，不饮酒者，自强也，为之三拊而已。再三拊摩其患处，则病自已矣。治在燔针劫刺，燔针，烧针也；劫刺，因火气而劫散寒邪。以知为数，知其气至为度。以痛为输。即其痛处为穴。名曰季春痹也。足阳明王盛之经，应三月之气也。王晋三曰："季春痹者，北地之真中风也。

---

① 桂枝……血络：此段文字原在"其缓者"后，依文义移至此。

春三月阳气清明，其风之中人，不能深入，中于阳明之络也。"

足之阳明，手之太阳，筋急则口目为噼，眦急不能卒视。此申言口眼歪僻之证，必系足阳明、手太阴之筋病也。（《灵枢·经筋》篇）

七十一、帝曰：五脏使人痿，何也？岐伯曰：肺主身之皮毛，心主身之血脉，肝主身之筋膜，脾主身之肌肉，肾主身之骨髓。故肺热叶焦，则皮毛虚弱急薄，著则生痿躄音壁也。

痿者，痿弱无力，举动不能也。肺痿者，皮毛痿也。肺主皮毛，传精布气，肺热叶焦，不能输精于皮毛，故虚弱急薄，皮肤燥著而痿躄不能行，犹木皮剥则不能行津于枝干而枯也。躄者，足弱不能行也。

心气热，心火上炎。则下脉厥而上，三阴在下之脉亦皆厥逆而上。上则下脉虚，虚则生脉痿，枢折挈，四肢关节之处，如枢纽之折，而不能提挈。胫纵而不任地也。足胫纵缓。肝气热，则胆泄口苦，筋膜干，筋膜干则筋急而挛，发为筋痿。脾气热，不能为胃行其津液。则胃干而渴，肌肉不仁，发为肉痿。肾气热，则腰脊不举，骨枯而髓减，发为骨痿。

帝曰：何以得之？岐伯曰：肺者，脏之长也，为心之盖也。有所失亡，所求不得，则发肺鸣，气郁生火，喘息有声。鸣则肺热叶焦。故曰引古语：五脏因肺热叶焦，发为痿躄，此之谓也。痿证总属热，而皆关于肺。后人治痿而用燥热之药，误矣。悲哀太甚，则胞络绝子宫之胞络，胞络绝，则阳气内动，发则心下崩，亢阳逼血下崩。数溲血也。故《本病》古经篇名曰：大经空虚，血不足。发为肌痹，无以充养肌肉。传为脉痿。传于心也。思想无穷，所愿不得，欲不遂。意淫于外，入房太甚，伤精。宗筋弛纵，筋失所养。发为筋痿，及为白淫。男浊女带。故《下经》古经曰：筋痿者，生于肝，使内也。有渐于湿，染于卑湿。以水为事，好饮酒浆。若有所留，居处相并也湿，肌肉濡渍，痹而不仁，发为肉痿。故《下经》曰：肉痿者，得之湿地也。有所远行劳倦，逢大热而渴，渴则阳气内伐，内伐则热舍于肾，肾者，水藏也，今水不胜火，则骨枯而髓虚，故足不任身，发为骨痿。故《下经》曰：骨痿者，生于大热也。

帝曰：何以别之？辨五痿之色证。岐伯曰：肺热者，色白而毛败；心热者，色赤而络脉溢；肝热者，色苍而爪枯；脾热者，色黄而肉蠕音软，微动貌动；肾热者，色黑而齿槁。

帝曰：治痿者独取阳明，何也？岐伯曰：阳明者，五脏六腑之海，主润宗筋，前阴所聚之筋，为诸筋之会，凡腰脊谿谷之筋皆属于此。宗筋主束骨而利机关也。冲脉者，经脉之海也，主渗灌谿谷，[批]肉之大会为谷，小会为谿。与阳明合于宗筋，阴阳总宗筋之会，宗筋聚于前阴，前阴者，足之三阴，肝、脾、肾，阳明胃，少阴胆及冲、任、督、跷，九脉之所会也。九者之中，惟阳明、冲脉，一阴一阳，总乎其间，故曰总宗筋之会。会于气街，为阳明之正脉，故下曰为之长。而阳

明为之长，皆属于带脉，而络于督脉。故阳明虚则宗筋纵，带脉不引，不能收引。故足痿不用也。（《素问·痿论》）

七十二、帝曰：肠澼匹历切，肠间水曰澼。便血，何如？岐伯曰：身热则死，寒则生。此热伤血分而下利也。帝曰：肠澼下白沫，［批］此热伤气分而下利也。何如？岐伯曰：脉沉则生，阴病阴脉为顺。脉浮则死。中宫无主。帝曰：肠澼下脓血，何如？赤白相兼，气血俱伤。岐伯曰：脉悬绝则死，太过则坚而搏，不足则微而脱。胃气去而真脏见，邪实正虚，势相悬绝，故死。滑大则生。帝曰：肠澼之属，身不热，脉不悬绝，何如？岐伯曰：滑大者曰生，悬涩者曰死，以脏期之。（《素问·通评虚实论》）

七十三、帝曰：病有少腹盛，上下左右皆有根，此为何病？可治不？岐伯曰：病名曰伏梁。伏，伏藏也。石绝水为梁，喻其郁气阻于腹中也。帝曰：伏梁何因而得之？岐伯曰：裹大脓血，居肠胃之外，不可治，治之每切按之，谓过于妄攻。致死。帝曰：何以然？岐伯曰：此下则因阴，必下脓血，下行者能下脓血。上则迫胃脘，出膈，侠胃脘内痈，上行者能迫胃脘。此久病也，难治。居脐上为逆，渐逼心肺。居脐下为从，其势犹缓。勿动亟夺。勿得妄攻，徒伤无益。论在《刺法》中，宜针治之。

伏梁一证，即今之所谓痞块也。欲治之者，莫妙于灸。

按：《邪气脏腑病形》篇曰："心脉微缓，为伏在梁，在心下，上下行，时唾血。"（《脉色》十九）。又《经筋》篇曰："手少阴之筋病，内急，心承伏梁。"（疾病六十九）。又《五十六难》曰："心之积名曰伏梁，起脐上，大如臂，上至心下。"又下文云："环脐而痛，病名伏梁。"是又不独以心积为伏梁也，盖凡积有内伏而坚强者皆得名之。

按：此篇伏梁乃大臃肿，如肠胃痈之类。其曰风根，则风毒所结，与《难经》名同病异。

帝曰：人有身体髀股胻皆肿，环脐而痛，是为何病？岐伯曰：病名伏梁，此亦在冲脉之分，而结于脐腹者也。此风根也。其气溢于大肠而著于肓，肓之原在脐下，即下气海。故环脐而痛也。不可动之，谓以毒药攻之。动之为水溺涩之病。动之伤阴。结气愈壅于下，而水道为之不利也。汪氏曰："当渐施升散之法。"（《素问·腹中论》）

七十四、帝曰：病胁下满气逆，二三岁不已，是为何病？岐伯曰：病名曰息积，俗名痞块。此不妨于食，积不在胃。不可灸刺，积为导引开其滞服药和其气，药不能独治也。积最宜外治。（《素问·奇病论》）

七十七、帝曰：病成而变，何谓？成病本变病标。岐伯曰：风成为寒热，瘅成为消中，厥成为巅疾，久风为飧泄，脉风成为疠。病之变化，不可胜数。[批] 喻氏曰："此专言胃风所传之病。"（《素问·脉要精微论》）

七十八、凡治消瘅热消、仆偃也，僵也，音赴。又音朴击、暴仆如击。偏枯、半身不遂。痿厥、痿弱无力，四肢厥逆。气满发逆，甘肥贵人，则高梁之疾也。热蓄伤阴。隔则闭绝，上下不通，则暴忧之疾也。暴厥逆也而聋，偏塞闭不通，内气暴薄也。薄，侵迫也。不从内外中风之病，故瘦①风伏为热，燔烁消瘦留著也。表邪留故。蹠音只，足不可行跛波上声，一足偏废，寒风湿之病也。

黄疸暴痛，癫疾厥狂，久逆之所生也。五脏不平，六腑闭塞之所生也。头痛耳鸣，九窍不利，肠胃之所生也。（《素问·通评虚实论》）

肠胃兼六腑而言。盖六腑属三阳，三阳遍于九窍也。

七十九、帝曰：人之欠者，何气使然？岐伯答曰：卫气昼日行于阳，夜半则行于阴。阴者主夜，夜者卧；阳者主上，阴者主下。故阴气积于下，阳气未尽，阳引而上，阴引而下，阴阳相引，故数欠。张口呵吸或伸臂展腰，阴阳相引而然。阳气尽阴气盛则目瞑；阴气尽而阳气盛则寤矣。可知欠为阳不胜阴之候。

帝曰：人之哕者，哕，于决反，呃逆也。何气使然？岐伯曰：谷入于胃，胃气上注于肺。今有故寒气与新谷气俱还入于胃，新故相乱，真邪相攻，气并相逆，复出于胃，故为哕。

帝曰：人之唏者，唏同欷，歔欷也，悲泣气咽而抽息也。何气使然？岐伯曰：此阴气盛而阳气虚，阴气疾而阳气徐，阴气盛而阳气绝，故为唏。

帝曰：人之振寒者，何气使然？岐伯曰：寒气客于皮

① 瘦：原作"溲"，据《素问·通评虚实论》改。

肤，阴气盛，阳气虚，故为振寒寒栗。

黄帝曰：人之噫者，噫音伊，饱食息也。何气使然？岐伯曰：寒气客于胃，厥逆从下上散，复出于胃，故为噫。

黄帝曰：人之嚏者，何气使然？岐伯曰：阳气和利，满于心，必上达于肺。出于鼻，故为嚏。

人有感于风寒而为嚏者，以寒邪束于皮毛，则阳气无从泄越，故喷而上出，是嚏从阳气而发益又可知。仲景曰："欲嚏不能，此人肚中寒。"正谓其阳虚也。故人病阳虚等证者，久无嚏而忽得之，则阳虚渐回之佳兆也。

黄帝曰：人之軃者，軃，丁可切，战之属也。何气使然？岐伯曰：胃不实则诸脉虚，诸脉虚则筋脉懈惰，筋脉懈惰则行阴用力，则阳气益虚。气不能复，故为軃。

黄帝曰：人之哀而泣涕出者，何气使然？岐伯曰：心者，五脏六腑之主也；目者，宗脉总也之所聚也，上液之道也；口鼻者，气之门户也。故悲哀愁忧则心动，心动则五脏六腑皆摇，摇则宗脉感，宗脉感则液道开，液道开，故泣涕出焉。液者，所以灌精濡空窍者也，故上液之道开则泣，泣不止则液竭，液竭则精不灌，精不灌则目无所见矣，故命曰夺精。

黄帝曰：人之太息者，何气使然？岐伯曰：忧思气抑不伸则心系急，心系急则气道约犹束缚也，约则不利，故太息以伸出之。

黄帝曰：人之涎下者，何气使然？岐伯曰：饮食者，皆入于胃，胃中有热则虫动，虫动则胃缓，胃缓则廉泉开，故涎下。

黄帝曰：人之耳中鸣者，何气使然？岐伯曰：耳者，宗脉之所聚也，故胃中空则宗脉虚，虚则下溜，阳气不升。脉有所竭者，下溜则上竭。故耳鸣。少阳太盛，壅窒为鸣者亦有之。

黄帝曰：人之自啮舌者，何气使然？岐伯曰：此厥逆走上，脉气辈至一作使然。也。少阴气至则啮舌，少阳气至则啮颊，阳明气至则啮唇。

凡此十二邪者，皆奇邪之走空窍者也。不同常疾，故曰奇邪。故邪之所在，皆为不足。故上气不足，脑为之不满，耳为之苦鸣，头为之苦倾，目为之眩；中气不足，溲便为之变，肠为之苦鸣；下气不足，则乃为痿厥心悗①。升降不交。(《灵枢·口问》篇)

八十、雷公问曰：哭泣而泪不出者，若出而少涕，不知水所从生，涕所从出也？帝曰：夫心者，五脏之专精也，目者其窍也，华色者其荣也。即专精之外荣。是以人之有德也，则气和于目；有亡，忧知于色。是以悲哀则泣下，泣下水所由生。水宗者，积水也宗，水之原，积水者，至阴也，至阴者，肾之精也。宗精五液皆宗于肾之水所以不出者，是精持之也，辅之裹之，故水不行也。夫水之精为志，肾藏志。火之精为神，心藏神。水火相感，神志俱悲，

---

① 悗：原作"悦"，据《灵枢·口问》改。

是以目之水生也。故谚言曰：心悲名曰志悲，神悲于心，则志应于肾。志与心精共凑于目也。是以俱悲则神气传于心精，上不传于志神气传于心，则精不下传于志。而志独悲，精聚于上，志虚于下。故泣出也。泣涕者，脑也，涕出于脑。脑者，阴也，髓者，骨之充也，诸髓皆属于脑。故脑渗为涕。志者，骨之主也，是以水流而涕从之者，其行类也。志与骨皆属肾，而涕亦从乎水。

雷公曰：请问人哭泣而泪不出者，若出而少，涕不从之，何也？帝曰：夫泣不出者，哭不悲也。不泣者，神不慈也，神不慈则志不悲，阴阳相持，难于感动。泣安能独来？夫志悲者惋，乌贯切，惨郁也。惋则冲阴，精也。冲阴则志去目，阴气受冲，则志去于目。志去则神不守精，精神去目，涕泣出也。且子独不诵不念夫经言乎？厥则目无所见，厥则无不因阳气在上，若不能通阴纳阳，而用辛热滋腻之药，贻害无穷。夫人厥则阳气并于上，阴气并于下。阳并于上则火独光也；阴并于下则足寒，足寒则胀也。厥因气逆，故阴阳各有所并，并则阳气不降，阴气不升，故上为目无所见，而下为足寒。阴中无阳，又生胀满。夫一水不胜五火，五脏之厥阳并于上者。故目视盲。是以气冲风，泣下而不止。夫风之中目也，阳气内守于精，是火气燔目，故见风则泣下也。内有火气，外冲于风。天之阳气为风，人之阳气为火，风中于目，则火气内燔，而水不能守，故泣出。有以比之，夫火疾风生阳之极。乃能雨，阳极则阴生承之。此之类也。（《素问·解精微论》）

八十一、五脏六腑之精气，皆上注于目而为之精。精之窠为眼，骨之精为瞳子，筋之精为黑眼，血之精为络其窠，气之精为白眼，肌肉之精为约束，眼胞中。裹撷筋骨血气之精，而与脉并为系，上属于脑，后出于项中。故邪中于项。风府、天柱之间。因逢其身之虚，其入深，则随眼系以入于脑。入于脑则脑转，脑转则引目系急，目系急则目眩以转矣。斜①其睛，其精所中，不相比也各异其见。则精散，精散则视歧，视歧见两物。此发明邪气之中人者如此。目者，五脏六腑之精也，营卫魂魄之所常营，神气之所生也。故神劳则魂魄散，志意乱。是故瞳子、黑眼法于阴，白眼、赤脉法于阳也，故阴阳即精神之本合传而精明也。目者，心使也。心者，神之舍也。故神精乱而不转，卒然见非常处，精神魂魄，散不相得，故曰惑也。此明目见非常者，亦犹外邪之属耳。

黄帝曰：人之善忘者，何气使然？岐伯曰：上气不足，下气有余，肠胃实而心肺虚。虚则营卫留于下，久之不以时上，神气不能相周，阳衰于上之兆。故善忘也。

黄帝曰：人之善饥而不嗜食者，何气使然？岐伯曰：精气并于脾，热气留于胃，胃热则消谷，消谷②故善饥。胃气逆上，则胃脘寒，不能运行，即其寒也。故不嗜食也。（《灵枢·大惑论》）

———

① 斜：《灵枢·大惑论》作"邪"。可参。
② 消谷：《灵枢·大惑论》作"谷消"。

八十二、不得卧而息有音者，是阳明之逆也。足三阳者下行，今逆而上行，故息有音也。胃逆则气连于肺。阳明者，胃脉也。胃者，六腑之海，其气亦下行。阳明逆，不得从其道，故不得卧也。《下经》曰：胃不和则卧不安，此之谓也。

夫起居如故而息有音者，此肺之络脉逆也，病不在胃，亦不在脏，病浅而微。络脉不得随经上下，故留经而不行。络脉之病人也微，故起居如故而息有音也。

夫不得卧，卧则喘者，是水气之客也。夫水者，循津液而流也。肾者，水脏，主津液，主卧与喘也。水病其本在肾，其末在肺，卧则喘者，标本俱病也。徐灵胎曰："此句为喘之总诀。"（《素问·逆调论》）

肺者，脏之盖也，肺气盛邪气实则脉大，脉大则不得偃卧。偃卧，仰卧也。仰卧则气促而急。（《素问·病能论》）

本篇所论喘息不得卧者，有肺胃肾三脏之异。在肺络者，起居如故，而息有音也，病之微者也。在胃者，不得卧而息有音也，甚于肺者也。在肾者，不得卧，卧则喘也，又其甚者也。夫息有音者，即喘之渐。喘出于肾，则病在根本矣，故愈深者必愈甚。凡虚劳之喘，义亦犹此，有不可不察也。

八十三、黄帝问于伯高曰：夫邪气之客人也，或令人目不瞑，不卧出者，何气使然？伯高曰：五谷入于胃也，其糟粕、津液、宗气分为三隧。故宗气积于胸中，出于喉咙，以贯心肺，而行呼吸焉。营气者，泌泉水貌其津液，注之于脉，化以为血，以荣四末，内注五脏六腑，以应刻数焉。卫气者，出其悍气之慓疾，而先行于四末、分肉、皮肤之间，而不休者也。昼日行于阳，夜行于阴，常从足少阴之分，间行于五脏六腑。今厥气客于五脏六腑，卫所以不得入。则卫气独卫其外，行于阳，不得入于阴。行于阳则阳气盛，阳气盛则阳跷陷；陷者，受伤之谓。王肯堂云："当作满。"［批］满字王氏亦从《外台方》中改定。不得入于阴，阴虚，故目不瞑。帝曰：治之奈何？伯高曰：补其不足，泻其有余，补阴泄阳。调其虚实，以通其道而去其邪，饮以半夏汤一剂，阴阳已通，其卧立至。此所谓决渎壅塞，经络大通，阴阳和得者也。其汤方以流水千里以外者八升，扬之万遍，取其清五升煮之，炊以苇薪，火沸，置秫米一升，先以火沸其水，后入秫米。［批］汉时一升，仅今二升。秫米即糯小米。治半夏五合，徐炊令竭为一升半，去其滓，饮汁一小杯，日三，稍益，以知为度。故其病新发者，覆杯则卧，汗出则已矣；久者三饮而已也。（《灵枢·邪客》篇）

《灵枢·大惑论》曰："帝曰：病而不得卧者，何气使然？岐伯曰：卫气不得入于阴，常留于阳。留于阳则阳气满，阳气满则阳跷盛。不得入于阴则阴气虚，故目不瞑矣。"

千里流水，取其流长源远，有疏通下达之义。扬之万遍，与甘澜水同义，取其轻扬不助阴邪也。炊以苇薪，武火也。火沸入药，仍徐炊令减，寓升降之法也。用秫米半夏汤者，以药石不能直入阳跷，故治胃以泄卫气也。半夏辛温，入胃经气分；秫米甘酸，入胃经血分；升以半夏，从阳分通卫泄邪；降以秫米，入营分通营补虚（治半夏犹言制过之半夏也）。

帝曰：病目而不得视者，因病而目有不能开视及病而多寐者。何气使然？岐伯曰：卫气留于阴，不得行于阳。留于阴则阴气盛，阴气盛则阴跷满，不得入于阳则阳气虚，故目闭也。

帝曰：人之多卧言不病而多卧者，何气使然？岐伯曰：此人肠胃大而皮肤湿，而分肉不解利也焉。肠胃大则卫气留久，皮肤湿则分肉不解，其行迟。夫卫气者，昼日常行于阳，夜行于阴，故阳气尽则卧，阴气尽则寤。故肠胃大，则卫气行留久；皮肤湿，分肉不解，则行迟。留于阴也久，其气不清，则欲瞑，故多卧矣。其肠胃小，卫气之留于阴者少。皮肤滑以缓，分肉解利，卫气之留于阳也久，故少瞑焉。此一节言不病而少卧。

帝曰：其非常经也，言其变常也，明邪气所致。卒然多卧者，何气使然？岐伯曰：邪气留于上焦，上焦闭而不通，已食若饮汤，卫气久留于阴而不行，故卒然卧焉。（《灵枢·大惑论》）

邪气居于上焦而加之食饮，则卫气留闭于中，不能外达阳分，故猝然多卧。然有因病而不能瞑者，盖以邪客于脏，则格拒卫气，不得内归阴分耳。徐灵胎曰："善食人多善卧。又风邪入于阴经者亦多卧。"

八十四、八十五、少阴之厥，气逆为厥。令人妄梦，其极至迷。少阴，心也；足少阴，肾也。厥逆则二经心肾不交，精神散越。

肺气虚，则使人梦见白物金色白，见人斩血藉藉，斩者金之用，虚者多畏怯。得其时金旺之时则梦见兵战。肾气虚，则使人梦见舟船溺人，肾属水。得其时则梦伏水中，水益大。若有畏恐。肝气虚，则梦见菌香生草，肝合木也。得其时木旺之时则梦伏树下不敢起。肝气木虚之故。心气虚，则梦救火阳物，心合火，阳物即属火之类。得其时火旺之时则梦燔灼。火益大。脾气虚，则梦饮食不足，仓廪空虚。得其时土旺之时则梦筑垣盖屋。高土也。此皆五脏气虚，阴不足也。阳气有余，无根之虚阳独浮也。阴气不足。阳不附阴，所以为厥为梦。《素问·方盛衰论》

　　阴气盛则梦涉大水恐惧，以阴胜阳，故多阴象。阳气盛则梦大火燔灼，以阳胜阴，故多阳象。阴阳俱盛则梦相杀；俱盛则争。上盛则梦飞，阳盛者亲乎上。下盛则梦堕；阴盛者亲乎下。盛饥则梦取，因不足。盛饱则梦予；因有余。肝气盛则梦怒，肝在志为怒。肺气盛则梦恐惧哭泣肺在志为忧飞扬；肺主气故。心气盛则梦喜笑恐畏，心在志为喜，在变动为忧。脾气盛梦歌乐，脾喜音乐，在声为歌。身体重不举；脾主肌肉。肾气盛则梦腰脊两解不属。腰为肾之府，故若腰脊不相联属。凡此十二盛者，至而泻之，立已。

　　厥气客于心，则梦见丘山烟火；心属火。客于肺，则梦飞扬，见金铁之奇物；肺属金。客于肝，则梦山林树木；肝属木。客于脾，则梦丘陵大泽，坏屋风雨；脾属土，其主湿。客于肾，则梦临渊，没居水中；肾属水。客于膀胱，则梦游行；三阳之表。客于胃，则梦饮食；胃为水谷之海。客于大肠，则梦田野；大肠曲折纳汙，有类田野。客于小肠，则梦聚邑冲衢；受盛之官，物之所聚。客于胆，则梦斗讼胆性刚猛自刳；自剖其腹。客于阴器，则梦接内；欲念所注。客于项，则梦斩首；恐怖之所及。客于胫，则梦行走而不能前，及居深地窌苑中；厥逆之邪在下。客于股肱，则梦礼节拜起；劳倦所致。客于胞音抛腤，则梦溲便。胕与大肠在前梦溲，在后梦便。胞，溲胕也；腤，大肠也。凡此十五不足者，至而补之，立已也。（《灵枢·淫邪发梦》篇）

短虫多则梦聚众，繁盛之象。长虫多则梦相击毁伤。（《素问·脉要精微论》）

八十六、夫血脉营卫，周流不休，上应星宿，下应经数。寒邪客于经络之中则血泣，血泣则不通，不通则卫气归之，留聚不散。不得复反，故痈肿。寒气化为热，热胜则腐肉，肉腐则为脓。脓不泻则烂筋，筋烂则伤骨，骨伤则髓消，不当骨空，不得泄泻，血枯空虚，则筋骨肌肉不相荣，经脉败漏，熏于五脏，脏伤故死矣。始受寒邪，血脉凝泣，久而不去，寒化为热，痈疽乃成，伤于脏者死不治。

痈发于嗌中，曰猛疽。言其凶恶猛厉。猛疽不治，化为脓，脓不泻，塞咽，半日死。其化为脓者，泻则合豕膏，冷食，三日已。发于颈，名曰夭疽。在天柱俗名对口。其痈大以黑赤，其毒必甚。不急治，则热气下入渊腋，足少阳经穴。前伤任脉，内熏肝肺。熏肝肺十余日而死矣。阳气大发，热毒太甚。消脑留项，名曰脑烁。其色不乐，伤乎神也。

项痛而如刺以针。毒深。烦心者，死不可治。邪犯心脏。发于肩及臑，名曰疵痈。此非要害之所，故不及五脏。其状赤黑，急治之，此令人汗出至足，此肺脉之病，肺主玄府故也。不害五脏。痈发四五日，逞焫之。逞，疾也；焫，艾炷也。言宜速灸以除之。发于腋下赤坚者，名曰米疽。治之以砭石，欲细不伤肉而长，用在深。疏砭之，不宜密。涂以豕膏，猪油煎当归，以蜡收之。六日已，勿裹之。欲其气疏泄。其痈坚而不溃者，为马刀、瘰疬。挟瘿，一作侠瘿，侠颈之瘤属。急治之。迟则伤人。发于胸，名曰井疽。喻其深而恶，能熏心肺。其状如大豆，三四日起，不早治，下入腹不治，五脏俱败。七日死矣。发于膺，名曰甘疽。膺在胸旁高肉处，逼近在乳上，穴名膺窗，足阳明胃之脉也，乳痈之属。色青，胃土味甘，故曰甘疽。色青，木克土也。其状如谷实兼五谷而言。瓜蒌，谓痈所结聚层房累累，软而不溃，中有所畜，如瓜子也。当苦寒热，急治之，去其寒热，十岁死，此证延绵难愈。死后出脓。发于胁，名曰败疵。肝之部。败疵者，女子之病也，妇人多郁怒故。灸之，其病大痈脓，治之，其中乃有生肉，大如赤小豆，剉䕞，同菱。四角、三角曰芰，两角曰菱。翘草连翘根各一升，二草之根俱能解毒。以水一斗六升，煮之竭，为取三升，则强饮，乘其热而强饮。厚衣坐于釜上，熏蒸取汗。令汗出至足已。汗透乃愈。发于股胫，名曰股胫疽。股胫，大股也，即今贴骨痈。其状不甚变，外形不显。而痈脓搏骨，毒盛而深，能下蚀三阴、阳明之大经。不急治，三十日死矣。发于尻，尾骶骨，穴名长强，为督脉之络。名曰锐疽。其状赤坚大，急治之，不治，三十日死矣。发于股阴，大股内侧，足太阴箕门、血海及足厥阴五里、阴包之间，皆阴气所聚之处。名曰赤施。不急治，六十日死。在两股之内，两股俱病，伤阴之极。不治，十日而当死。发于膝，名曰疵痈，其状大痈，色不变，不红赤。寒热，如坚石，痈未成。勿石，石之者死，伤其筋之府也。须其柔，脓成。乃石之者生。砭之无害。诸痈疽之发于节而相应者，不可治也。诸节者，神气之所游行出入也，皆不宜有痈毒之患。若其相应，则发于上而应于下，发于左而应于右，其害尤甚，为不可治。发于阳者，百日死；三阳之分，毒浅在腑。发于阴者，三十日死。三阴之分，毒深在脏。发于胫，名曰兔啮。如兔之所噬伤也，为其在下，高低等于兔也。其状赤至骨，急治之，不治害人也。发于内踝，名曰走缓。其状痈也，色不变，数石其输，而止数石屡屡砭之也，其输即肿处也其寒热，不死。发于足上下，名曰四淫。阳受气于四末，而大痈淫于其间，阳毒之盛极也。其状大痈，急治之，百日死。时气移易，则真阴日败，故逾三月而死。发于足傍，名曰厉痈。其状不大，初如小指，发急治之，去其黑者，不消辄益，言去其黑者，而犹不消，反益大焉。不治，不可治。百日死。发于足指，名曰脱痈。其状赤黑，死不治；不赤黑不死。不衰急斩之，不则死矣。

六经原腧皆在于足，所以痈发于足者，多为凶候。至于足指，又皆六井所出，而痈色赤黑，其毒尤甚。若无衰退之状，则急当斩去其指，庶得保生。否则毒气连脏，必至死矣。

一五一

黄帝曰：夫子言痈疽，何以别之？岐伯曰：营卫稽留于经脉之中，则血泣而不行，不行则卫气从之而不通，壅遏而不得行，故热。大热不止，热胜则肉腐，腐则为脓。然不能陷，骨髓不为焦枯，五脏不为伤，故命曰痈。热气淳盛，下陷肌肤，筋髓枯，内连五脏，血气竭，当其痈下，筋骨良肉皆无余，故命曰疽。疽者，上之皮夭黑暗不泽以坚，上如牛领之皮。言其厚也。痈者，其皮上薄以泽，光亮也。此其候也。（《灵枢·痈疽》篇）

李士材曰："痈字从壅，疽字从阻，总是气血稽留、营卫不通之证，大而浅者为痈，六府受伤，可无大患；深而恶者为疽，五脏受伤，大可忧畏。治之者顾可缓而忽乎？"

八十八、帝曰：人病胃脘痈者，诊当何如？岐伯曰：当候胃脉右关，其脉当沉细，沉细者气逆，胃为多气多血之府，脉当洪大而反见沉细，故为胃气之逆。逆者人迎甚盛，甚盛则热。人迎者，胃脉也，结喉旁。逆而盛，右关沉细是逆在脏，人迎甚盛是热盛于经。则热聚于胃口而不行，故胃脘为痈也。

帝曰：善。有病颈痈者，或石治之，或针灸治之，而皆已，其真安在？言孰为正治之法。岐伯曰：此同名异等者也。言名同而证异，治法各有所宜。夫痈气之息者，气结而留止不散。宜以针开除去之，气行则痈愈。夫气盛血聚者，宜石而泻之。血泄则气衰，而痈亦愈。（《素问·病能论》）

八十九、白眼青、黑眼小，是一逆也；内药而呕者，是二逆也；腹痛渴甚，是三逆也；肩项中不便，是四逆

也；音嘶色脱，是五逆也。除此五者为顺矣。（《灵枢·玉版》篇）

九十、帝曰：寒热瘰疬在于颈腋者，皆何气使生？岐伯曰：此皆鼠瘘寒热之毒气也，留于脉而不去者也。

瘰疬者，其状累然而历贯上下也。因其形如鼠穴，塞其一，复穿其一，故又名为鼠瘘。盖以寒热之毒，留于经脉，所以联络不止。一曰结核，连续者为瘰疬，形长如蚬蛤者为马刀。又曰胁肋下者为马刀。

鼠瘘之本，皆在于脏，其末上出于颈腋之间。

瘰疬必起于少阳，而后延及阳明。二经表里相传，乃至厥阴太阴，俱能为病。大抵因郁气之积，食味之厚，或风热之毒结聚而成。故其所致之本，皆出于脏，而标则见乎颈腋之间也。

其浮于脉中，而未内着于肌肉而外为脓血者，易去也。此毒之未甚者，去之犹易。若脓血既成，则为力较难。黄帝曰：去之奈何？岐伯曰：请从其本去其致之之本。引其末，可使衰去而绝其寒热。审按其道脉气所由之道。以予之与之针，徐往徐来以去之。用针补泻之法。其小如麦者，其初起。一刺知，三刺而已。所以治宜早，不可因小而忽之。

帝曰：决其死生奈何？岐伯曰：反其目视之，其中有赤脉，上下贯瞳子。见一脉，一岁死；见一脉半，一岁半死；见二脉，二岁死；见二脉半，二岁半死；见三脉，三岁而死。见赤脉不下贯瞳子，可治也。（《灵枢·寒热》篇）

目者，宗脉所聚；瞳子，骨之精也。赤脉下贯瞳子，以邪毒之焰，深贼阴分而然，死之征也。然脉见二三者，其气散而缓；脉聚为一者，其毒锐而专，此又死期迟速之有不同者也。

九十一、五脏者，中之守也。藏而勿失，则精神完固。中胸腹脏脏腑盛满胀急，气胜喘息伤恐者，肾受伤也。声如从室中言，混浊不清。是中气之湿也；是皆水气上逆之候，此脾肺肾三脏之失守也。言而微，终日乃复言者，此夺气也；气虚声不接续，肺脏失守也。衣被不敛，言语善恶，不避亲疏者，此神明之乱也；心脏失守。仓廪不藏者，是门户不要也；泄利不禁，脾脏不失。水泉不止者，是膀胱不藏也。遗溺失禁，肾脏失守。得守则无以上诸病。者生，失守者死。神去。

夫五脏者，身之强也。形气身体之强。头者，精明之府，头倾低垂不能举。视深目陷无光，精神将夺矣；背者，胸中之府，脏俞所系。背曲肩随，府将坏矣；腰者，肾之府，转摇不能，肾将惫矣；膝者，筋之府，屈伸不能，行则偻俯，筋将惫矣；筋虽主于肝，而维络关节，以立此身者，惟膝腘之筋为最，故膝为筋之府。骨者，髓之府，不能久立，行则振掉，骨将惫矣。得强脏强则气强。则生，失强则死。（《素问·脉要精微论》）

九十二、腹胀，身热，脉大，是一逆也；表里之邪俱盛。腹鸣而满，四肢清泄，阴证。其脉大，与证相反。是二逆也；衄血不止，脉大，是三逆也；阳实阴虚。咳且溲血，脱形，其气已衰。其脉小劲，邪气仍在。是四逆也；咳，脱形身热，真阴已亏，火犹不清。脉小以疾，邪盛正衰。徐灵胎曰："决死之法尽此四字。"是谓五逆也。如是者，不过十五日而死矣。一节之更。

其腹大胀，四末清，脱形，泄甚，是一逆也；脾元败而阳气去。此下言五逆之急证也。腹胀便血，阴病。其脉大，时绝，孤阳将脱。是二逆也；咳，溲血，气血俱病。形肉脱，败在脾。脉搏，真脏脉也，败在胃气。是三逆也；呕血，胸满引背，病已极。脉小气败而疾血败，是四逆也；咳呕上腹胀中，且飧泄，下。三焦俱病。其脉绝，有邪无正。是五逆也。如是者，不及一时一日之时。而死矣。（《灵枢·玉版》篇）

九十四、夫病传者，心病先心痛，一日而咳，心病传肺。三日胁支满，肺传肝。五日闭塞不通，身痛体重，肝传脾，脾主肌肉，又主运化。三日不已死。再三日不已，则脾又传肾，五脏俱伤，故死。冬夜半，夏日中。冬夜半，水旺之极也；夏日中，火旺之极。火畏水，故冬则死于夜半；阳邪亢极，故夏则死于日中。盖衰极亦死，盛极亦死，有所偏盛则有所偏绝也。五行之气无不皆然，下文之义皆彷此。一说此子午时也，少阴君火主子午正对之化，心通其气，失守则死。肺病喘咳，肺主息。三日而胁支满痛，金克木。一日身重体痛，木克土。五日而胀。五日而之胃，自脏传腑。十日不已，死。胃复传肾，而五行生成之数已极，故死。冬日入，夏日出。肺邪旺于申酉，故冬则死于日入；金气绝于寅卯，故夏则死于日出。一说卯酉二时属燥金之化，肺主气，失守则死。亦通。肝病头目眩，胁支满，三日体重身痛，肝传脾。五日而胀，脾传胃。三日腰脊少腹痛，胫酸。胃传肾。三日不已，死。肾复传心。冬日入，木受伤者，金胜则死。夏早食。肝发病者，木强则剧。一说此卯酉时也，燥金主之，为木所畏，故死。脾病身痛体重，脾主肌肉。一日而胀，脾传胃。二日少腹腰脊痛，胫酸，胃传肾。三日背膂筋痛，小便闭。肾胛①、膀胱，又为里传表。十日不已，死。复传于心。冬人定，夏晏食。人定在亥，而土病于冬者畏之，寒水反能侮土也。晏食在巳，而脾病于夏者畏之，以戊巳旺乡，而合邪为患也。一说此巳亥时也，司风木之化，脾病畏之也。肾病少腹腰脊痛，胻酸，肾主下部。三日背胛筋痛，小便闭，肾传膂、膀胱，又为里传表。三日腹胀，传小肠。三日两胁支痛。传心，此水病乘火，而表里相传也。三日不已，死，复伤肺金。冬大晨，辰刻也，为水之库。夏晏晡。戌时也，土能伐水。一说土旺于四季，为水所畏。胃病胀满，五日少腹腰脊痛，胻酸，胃传肾。三日背胛筋痛，小便闭，肾传膂、膀胱。五日而上之心。膂、膀胱传心。六日不已，死，心复传肺。冬夜半后，丑时。夏日昳。音迭，未时也。丑未为土旺之时，故胃病逢之，气极则败。一说丑未司湿土之化，气通于肾，失守则死，理之自然。膀胱病小便闭，五日少腹胀，腰脊痛，胻酸，传肾。一日腹胀，肾传小肠。一日身体痛。小肠传心，腑传脏也。心主血脉，故为痛。二日不已，死，心复传肺。冬鸡鸣，在丑阴之极也。夏下晡。在未，水所畏也。膀胱为水府，故其盛极、衰极皆能死。一说丑未为土，土能克水，故膀胱之病畏之。（《素问·标本病传论》）

相传死期各有远近，盖其脏有要害、气有虚实不同也。以次相传者必死，间一二脏或三四脏者可以治矣

---

① 胛（lǚ吕）：同"膂"，即脊骨。

九十五、手太阴气绝则皮毛焦。太阴者，行气温于皮毛者也。故气不荣则皮毛焦，皮毛焦则津液去皮节，津液去皮节者，则爪枯毛折，毛折者，则毛先死。丙笃丁死，火胜金也。

手少阴气绝则脉不通。少阴者，心脉也；心者，脉之合也。脉不通则血不流，血不流则髦_{发也}色不泽，故其面黑如漆柴者，血先死。壬笃癸死，水胜火也。足太阴气绝者，则脉不荣肌肉。唇舌者，肌肉之本也。脉不荣则肌肉软，肌肉软则舌萎，_{舌形敛缩，伸不过齿。}人中满，人中满则唇反，唇反者，肉先死。甲笃乙死，木胜土也。足少阴气绝则骨枯。少阴者，冬脉也，伏行而濡骨髓者也。故骨不濡则肉不能着也，骨肉不相亲则肉软却，肉软却故齿长而垢，发无泽。发无泽者，骨先死。戊笃己死，土胜水也。足厥阴气绝则筋绝。厥阴者，肝脉也；肝者，筋之合也；筋者，聚于阴器，而脉络于舌本也。故脉弗荣则筋急，筋急则引舌与卵。故唇青、舌卷、卵缩则筋先死。庚笃辛死，金胜木也。五阴气俱绝，则目系转，转则目运。目运者，为志先死，志先死则远一日半死矣。_{五脏之精皆上注于目①，又志藏于肾，阴之神也，真阴已竭，死在周日②。今有病剧而忽尔无所见者，正阴气竭绝之候。}六阳气绝，则阴与阳相离，离则腠理发泄，阳气不能卫外而为固。绝汗乃出，

---

① 目：原作"日"，据文义改。
② 日：原作"目"，据文义改。

其形如珠，凝而不流，或气喘不休，汗出如洗。故旦占夕死，夕占旦死。（《灵枢·经脉》篇）

九十六、冬三月之病，病合于阳者，至春正月脉有死征，皆归出春。冬三月，阴盛之时而见阳病者，时气不足，病气有余也。至春初阳气发动之令，则阳邪愈胜，阴气愈竭，脉必有死征矣。出春交夏也，阳病当阳盛，则亢极而不可免矣。冬三月之病，在理已尽，草与柳叶皆杀，在理已尽，谓色脉形证皆无生理，则交春草色青，柳叶见，皆其死期也。春阴阳皆绝，期在孟春。冬月之病，甫交春而阴阳皆绝，则不待仲、季，即孟春是死期矣。阴绝者，脉形七至；阳绝者，脉形微细。或上不至关为阳绝，下不至关为阴绝。一说皆绝谓阴中无阳，阳中无阴，彼此相绝，不交通也。春三月之病，曰阳杀，衰也，阳气方生之令，而阳气衰败不能应令也。阴阳皆绝，期在草干。以三月阳杀之病而阴阳否绝者，期在深秋草干之时，金胜木，而病发于春者死矣。夏三月之病，至阴不过十日，脾肾皆为至阴之脏，夏三月阳盛之时，苟犯此证，则真阴败绝，期在十日，天干易气不能堪矣。阴阳交，期在溓水。音敛，清也。阴阳交者，阴脉见于阳，则阳气失守；阳脉见于阴，则阴气失守，夏月而见此逆象，则仲秋溓水之期，不能保其生矣。秋三月之病，三阳俱起，不治自已。秋时阳气渐衰，阴气渐长，虽三阳脉病俱起，而阳不胜阴，故自已。阴阳交合者，立不能坐，坐不能起。秋气将敛未敛，故有阴阳合病者，则或精或气必有所伤。坐起不能者，屈伸不利也。三阴独至，期在石水。阴病而当阴盛，则孤阴不生矣。水坚如石之候，不能再生。二阴独至，期在

盛水。二阴病比之三阴病者差缓焉，故期在盛水则死。盛水者，正月雨水之候也。（《素问·阴阳类论》）

九十七、帝曰：愿闻十二经之终。终者，气尽之谓奈何？岐伯曰：太阳之脉，其终也，戴眼，目睛仰视而不能转。反折，腰脊反张。瘛音炽，筋急疭音纵，筋缓，其色白，绝汗乃出，太阳为三阳，主表，故主色白汗出。出则死矣。汗暴出如油，不能休。少阳终者，耳聋，百节皆纵，少阳主胆，胆者筋其应。目睘音琼绝系，睘，直视如惊貌。因少阳之系绝，不能旋转。绝系一日半死，其死也，色先青木之色白，乃死矣。金木相贼。阳明终者，口目动作，牵引歪斜。善惊，妄言，色黄，其上下经盛，头颈手足阳明之脉，皆躁动而盛，是胃气之败。不仁，不知疼痛，肌肉败也。则终矣。少阴终者，面黑，血败。齿长而垢，骨败。腹胀闭，上下不通心肾隔绝而终矣。太阴终者，腹胀闭不得息，善噫，善呕，呕则逆，逆则面赤，不逆则上下不通，脾不上升，肺不下降。不通则面黑，土败无以制水。皮毛焦肺败则治节不行而终矣。厥阴终者，中热嗌干，善溺，心烦，甚则舌卷，卵上缩而终矣。此十二经手足六经各分表里，是十二经也之所败也。（《素问·诊要经终论》）

针刺类

一、小针解曰：粗守形者，守刺法也。上守神者，守人之血气有余不足，可补泻也。粗守关者，守四肢而不知血气正邪之往来也。上守机者，知守气也。（《灵枢·九针

十二原》篇）

粗守形，粗工守行迹之见在也；上守神，上工察神气于冥冥也。粗守关，守四肢之关节也；上守机，察气至之动静也。手之两肘、足之两膝，谓之四关。守气往来顺逆、至与不至，皆气之机也。不但用针，诸法皆然。

二、九针之名，各不同形：一曰镵音谗针，长一寸六分；二曰员针，长一寸六分；三曰鍉音低针，长三寸半；四曰锋针，长一寸六分；五曰铍音披针，长四寸，广二分半；六曰员利针，长一寸六分；七曰毫针，长三寸六分；八曰长针，长七寸；九曰大针。（《灵枢·九针十二原》篇）

三、夫一天、二地、三人、四时、五音、六律、七星、八风、九野，身形亦应之，针各有所宜，故曰九针。人皮应天，包覆万物。人肉应地，厚静藏物。人脉应人，动静有期，盛衰有变，位于天地之中。人筋应时，时主周岁，筋主周身。人声应音，音以声生，备五音也。人阴阳合气应律，六阴六阳，以合天气。人齿面目应星，森罗布列。人出入气应风，人九窍三百六十五络应野。形体周遍。故一针皮，二针肉，三针脉，四针筋，五针骨，六针调阴阳，七针益精，八针除风，九针通九窍，除三百六十五节气，此之谓各有所主也。（《素问·针解篇》）

八、阴盛而阳虚，先补其阳，后泻其阴而和之；阴虚而阳盛，先补其阴，后泻其阳而和之。此以脉口人迎言阴阳也。

虚而泻之，是谓重虚，重虚病益甚。

邪气来也紧而疾，谷气来也徐而和。（《灵枢·终始》篇）

九、夫盐之味咸者，其气令器津泄；喻人之肾气有损，则二阴不守也。弦绝者，其音嘶败；喻人之肺气有损，则声音不清也。木敷者，其叶发；敷，内溃也；发，飘堕也。喻人之肝脾已损，则色夭肉枯也。病深者，其声哕。哕，呃逆也。以上文三证而复加声哕者，肺亏胃竭，病必危矣。人有此三者，是谓坏府，毒药无治，短针无取，此皆绝皮伤肉，血气争黑。变色也。

木得金而伐，火得水而灭，土得木而达，金得火而缺，水得土而绝，万物尽然，不可胜竭。（《素问·宝命全形篇》）

十三、凡刺之法，必候日月星辰，四时八正之气，气定乃刺之。是故天温日明，则人血淖液淖，乃豹切，濡润也而卫气浮，故血易泻，气易行；天寒日阴，则人血凝涩而卫气沉。凝则难泻，沉则难行。月始生，则血气始精，精，正也，流利也①。卫气始行；月郭满，月之四围为郭。则血气实，肌肉坚；月郭空，则肌肉减，经络虚，卫气去，形独居。是以因天时而调血气也。是以天寒无刺，营卫凝涩。天温无凝②，血气易行。月生无泻，伐其生气。月满无补，助其邪。月郭空无治，阴气不充。是谓得时而调之。合乎天也。

故养神者，必知形之肥瘦、荣卫血气之盛衰。血气者，人之神，不可不谨养。谨养其形也。（《素问·八正神

① 精，正也，流利也：此句原在"卫气始行"后，依文义改。
② 凝：《素问·八正神明论》作"疑"。

明论》)

十四、夫圣人之起度数，必应于天地，故天有宿度，二十八宿，三百六十五度。地有经水，清渭海湖汝渑淮漯江河济漳，详《经络类》三十三。人有经脉。天地温和，则经水安静；天寒地冻，则经水凝泣；天暑地热，则经水沸溢；卒风暴起，则经水波涌而陇起。夫邪之入于脉也，寒则血凝泣，暑则气淖泽，虚邪因而入客，亦如经水之得风也，经之动脉，其至也亦时陇同隆起。其行于脉中循循然随顺貌其至寸口中手也，时大时小，大则邪至，小则平，其行无常处，在阴与阳，不可为度，随阳经则入阳分，随阴经则入阴分。从而察之，三部九候，卒然逢之，早遏其路。遏，制也。(《素问·离合真邪论》)

十六、睹其色，察其目，知其散复者，神完则气复，神失则气散。察形色于外，可以知散、复。视其目色，以知病之存亡也。一其形，听其动静者，察脉于内可以知动静。持气口人迎，以视其脉。坚且盛且滑者，邪气之炽。病日进；脉软者，元气之来。病将下；退也。诸经实者，病三日已。脉实有力，邪将外达。气口候阴，人迎候阳也。 (《灵枢·四时气》篇)

十八、春气在毛，夏气在皮肤，秋气在分肉，冬气在筋骨。(《灵枢·终始》篇)

十九、是故春气在经脉，夏气在孙络，长夏气在肌肉，秋气在皮肤，冬气在骨髓中。前篇言病邪之应时令，有表有里；此篇言人气之合天地，有升有降。义本不同，非矛盾也。帝曰：余愿闻其故。岐伯曰：春者，天气始开，地气始泄，冻解冰释，水行经通，故人气在脉。夏者经满气溢，入孙络受血，皮肤充实。长夏者经络皆盛，内溢肌中。秋者天气始收，腠理闭塞，皮肤引急。冬者盖藏，血气在中，内著骨髓，通于五脏。是故邪气者，常随四时之气血而入客也，时气迁变，病必随之。至其变化，不可为度，然必从其经气，辟除其邪，除其邪则乱气不生。（《素问·四时刺逆从论》）

二十、黄帝曰：脉行之逆顺奈何？岐伯曰：手之三阴，从脏走手；手之三阳，从手走头。足之三阳，从头走足；足之三阴，从足走腹。

黄帝曰：少阴之脉独下行，何也？岐伯曰：不然。夫冲脉者，五脏六腑之海也，五脏六腑皆禀焉。其上者，出于颃颡，渗诸阳，灌诸精；其下者，注少阴之大络，出于气街，循阴股内廉，入腘中，伏行骭音干，胫骨骨内，下至内踝之后属而别；其下者，并于少阴之经，渗三阴；自少阴以渗及肝脾。其前者，伏行出跗属下。跗属，足掌属也。循跗，入大指间，渗诸络而温肌肉。（《灵枢·逆顺肥瘦》篇）

汪昂曰："冲脉上灌下渗如是，所以为脏腑之海，而肾脉因之下行也。"

张介宾曰："其下者并于少阴之经，渗三阴，此其所以下行也。"

此与《动输》篇大同。详《经络类》十三。

二十二、多阳者多喜，光明爽朗，阳之德也。多阴者多

怒。沉滞抑郁，阴之性也。（《灵枢·行针》篇）

二十三、黄帝曰：手少阴之脉独无腧井、荥、腧、经、合皆腧也。何也？岐伯曰：少阴，心脉也。心者，五脏六腑之大主也，精神之所舍也，其脏坚固，邪弗能容也。容之则心伤，心伤则神去，神去则死矣。故诸邪之在于心者，皆在于心之包络。包络者，心主之脉也，故独无腧焉。凡治病者，但治包络之腧，即所以治心也。黄帝曰：少阴独无腧者，不病乎？岐伯曰；其外经病而脏不病，故独取其经于掌后锐骨之端。手少阴之腧，神门穴也。其余脉出入屈折，其行之徐疾，皆如手少阴、心主之脉行也。故本腧者，少阴本经之腧。皆因其气之虚实疾徐以取之。（《灵枢·邪客》篇）

邪在心包藏者，当治心主之腧；邪在少阴经者，当治本经之腧。

按：《本输》篇所载五脏五腧、六腑六腧，独手少阴经无腧，故此篇特意为问（详《经络类》十六）。本篇既曰无腧，而又取其经于掌后锐骨之端，及如心主之脉行本腧等义，可见心脏无病，则治脏无腧；少阴经有病，则治经有腧。故《甲乙经》备载少阴之腧云：少冲为井，少府为荥，神门为腧，灵道为经，少海为合，于十二经之腧始全，其义盖本诸此。

二十四、黄帝曰：愿闻六腑之病。岐伯答曰：面热者，足阳明病；鱼络血者，手阳明病；两跗之上脉竖陷者，竖者坚而实，陷者弱而虚。足阳明病，此胃脉也。大肠病者，肠中切痛而鸣濯濯，冬日重感于寒即泄，当脐而痛，不能久立。与胃同候。胃病者，腹䐜胀，胃脘当心而痛，上支两胁，膈咽不通，食饮不下。小肠病者，小腹痛，腰脊控睾而痛，时窘之后，不得大小便，即疝之属。当耳前热，若寒甚，若独肩上热甚，及手小指、次指之间热，若脉陷者，此其候也。手太阳病也。三焦病者，腹气满，小腹尤坚，不得小便，窘急，溢则水，外为水肿。留即为胀。内为鼓胀。膀胱病者，小腹偏肿而痛，以手按之，即欲小便而不得，肩上热，若脉陷①，及足小指外廉及胫踝后皆热。胆病者，善太息，口苦，呕宿汁，心下澹澹，水动貌。恐人将捕之，嗌中吤吤然，有声也。数唾，寒热。（《灵枢·邪气藏府病形》篇）

二十五、邪在肺，则病皮肤痛，寒热，上气喘，汗出，咳动肩背。邪在肝，则两胁中痛，寒中，木乘脾胃。恶血在内，肝主血。行善掣节，肝主筋。时脚肿。邪在脾胃，则病肌肉痛。阳气有余，阴气不足，则热中善饥；阳气不足，阴气有余，则寒中肠鸣腹痛；阴阳俱有余若俱不足，邪气皆盛，正气皆虚。则有寒有热。邪在肾，则病骨痛阴痹。阴痹者，按之而不得，腹胀腰痛，大便难，肩背颈项痛，时眩。邪在心，则病心痛，喜悲，时眩仆。（《灵枢·五邪》篇）

二十七、清气在阴，失其升。浊气在阳，失其降。营气顺脉，卫气逆行。昼失行阳，夜失行阴。清浊相干，乱于胸中，是谓大悗，母本切，闷也，由卫气之为乱。故气乱于心，

---

① 若脉陷：三字原无，据《灵枢·邪气脏腑病形》加。

则烦心密嘿同默，俯首静伏；乱于肺，则俯仰①喘喝，接手以呼；乱于肠胃，则为霍乱；乱于臂胫，则为四厥；乱于头，则为厥逆，头重眩仆。（《灵枢·五乱》篇）

二十八、阴者主藏，手足三阴脉。阳者主腑。手足三阳脉。阳受气于四末，阴受气于五脏。阳主外，阴主内。少气者，脉口、人迎俱少，而不称尺寸也。如是者，则阴阳俱不足，补阳则阴竭，泻阴则阳脱。如是者，可将以甘药，不可饮以至剂。刚毒之剂。如此者，弗灸。火能伤阴。不已者，因而泻之，则五脏气坏矣。（《灵枢·终始》篇）

二十九、夫约方者，犹约囊也，囊满而弗约，则输泄；方成弗约，则神与弗俱。方成弗约，则不切于用，盖杂则不精也。《易》曰："精义入神，以致用也"，不得其精，焉能入神？有方无约，即无神也。未满而知约之以为工，不可以为天下师。未博而求精，何精之有？

寸口主中，太阴行气于脏。人迎主外，阳明行气于府。两者相应，俱往俱来，若引绳大小齐等。春夏人迎微大，秋冬寸口微大，如是者，名曰平人。（《灵枢·禁服》篇）

三十、邪客于皮毛，入舍于孙络，留而不去，闭塞不通，不得入于经，流溢于大络，而生奇病也。大络者，十二经支别之络也。病在支络，行不由经，故曰奇邪。夫邪客大络者，左注右，右注左，上下左右与经相干而布于四末。其气无

---

① 俯仰：原作"俛"，据《灵枢·五乱》改。

常处，不入于经俞，命曰缪刺。支而横者为络。缪，音谬，异也。左病刺右，右病刺左，刺异其处，故曰缪刺。治奇邪之在络者也。

邪客于足太阳之络，令人头项肩痛，拘挛背急，引胁而痛。

邪客于足阳明之络①，令人鼽衄，上齿寒。

邪客于手阳明之络，令人气满胸中，喘息而支胠，胸中热。

邪客于足少阳之络，令人胁痛不得息，留于枢中痛，髀枢也。髀不可举。即环跳穴。

邪客于手少阳之络，令人喉痹，舌倦口干，心烦，臂外廉痛，手不及头。

邪客于足太阴之络，令人腰痛，引少腹，控眇，控，引也；眇，季肋下。不可以仰息

邪客于足少阴之络，令人卒心痛，暴胀，胸胁肢满，嗌痛，不可内食，无故善怒，气上走贲上，贲门之上。嗌中肿，不能内唾，时不能出唾。

邪客于足厥阴之络，令人卒疝暴痛。

邪客于手阳明之络，令人耳聋，时不闻音。此乃邪气入络，卒然所得之证。

邪客于足阳蹻之脉，令人目痛，从内眦始。

邪客于五脏之间，其病也，脉引而痛，时来时止。

---

① 络：《素问·缪刺论》作"经"。

邪客于手足少阴、心肾。太阴、肺脾。足阳明胃之络，此五络，皆会于耳中，上络左角，左额之角。五络俱竭，令人身脉皆动，而形无知也，其状若尸，或曰尸厥，身脉皆动，筋惕肉瞤也。王晋三曰："心肾为水火络，肺脾为天地络，胃为中土络。竭者阴阳相离，不能交会也。" 刺不已，以竹管吹其两耳，温助五络①，气可复通。剃其左角之发方一寸，五络之血余。燔治，烧制为末。饮以美酒一杯，不能饮者灌之，立已。（《素问·缪刺论》）

补以其类，故可使尸厥立已。王晋三曰："血余入络化痰，饮以美酒，使络气与胃气相通，庶阳和厥醒。"

三十一、病在阳者，命曰风；病在阴者，命曰痹；阴阳俱病，命曰风痹。阳受风气，邪入于阴，则痹。徐灵胎曰："二病之殊，两言而定。"病有形而不痛者，阳之类也；病浅在外。无形而痛者，阴之类也。病深在内。无形而痛者，其阳完而阴伤之也，完，固也。急治其阴，无攻其阳；有形而不痛者，其阴完而阳伤之也，急治其阳，无攻其阴。凡表里虚实，其治皆然。阴阳俱动，表里俱病。乍有形，乍无形，往来不常。加以烦心，命曰阴胜其阳。阴病甚于阳。此谓不表不里，阴阳并伤，不在一处。其形不久。

风寒伤形，忧恐忿怒伤气。气伤脏，乃病脏；寒伤形，乃应形；风伤筋脉，筋脉乃应。此形气外内形见于外，

———

① 五络：即前注王晋三曰："心肾为水火络，肺脾为天地络，胃为中土络。"

气运于中。之相应也。(《灵枢·寿夭刚柔篇》)

三十二、帝曰：刺三变者奈何？伯高答曰：刺营者出血，刺其阴。刺卫者出气，刺寒痹者内热。温其经。黄帝曰：营卫寒痹之为病奈何？伯高答曰：营之生病也，寒热病在阴分，则阳胜之故，为寒热往来少气，阴虚则无气。血上下行。邪在血，故上下妄行，所以刺营者当出其血。卫之生病也，气痛时来时去，气无定形也。怫郁怒忾太息贲响，腹鸣如奔。风寒客于肠胃之中。府属表而阳邪归之，故病亦生于卫气。寒痹之为病也，留而不去，时痛而皮不仁。不知痛痒。帝曰：刺寒痹内热奈何？伯高曰：刺布衣者，以火焠之；焠，音翠，灼也，即雷火针及艾蒜蒸灸之类。刺大人者，以药熨之。用淳酒二十升，蜀椒一升，干姜一斤，桂心一斤，凡四种，皆㕮咀，渍酒中。用绵絮一斤，细白布四丈，并内酒中。置酒马矢同屎煴音愠中，盖封涂，勿使泄。五日五夜，出布绵絮，曝干之，干复渍，以尽其汁。每渍必晬其日，乃出干。干，并用滓与绵絮，复布为复巾，重布为巾，如今之夹袋，所以盛贮棉絮药滓。长六七尺，为六七巾。则用之生桑炭炙巾，以熨寒痹所刺之处，大人血气清滑，故当于既刺之后，但以药熨，则经通汗出而其寒痹可除。令热入至于病所。寒，复炙巾以熨之，三十遍而止。汗出，以巾拭身，亦三十遍而止。起步内中，室之密者。无见风。每刺必熨，如此，病已矣。此所谓内热也。(《灵枢·寿夭刚柔》篇)

徐灵胎曰："熨寒痹所刺，则知先已刺过，然后熨之。若不刺而徒熨，恐药性不易入，则刺法亦当考明。"

三十三、腰脊者，身之大关节也。肢胫者，人之管键也以趋翔也。茎垂者，前阴宗筋。身中之机，阴精之喉，津液之道也。故饮食不节，病在太阴、阳明。喜怒不时，津液内溢，乃下留于睾，音高，阴丸也。血道不通，日大不休，俯仰不便，趋翔不能。此病荣然有水，不上不下，（《灵枢·刺节真邪》篇）

三十六、偏枯，身偏不用而痛，半身不随。言不变，志不乱，病不在脏。病在分腠之间，益其不足，损其有余，乃可复也。

痱之为病也，痱，音肥，又音沸，亦风属，尤言废也。身无痛者，四肢不收，此偏枯、痱病之辨。智乱不甚。其言微知，神气未为全去。可治；甚则不能言，不可治也。神失。

风痉，身反折。风在膀胱经也。（《灵枢·热病》篇）

三十七、目眦本篇所论皆癫狂厥逆之病，而此所言目眦，若不相涉，何也？盖以癫狂等疾，须察神气，欲察其神，当从目始，示人以知所先也。外决于面者，为锐眦；目眦，眼角也，外角曰锐眦。在内近鼻者，为内眦，此以中外言也。上为外眦，上纲。下为内眦。下纲。此以上下言也。

癫疾始生，先不乐，神志将乱。头重痛，视举目赤，厥气上行。其作极，已而烦心。躁急不宁。候之于颜，天廷也，癫疾将作，邪色必见于此。取手太阳、阳明，太阴，血变而止。必待血色变而后止针。

癫疾始作，而引口啼咳喘悸者，引口，牵引歪斜也。悸，音匮①，心动也。候之手阳明、太阳，左强者攻其右，右强者攻其左，血变而止。强，坚强也。左右牵引，病多在络，故用缪刺。

癫疾始作，先反僵，反张僵仆。因而脊痛，候之足太阳、阳明、太阴、手太阳，血变而止。

治癫疾者，常与之居，察其所当取之处。病至，视之有过者泻之。置其血于瓠壶之中，至其发时，血独动矣；不动，灸穷骨二十壮。穷骨者，骶骨也。即督脉之长强穴。

骨癫疾者，病深在骨。顑齿诸腧、分肉，皆满颟，音坎，鬓骨之上，两太阳之间。邪气壅闭，故为胀满。而骨居，尪，羸也。汗出外烦悗内；呕多沃沫上，气下泄。下。汗、挽已为危证，呕泄尤为脾胃俱败，不治。

筋癫疾者，病在筋。身倦挛倦怠拘挛。急大，脉象。刺项大经之大杼脉；呕多沃沫，气下泄，不治。

脉癫疾者，病在血脉。暴仆，猝倒。四肢之脉皆胀而纵。弛纵。脉满，尽刺之满胀之处，尽刺以出血。出血②；不满，灸之挟项太阳，灸带脉于腰相去三寸，诸分肉本输；呕多沃沫，气下泄，不治。

癫疾者，疾发如狂者，死不治。阳邪盛极，阴之竭也。狂

---

① 悸，音匮：悸应音（jì 季），而匮只有（kuì 愧）、（guì 贵）两个读音，疑误。

② 出血：二字原脱，据《灵枢·癫狂》补。

始生，先自悲也，神不足。喜忘、魂伤则狂妄不精，志伤则喜忘其前言。苦怒、肝乘脾。善恐血不足者，得之忧饥，伤脏气。治之取手太阴、阳明，血变而止，及取足太阳、阳明。

狂始发，上言始生，病生之初也；此即言始发，病成而发也。少卧，不饥，狂发大概如此。自高贤也，自辩智也，自尊贵也，善骂詈，日夜不休，治之取手阳明、太阳、太阴、舌下、少阴。视之盛者，皆取之，不盛，释之也。

狂言、惊、善笑、好歌乐、妄行不休者，得之大恐，治之取手阳明、太阳、太阴。恐伤志，故见证如此。

狂、目妄见、耳妄闻、善呼者，少气之所生也，气衰则神怯。治之取手太阳、太阴、阳明、足太阴、头、两颏。

狂者多食、善见鬼神、善笑而不发于外者，暗笑。得之有所大喜，伤神所致。治之取足太阴、太阳、阳明，后取手太阴、太阳、阳明。（《灵枢·癫狂》篇）

病在诸阳脉，阳分之脉。且寒且热，阳邪乱其血气，热极生寒。诸分经脉分肉且寒且热，名曰狂。刺之虚脉。泻其盛者，使之虚也。病初发，岁一发不治，月一发不治，病深道远，有宿本也。月四五发，暴病来速去速，此为可治者也。名曰癫病。（《素问·长刺节论》）

三十八、黄帝问曰：少阴何以主肾？肾何以主水？岐伯对曰：肾者，至阴也，至阴者，盛水也；肺者，太阴也，少阴者，冬脉也，故其本在肾，其末在肺，皆积水也。肾脉上入肺中，所以肾邪上逆则水客于肺，金水相生，母子同气，故皆能积水。帝曰：肾何以能聚水而生病？岐伯曰：肾者，胃之关也，关门不利，故聚水而从其类也。上下溢于皮肤，故为胕肿。胕肿者，聚水而生病也。

关者，门户要会之处，所以司启闭、出入也。肾主下焦，开窍二阴。水谷入胃，清者由前阴而出，浊者由后阴而出。肾气化，则二阴通；肾气不化，则二阴闭；肾气壮，则二阴调；肾气虚，则二阴不禁。故曰肾者胃之关也。关闭则气停，气停则水积。水之不行，气从乎肾，所谓从其类也。肌肤浮肿曰胕肿，寒水侮土之病。

帝曰：诸水皆生于肾乎？岐伯曰：肾者，牝脏也。地气上者，属于肾而生水液也，故曰至阴。地气上者，阴气升也，以阴从阴而生水液，故曰至阴。勇而劳甚，则肾汗出，汗自阴分深处而发。肾汗出逢于风，内不得入于脏腑，外不得越于皮肤，客于玄府，汗出逢风，则腠理闭。行于皮里，传为胕肿，本之于肾，名曰风水。所谓玄府者，汗空同孔也。吴鹤皋曰："水因风得，故名风水，所以治水必兼风药。若但腹中坚胀而身不肿，病名鼓胀，与此不同。"

故水病下为胕肿大腹，上为喘呼不得卧者，标本俱病，故肺为喘呼，水在上则气不化。肾为水肿，水在下则湿不分。肺为逆不得卧，水必自下而升，上及于肺，则其病剧矣。分为相输俱受者，水气之所留也。（《素问·水热穴论》）

水能分行，诸气相为输应。而俱受病者，正以水气同类，水病则气应，气病则水应，留而不行，俱为病也。

风疢同水，肿也。肤胀，徒疢，有水无风。刺之，疢尽乃止。饮闭药，饮通闭之药，如利水之剂。方刺之时，徒饮之，言即方刺之时，亦但饮无碍也。方饮无食，方食无饮，药食相混，难以取效。无食他食，百三十五日。水肿既消，当忌伤脾、发湿等物。至百三十五日之外，方保其不复矣。（《灵枢·四时气》篇）

三十九、帝曰：人伤于寒而传为热，何也？岐伯曰：夫寒盛则生热也。［批］邪外束阳气郁也。（《素问·水热穴论》）

四十、热病三日，而气口静、人迎躁者，病在三阳，未入阴分。取之诸阳，五十九刺，以泻其热而出其汗，实其阴三阴以补其不足者。身热甚，阴阳皆静阳证得阴脉者，勿刺也；其可刺者，急取之，不汗出则泄。所谓勿刺者，有死征也。脉证相反。

热病七日八日，邪必深至阴分。脉口动，喘而短者，急刺之，汗且自出，邪可散。浅刺手大指间。热病七日八日，脉微小，正气虚。病者溲血，口中干，伤其阴。一日半而死；脉代者，变乱失常，是为代脉。一日死。热病已得汗出，邪当退矣。而脉尚躁，喘且复热，不为衰汗，乃反证也。勿刺肤，恐重伤气。喘甚者死。热病七日八日，脉不躁，躁不散数，脉躁盛乃谓将汗之兆，不躁则阴之类也，即躁而力不散大，至不数疾，皆正气衰微，不能鼓动，亦阴之类也。必且未能得汗，故当再俟三日，庶或得汗。后三日中有汗；三日不汗，四日死。又逾四日，则病在旬日之外矣，阴阳不应，期当死也。未曾汗者，勿腠刺之。气必虚也。

热病不知所痛，耳聋，不能自收，体重不能收持。口干，阳热甚，阳胜之时则热甚。阴颇有寒者，阴胜之时颇有寒。热在髓，邪居阴分。死不可治。

热病已得汗而脉尚躁盛，孤阳不敛。此阴脉之极也，死；阴脉虚极，有阳无阴。其得汗而脉静者，生。邪去正复。热病者，脉尚盛躁而不得汗者，此阳脉之极也，死；阳脉亢极，阴虚不能外达。脉盛躁得汗，静者生。

热病不可刺者有九：以其有死征。一曰汗不出，阴无力。大颧发赤，戴阳为阴不足。哕胃虚者死；二曰泄而腹满甚者死；脾气败。三曰目不明，脏腑之精气竭。热不已表里之阴气竭者死；四曰老人婴儿，热而腹满者死；邪伤脾脏，老少尤以脾气为本。五曰汗不出，阴虚。呕下血者死；阴伤尤甚。六曰舌本烂，心、肝、脾、肾之脉皆系于舌。热不已者死；三阴俱损。七曰咳而衄，邪在肺经，动阴血。汗不出，出不至足者死；真阴溃竭。八曰髓热者死；肾气败竭。九曰热而痉者死。热极生风，大伤阴血。腰折，脊背反张。瘈疭，肢体抽掣。齿噤牙关不开齘音械，切齿也。也。凡此九者，不可刺也。（《灵枢·热病》篇）

四十一、皮寒热者，邪在肺，不可附席，邪在外。毛发焦，鼻槁腊，腊，干也。肺主皮毛，开窍于鼻。肌寒热者，邪在脾。肌痛，毛发焦而后槁腊。脾主肌肉，其荣在唇。骨寒热者，邪在肾。病无所安，阴虚而燥。汗注不休，阴伤液脱。齿已槁，死齿者骨之余，槁为阴气竭。不治。（《灵枢·寒热病》篇）

四十三、真头痛，头痛有二，邪逆于经上干头脑而为痛者，曰厥头痛，可治之证；真头痛不可治也。头痛甚，脑尽痛，阴邪直中髓海。手足寒至节，四肢为诸阳之本，元阳败竭。死不治。

头半寒痛，偏头冷痛。先取手少阳、阳明，以去其标。后取足少阳、阳明。以去其本。(《灵枢·厥病》篇)

四十四、臂阳明即手阳明。有入頄遍齿者，頄，音求，颧也。足太阳有入頄遍齿者，上齿龋取之。足太阳有通项入于脑者，即项中两筋间玉枕穴。正属目本，名曰眼系，头目苦痛，取之在项中两筋间。入脑乃别。太阳之脉自项入脑，乃别属蹻脉。阴蹻、阳蹻，阴阳相交，太阳属两蹻，而交合于目内眦之睛明穴。阳入阴，阴出阳，交于目锐眦，阳气盛则瞋目，阳蹻气盛，则阴气不荣，故目张如瞋而不得合。阴气盛则瞑目。阴蹻气盛则阳气不荣，故目瞑而不能开。(《灵枢·寒热病》篇)

目中赤痛，从内眦始，取之阴蹻。足少阴之照海，即阴蹻之所生也，故当刺之。(《灵枢·热病》篇)

耳痛不可刺者，耳中有脓，若有干耵聍，音顶宁，耳垢也。耳无闻也。(《灵枢·厥病》篇)

聋而不痛者，取足少阳；聋而痛者，取手阳明。阳明与少阳脉皆入耳，当分痛与不痛而补泻之。

齿痛，不恶清音清饮，取足阳明；恶清饮，取手阳明。(《灵枢·杂病》篇)

重舌，刺舌柱以铍针也。重舌，舌下生小舌也。舌柱，即舌下之筋如柱者也。(《灵枢·终始》篇)

嗌干，口中热如胶，取足少阴。阴不足当取而补之。喉痹不能言，取足阳明；能言，取手阳明。能言者轻，但取之上；不能言者重，当泻其下也。（《灵枢·杂病》篇）

四十五、黄帝问于少师曰：人之卒然忧恚音畏①，恨怒也。而言无音者，何道之塞，何气出行，使音不彰？愿闻其方。少师答曰：咽喉者，水谷之道也。喉咙者，气之所以上下者也。人有二喉，软者居后，是为咽喉，为水谷之道，通于六气者也；硬者居前，为宗气出入之道，所以行呼吸，通于五脏者也。其在《太阴阳明论》则以软者为咽，硬者为喉，故曰喉主天气，咽主地气。会厌者，音声之户也。会厌者，喉间之薄膜也，周围会合，上连悬雍，咽喉食息之道得以不乱，赖其遮厌，故谓之会厌。能开能阖，声由以出，故谓之户。口唇者，音声之扇也。唇启则声扬。舌者，音声之机也。舌动而音生。悬雍垂者，音声之关也。悬而下垂，俗名小舌，当气道之冲，为喉间要会，故谓之关。颃颡者，分气之所泄也。颃，颈也。颃颡即颈中之喉嗓，当咽喉之上，悬雍之后，张口可见者也。嗓前有窍，息通于鼻，故为分气之所泄。横骨者，神气所使，主发舌者也。横骨即喉上之软骨也。下连心肺，故为神气所使；上连舌本，故主举发舌机。故人之鼻洞涕液流泄于鼻涕出不收者，颃颡不开，颃颡之窍闭。分气失也。气无所分。是故厌小而疾速也薄，则发气疾，其开阖利，其出气易；其厌大而厚，则开阖难，其气出迟，故重言也。重言，言语蹇涩之谓。人卒然无音者，寒气客于厌，则

---

① 恚音畏：恚，（huì 会），无畏音，疑误。

厌不能发，发不能下，至其开阖不致，不致，不能也，言不便也。故无音。

帝曰：刺之奈何？岐伯曰：足之少阴，上系于舌，络于横骨，终于会厌。两泻其血脉，浊气乃辟。两泻者，两足俱刺也。然人有虚劳失音者，观此节之义，则亦无非属乎肾经，但其治当分补泻耳。辟，开也。会厌之脉，上络任脉，取之天突，其厌乃发也。天突为阴维、任脉之会，治暴聋。（《灵枢·忧恚无言》篇）

四十六、厥心痛，五脏逆气上干于心而为痛。与背相控，引也。善瘈，拘急如风。如从后触其心，伛偻者，背曲不伸。肾心痛也。肾邪干心。厥心痛，腹胀胸满，心尤痛甚，胃心痛也。厥心痛，痛如以针刺其心，心痛甚者，脾心痛也。厥心痛，色苍苍肝色如死状，肝气逆。终日不得太息，肝系急，气道约而不利。肝心痛也。厥心痛，卧若徒居，徒，空也。卧若徒居，无倚傍也。心痛间动作痛益甚，气逆不舒，畏于动也。色不变，不在血分。肺心痛也。真心痛，邪气直犯心主。手足清至节，毒深阴甚。心痛甚，旦发夕死，夕发旦死。

肠中有虫瘕及蛟蛕，此言虫瘕在肠、胃，亦为心腹痛也。瘕，结聚也；蛟，蛕属；蛕，音回，蚘也。皆不可取以小针。谓其力小不能制。心肠痛，憹作痛，懊憹难忍。肿聚，或肚、腹肿起而结聚于内。往来上下行，行无定处。痛有休止，虫动则痛，静则不痛。腹热，喜渴涎出者，是蛟蛕也。以手聚按而坚持之，无令得移，以大针刺之，久持之，虫不动，乃出针也。饼音烹，满也腹憹痛，形中上者。（《灵枢·厥病》篇，

又《杂病》篇）

此重言证之如此，其形自中、自上而渐升者，即当以虫治之也。

四十七、善呕，呕有苦，长太息，心中憺憺，心虚貌。恐人将捕之，邪在胆，逆在胃，木乘土也。胆液泄则口苦，胃气逆则呕苦，故曰呕胆。（《灵枢·杂病》篇）

四十八、黄帝曰：气为上膈者，因于气则病在上。食饮入而还出，即时还出。余已知之矣。虫为下膈，因于虫则病在下。徐灵胎曰："下膈名虫，似属虫为患，当以治虫之法治之。"下膈者，食晬时乃出晬①，音醉，周时也，余未得其意，愿卒闻之。岐伯曰：喜怒不适，食饮不节，寒温不时，则寒汁流于肠中，不适、不节、不时三者皆伤胃中阳气。流于肠中则虫寒，虫寒则积聚，虫积而聚。守于下管同脘，则肠胃充郭同廓，卫气脾气不营，不能营运下脘。邪气居之。人食则虫上食，虫上食则下管虚，下管虚则邪气胜之，积聚以留，留则痈同壅成，痈成则下管约。壅于下管，要约不行，故食入晬时复出也。其痈在管内者，即而痛深；其痈在外者管外，则痛外而痛浮，痛上皮热。管内管外，言下管也，邪伏于中，故热见于皮肉之上。

刺之，已刺必熨，令热入中，日使热内，邪气益衰，大痈乃溃。气温于内，邪自溃散。伍以参禁，以除其内，三相参为参，五相伍为伍②。凡食息起居，必参伍宜否，守其禁以除内之

---

① 晬（zuì最）：指一昼夜，即一周时。
② 三相参为参，五相伍为伍：语出《说文解字》："相参伍也，三相参为参，五相伍为伍。"后遂以参伍指错综比较，加以验证。《韩非子·八经》："参伍之道，行参以谋多，揆伍以责失。"

再伤。恬憺无为，乃能行气，膈证最为难愈，故当切戒。后以咸苦，化谷乃下矣。咸从水化，可以润下软坚；苦从火化，可以温胃。故皆能下谷。(《灵枢·上膈》篇)

气为上膈者，气有虚实。实而气壅，则食无所容；虚而气寒，则食不得化，皆令食入即出也。至若虫为下膈者，虫上食，则下脘虚，其寒汁流于肠中，而后致壅滞不行，则亦因阳气之虚于下，故食入周时复出也。然下膈一证，有因命门气衰，食至下焦不能传化，逆而还出，不因虫痛而下焦不通者矣。此篇特言虫痛者，盖亦下膈之一证耳，学者当因是而推广之。

四十九、足太阳脉令人腰痛，引项脊尻背如重状。尻，开高切，臀也。少阳令人腰痛，如以针刺其皮中，循循然少阳应风水，阳分受之，故如针刺。循循，迟滞貌。不可以俯仰身，不可以顾头回顾。阳明令人腰痛，不可以顾，顾如有见者，见鬼怪之谓。善悲。神不足也，皆阳明气衰而阴邪侮之。足少阴令人腰痛，痛引脊内廉属肾。厥阴之脉，令人腰痛，腰中如张弓弩弦。肝主筋，肝病则筋急。

解脉足太阳经之散行脉。令人腰痛，痛引肩，目䀮䀮荒然，时遗溲。

解脉令人腰痛，如引带，常如折腰状，善恐。太阳络肾。

同阴之脉足少阳之别络于厥阴，并经下络足跗，故曰同阴。令人腰痛，痛如小锤音槌居其中，痛而重也。怫音佛然肿。言肿突如怒也。

阳维之脉令人腰痛，痛上怫然肿。

衡络之脉，足太阳之外络自腰中横出髀外后廉，而下合于腘中，故曰衡络。衡，横也。令人腰痛，不可以俯仰，仰则恐仆，得之举重伤腰，衡络绝，恶血归之。绝，阻绝也。

会阴之脉，任脉穴，在大便前，小便后，任、冲、督三脉所会，故曰会阴。令人腰痛，痛上漯漯然汗出，漯音踏①，汗应时出之貌。汗干令人欲饮，汗干液亡。饮已欲走。饮多则阴气下溢。

飞阳之脉，足太阳之络穴别走少阴。令人腰痛，痛上怫怫然，痛上如嗔愦也。甚则悲以恐。太阳之别，当心入散，又脉络肾，悲生于心，恐生于肾。

昌阳之脉，足少阴之复溜。令人腰痛，痛引膺，肾脉注胸。目䀮䀮然，肾精为瞳子。甚则反折，少阴合于太阳。舌卷不能言。肾脉循喉咙。

散脉，足太阴之别。令人腰痛而热，热甚生烦，腰下如有横木居其中。其脉结于腰髁下骨空中甚则遗溲。

肉里之脉，分肉之里，足少阳脉之所行。令人腰痛，不可以咳，咳则筋缩急。少阳者，筋其应。（《素问·刺腰痛篇》）

五十、厥逆为病也，足暴清，胸若将裂，肠若将以刀切之，懊憹痛楚。徐灵胎曰："厥之象如此，甚则不知人矣。"烦而不能食，气逆于中。脉大小皆涩，邪逆于经。暖取足少阴，身体温暖，当泻少阴。清取足阳明，身体清冷，当补阳明。清则补

---

① 漯音踏：漯字只在"漯（tà 踏）水"一词中读踏。漯水，古水名，在今山东省。而"漯漯"为汗出不断貌，如张介宾注曰："漯，音磊，形容汗出。"

之，温则泻之。（《灵枢·癫狂》篇）

病在筋，筋挛节痛，不可以行，名曰筋痹。

病在肌肤，肌肤尽痛，名曰肌痹，伤于寒湿。

病在骨，骨重不可举，骨髓酸痛，寒气至，名曰骨痹。（《素问·长刺节论》）

五十一、手屈而不伸者，其病在筋；筋之拘挛。伸而不屈者，其病在骨。骨之废弛，即骨痹也。在骨守骨，在筋守筋。言不可误求也。（《灵枢·终始》篇）

五十三、五脏身有五部：五脏在内，而要害系于外者有五部。伏兔一，足阳明胃经穴，膝上六寸起肉。一曰膝盖上七寸，以左右各三指按捺，上有肉起如兔状。腓二。腓者，腨也。小腿肚也，足阳明、少阴及三焦所系。背三，中督、左右膀胱，皆脏气之所系。五脏之腧四，五俞，皆膀胱经穴。膀胱虽主表，而十二俞内通于五脏六腑也。项五。督脉、阳维之会，统诸阳之纲领。此五部有痈疽者死。阳毒起发者尚可治，若阴毒不起者，断难治也。（《灵枢·寒热病》篇）

五十八、帝曰：何谓五夺？岐伯曰：形肉已夺，是一夺也；大夺血之后，是二夺也；大汗出之后，是三夺也；大泄之后，是四夺也；新产及大血之后，是五夺也。此皆不可泻。帝曰：何谓五逆？岐伯曰：热病脉静，阳证得阴脉。汗已出，脉盛躁，真阴败竭。是一逆也；病泄，脉洪大，孤阳，邪胜。是二逆也；着痹不移，䐃肉破，身热，脉偏绝，元阳已脱。是三逆也；淫而夺形，身热，色夭然白，及后下血衃，血衃笃重，精血去而亡阴发热。是谓四逆也；寒热夺形，脉坚搏，脾阴大伤而真脏见。是谓五逆也。五逆皆阴虚之病，阴虚则无气，无气则死矣。（《灵枢·五禁》篇）

六十四、脏有要害，各有所要，亦各有所害。不可不察。肝生于左，肺藏于右，心部于表，肾治于里，脾为之使，胃为之市。膈肓之上，中有父母，七节之傍，中有小心。从之有福，逆之有咎。（《素问·刺禁论》）

肝木王于东方，而主发生，故其气生于左；肺金王于西方，而主收敛，故其气藏于右；心火主阳在上，故其气部于表；肾水主阴在下，故其气治于里；脾土王于四季，主运行水谷，以溉五脏，故为之使；胃纳水谷，无物不容，故为之市。膈，膈膜也。言心之下，膈之上也。膈肓之上，心肺所居，心为阳中之阳，肺为阳中之阴。心主血，肺主气，营卫于身，故称父母。人之脊骨共二十一节，自上而下，当十四节之间。自下而上，是为第七节。其两旁者，乃肾腧穴，其中则命门外俞也。人生以阳气为本，阳在上者谓之君火，君火在心；阳在下者谓之相火，相火在命门，皆真阳之所在也。故曰七节之旁，中有小心。从，谓顺其气；逆，谓丧其真。上文八者，皆人生神气之所在，顺之则福延，逆之则咎至，乃所谓藏之要害也。

运气类

一、五日谓之候，三候谓之气，六气谓之时，四时谓之岁。（《素问·六节藏象论》）

三、夫五运阴阳者，天地之道也，万物之纲纪，变化之父母，生杀之本始，神明之府也，可不通乎！故物生谓之化，物极谓之变，阴阳不测谓之神，神用无方谓之圣。神以天道言，圣以人道言。

夫变化之为用也，在天为玄，在人为道，在地为化，化生五味，道生智，玄生神。神在天为风，无形。在地为木；有形。在天为热，在地为火；在天为湿，在地为土；在天为燥，在地为金；在天为寒，在地为水。故在天为气，在地成形，形气相感而化生万物矣。然天地者，万物之上下也；左右者，阴阳之道路也；水火者，阴阳之征兆也；金木者，生成之终始也。春木发生，秋金成实。气有多少，形有盛衰，多少，谓阴阳有三等之分也；盛衰，谓五行有太少之异也。上下相召，而损益彰矣。

何谓气有多少，形有盛衰？曰：阴阳之气各有多少，故曰三阴三阳也。形有盛衰，谓五行之治，各有太过不及也。故其始也，有余而往，不足随之，不足而往，有余从之，知迎知随，气可与期。应天为天符，中运与司天同气。承岁为岁直，年支与岁同气相承，故曰岁直，即岁会也。三合为治。即太乙天符①，言天气、运气、年辰三合也（天符、岁会、三合又见后七）。

寒暑燥湿风火，天之阴阳也，三阴三阳上奉之；木火土金水火，地之阴阳也，生长化收藏下应之。天以阳生阴长，地以阳杀阴藏。

---

① 太乙天符：运气术语，指既为天符、又为岁会之年，即司天之气，中运之气和岁支之气三者会合。戊午、乙酉、己丑、己未均属太乙天符年。

天以六为节，天干之五必得地支之六以为节。地以五为制。地支之六必得天干之五以为制。周天气者，六期为一备；六气各主一步，步各六十日。终地纪者，五岁为一周。一岁五行各主一运。运，七十二日。君火以明，相火以位。此明天之六气唯火有二之气。

甲巳之岁，土运统之；甲巳化土。乙庚之岁，金运统之；乙庚化金。丙辛之岁，水运统之；丙辛化水。丁壬之岁，木运统之；丁壬化木。戊癸之岁，火运统之。戊癸化火。

子午之岁，上见少阴；上谓司天也，少阴司①天则阳明在泉。丑未之岁，上见太阴；太阴司天，太阳在泉。寅申之岁，上见少阳；少阳司天，厥阴在泉。卯酉之岁，上见阳明；阳明司天，少阴在泉。辰戌之岁，上见太阳；太阳司天，太阴在泉。巳亥之岁，上见厥阴。厥阴司天，少阳在泉。少阴所谓标也，厥阴所谓终也。标，首也；终，尽也。六十年阴阳之序始于子午，故少阴谓标；终于巳亥，故厥阴谓终。厥阴之上，风气主之；风木。少阴之上，热气主之；热火。太阴之上，湿气主之；湿土。少阳之上，相火主之；火热。阳明之上，燥气主之；燥金。太阳之上，寒气主之。寒水。所谓本也，六气为三阴三阳之本。是谓六元。是真元一气化而为六。（《素问·天元纪大论》）

四、夫变化之用，天垂象，地成形，七曜日、月、五星。

---

① 司：原脱，据文义补。

纬虚，即五行应天之精气。五行丽地。即七曜生成之形类。地者，所以载生成之形类也；虚者，所以列应天之精气也。形精之动，犹根本之与枝叶也。故凡物之在地，必悬象于天。仰观其象，虽远可知也。太过不及可观象而知之。

岐伯曰：地为人之下，太虚之中者也。天包地外，地居天中，由此观之，则地非天之下矣。故司天者，主地之上；在泉者，主地之下。五行之丽地者，是为五运，而运行于上下之中者也。。帝曰：冯乎？言有凭著否。岐伯曰：大气举之也。太虚之元气。燥以干之，暑以蒸之，风以动之，湿以润之，寒以坚之，火以温之，此即大气之所化，是为六气而运用于天地之间者也。故风寒在下，寒居北，风居东，自北而东，故曰在下。下者左行也。燥热在上，热居南，燥居西，自南而西，故曰在上。上者右行也。湿气在中，中央土化。火游行其间，君火居湿之上，相火居湿之下。寒暑六入，故令虚而生化也。寒暑二字乃省文，盖兼六气而言也。张隐庵曰："六者之气皆入于地中，故令有形之地受无形之虚气而化生万物也，此即乾坤专任六子既成万物之义。"故燥胜则地干，暑胜则地热，风胜则地动，山崩地震。湿胜则地泥，寒胜则地裂，火胜则地固矣。(《素问·五运行大论》)

六、至而至者和；至而不至，来气不及也；未至而至，来气有余也。

帝曰：愿闻地理之应六节气位何如？地理之应六节，即主气之静而守位者也，故曰六位，亦曰六步，乃六气所主之位也。岐伯曰：显明日出之所，卯正之中。之右，由东而南，为天之右间。

左间、右间详《运气》第三篇。君火之位也；由卯至巳，主二之气，乃春分、清明、谷雨、立夏四节。君火之右，退行一步，相火治之；由巳至未，步居正南，位直司天，主三之气，乃小满、芒种、夏至、小暑四节。复行一步，土气治之；由未至酉，步居西南，为天之左间，主四之气，大暑、立秋、处暑、白露四节。复行一步，金气治之；由酉至亥，步居西北，为地之右间，主五之气，乃秋分、寒露、霜降、立冬四节。复行一步，水气治之；自亥至丑，步居正北，位当在泉，主终之气，乃小雪、大雪、冬至、小寒四节。复行一步，木气治之；自丑至卯，步居东北，为地之左间，主初之气，乃大寒、立春、雨水、惊蛰四节。复行一步，君火治之。此自木气之末，复行于君火之位，是六步之一周。相火之下，水气承之；水位之下，土气承之；土位之下，风气承之；风位之下，金气承之；金位之下，火气承之；君火之下，阴精承之。承者，前之退而后之进也。亢则害，承乃制六气各专一令，专令者常太过，故各自有所承以制其过，不使亢甚为害也，制则生化，外列盛衰，无亢害则生外出乎于自然，当盛则盛，当衰则衰，外列彰彰。害则败乱，生化大病。亢而无制则为害，一于亢害必至于败乱，而生化之原由此大病矣。（《素问·六微旨大论》）

此段言运气有生克，而又有制化也。盖五行之理，不独贵于相生，而尤妙于相克。盖生克者，运气之常数。而制之化之，又所以转五运而调六气也。圣人作经参赞化育，义专在此。数句实为全经之要义。

七、帝曰：盛衰何如？此连前章，乃承上文而详求盛衰之义也。岐伯曰：非其位则邪，当其位则正，邪则变甚，正则微。帝曰：何谓当位？岐伯曰：木运临卯，丁卯年。火运临午，戊午年。土运临四季，甲辰、甲戌、己丑、己未。金运临酉，乙酉。水运临子。丙子。所谓岁会，气之平也。岁运与年支同气共八年。帝曰：非位何如？岐伯曰：岁不与会也。岁运不与地支会，则有太过不及之气矣。

帝曰：土①运之岁，上见太阴；上谓司天，己丑、己未年。火运之岁，上见少阳、少阴；见少阳，戊寅、戊申；见少阴，戊子、戊午。金运之岁，上见阳明；乙卯、乙酉。木运之岁，上见厥阴；丁巳、丁亥。水运之岁，上见太阳，丙辰、丙戌。天之与会也。司天与岁运相会。故《天元册》②曰天符。帝曰：天符岁会何如？岐伯曰：太一天符之会也。

既为天符，又为岁会，是为太乙天符之会。太乙者，至尊无二之称。如火运之岁，上见少阴，年辰邻午，即戊午岁也；土运之岁，上见太阴，年辰邻丑未，即己丑、己未岁也；金运之岁，上见阳明，年辰邻酉，即乙酉岁也。天气、运数、年辰俱会，故又曰三合，即前第三篇所谓三合为治也

帝曰：其贵贱何如？岐伯曰：天符为执法，岁位为行令，太一③天符为贵人。执法者位于上，犹执政也；行令者位乎下，犹诸臣也；贵人者统乎上下，犹君主也。帝曰：邪之中也奈何？言以非常之邪不时相加而中伤者也。岐伯曰：中执法者，其

---

① 土：原作"上"，据《素问·六微旨大论》改。
② 天元册：原脱，据《素问·六微旨大论》补。
③ 一：原作"乙"，据《素问·六微旨大论》改。

病速而危；犯司天之气也，天者生之本也。中行令者，其病徐而持；犯地支之气也，邪正相持，吉凶参半。中贵人者，其病暴而死。中贵人则天地之气皆犯矣，故不免于死。（《素问·六微旨大论》）

汪昂曰："谓以天符岁会太乙之日得病，曰中贵人。"唐烈三曰："曰中曰其，乃指偏胜之时，即中此偏胜之邪，于是其病如斯，非泛言其年得病。无论风寒暑湿燥火，一概如此断也。"

八、帝曰：六气应五行之变何如？岐伯曰：位有终始，气有初中，上下不同，求之亦异也。帝曰：求之奈何？岐伯曰：天气始于甲，地气始于子，子甲相合，命曰岁立，谨候其时，气可与期。（《素问·六微旨大论》）

位有终始者，谓厥阴风木主初气，君相二火主二气、三气，太阴湿土主四气，阳明燥金主五气，太阳寒水主六气。此主时令五行，守定位而不移者也。气有初中者，谓加临之六气，始于地之初气，而终于天之中气也。上下不同者，谓客气临于上，主气主于下，应各不同也（又详后九篇）。岁立，言从甲子岁始，推之有六十甲子。先立其岁以候其时，则加临之气可期而定矣。

九、言天者求之本，风寒暑湿燥火，六元本气也。言地者求之位，三阴三阳，五行之步位。言人者求之气交。帝曰：何谓气交？岐伯曰：上下之位，气交之中，人之居也。天降地升，气交之中也，而人居之。生化变易，则无非气交之使然。故曰：天枢之上，天气主之；天枢之下，地气主之；气交之分，人气从之，万物由之。此之谓也。枢，枢机也。居阴阳升降之中，是为天枢。

帝曰：初中何也？岐伯曰：初者地气也，中者天气也。王注云："初之气，天用事，则地气上腾于太虚之内；气之中，地主之，则天气下降于有质之中。"

气之升降，天地之更用也。更相为用。升已而降，降者谓天；降已而升，升者谓地。地以天为用，天以地为用。天气下降，气流于地；地气上升，气腾于天。故高下相召，升降相因，而变作矣。因是而有胜复之变。

夫物之生从于化，物之极由乎变，变化之相薄，成败之所由也。故气有往复进退，用有迟速盛衰，四者之有，而化而变，风之来也。化则正风生，变则邪风生。

成败倚伏生乎动，动而不已，则变作矣。

出入废则神机化灭，升降息则气立孤危。故非出入，则无以生长壮老已；非升降，则无以生长化收藏。是以升降出入，无器不有。有情无情，皆有四者。故器者生化之宇，凡有形者皆谓之器。器散则分之，生化息矣。人之生也有涯，故器散而分。则阳归于天，阴反于地，而生化息矣。故无不出入，无不升降，化有小大，小物、大物。期有近远，小年、大年。四者之有，升降出入。而贵常守，反常则灾害至矣。故曰：无形无患，《道德》中之粹语①。此之谓也。帝曰：有不生不化乎？岐伯曰：与道合同，惟真人也。（《素问·六微旨大论》）

---

① 道德中之粹语：见老子《道德经》第十三章："吾所以有大患者，为吾有身。及吾无身，吾有何患？"

十、岁木太过，六壬年。风气流行，脾土受邪。民病飧泄，食减，体重，烦冤，肠鸣，腹支满，皆木盛克土。上应岁星。木盛则木星光明。甚则忽忽善怒，眩冒巅疾。反胁痛而吐甚，木卯伤胃。上应太白星。金星也，木胜而金制之。

岁火太过，六戊年。炎暑流行，肺金受邪。民病疟，金火相战。少气壮火食气。咳喘，火乘肺。血溢血泄火迫血妄行。注下，火入大肠。嗌燥火炎肺系。耳聋，火盛肾衰。中热胸中。肩背热。皆火炎上焦。上应荧惑星。火星光明。甚则胸中痛，胁支满胁痛，膺背肩胛音甲。间痛，两臂内痛，皆心主经脉所过。身热火热骨痛水亏而为浸淫火流周身。上应辰星。水星为母复仇。

岁土太过，六甲年。雨湿流行，肾水受邪。民病腹痛，湿胜。清厥土邪伤肾。意不乐，脾不运行。体重湿胜烦冤肾虚，上应镇星土星。甚则肌肉萎同痿，土主肌肉，足痿不收，行善瘈，抽掣。脚下痛，饮发中满，胃脉在足，土不制水。食减，四肢不举。病腹满溏泄肠鸣，反下甚，皆本经自病。上应岁星。木星也，土胜而木承之。

岁金太过，燥气流行，肝木受邪。六庚年。民病两胁下少腹痛，肝脉所布。目赤痛眦疡，目为肝窍。耳无所闻。肝虚无血。肃杀而甚则体重金肃杀而伤肝，肝主筋，筋衰也。烦冤，胸痛引背，两胁满且痛引少腹，上应太白星。金星克木。甚则喘咳逆气，肩背痛，皆金邪有余，肺金自病。尻阴股膝髀腨胻足皆病，金不生水，母病及子。上应荧惑星。火星复仇。收气峻，生气下，收气，金也；生气，木也。峻，速也。下，不伸也。病反^①暴痛，胠胁不可反侧，金甚刑木。咳逆甚而血溢，火复于肺。上应太白星。

岁水太过，六丙年。寒气流行，邪害心火。民病身热烦心，躁悸，火屈于水则躁，火畏水则悸。阴厥，阴盛厥逆。上下中寒，谵妄心痛，寒气早至，上应辰星水星。甚则腹大胫肿，喘咳，寝汗出憎风，皆水脏自病。上应镇星。土复仇而乘水。湿气土变物，病反腹满肠鸣溏泄，食不化，土气来复，反见脾病。渴而妄冒，脾不能行津液而渴，火被湿郁而妄冒。上应荧惑、辰星。火星灭耀，水星明荧。（《素问·气交变大论》）

五运六气太过不及、胜复淫郁，经文言之至为详悉，不能多录。然大旨略同，故量取数段，可以概其余矣。

十一、岁运太过，畏星失色而兼其母，不及则色兼其所不胜。(《素问·气交变大论》)

畏星即所制之星，如本运太过则镇（土）为畏星也。失色而兼母，如土星失色而兼赤，借母气以自助也。兼其所不胜，为所凌侮而兼其色。如木不及则兼白，火不及则兼玄之类。

十三、帝曰：平气何如而名？岐伯对曰：木曰敷和，敷布和气，以生万物。火曰升明，阳之性升，其德明显。土曰备化，含万物无所不备，生万物无所不化。金曰审平，金主杀伐，和则清宁，故曰审平，无妄刑也。水曰静顺。水体清静，性柔而顺。

---

① 反：原作"及"，据《素问·气交变大论》改。

帝曰：其不及①奈何？岐伯曰：木曰委和，阳和委屈，发生少也。火曰伏明，阳德不彰，光明伏也。土曰卑监，气陷不达，政屈不化。金曰从革，金本性刚，其不及则从火化而变革也。水曰涸流。源流干涸。帝曰：太过何谓？岐伯曰：木曰发生，木气有余，发生盛也。火曰赫曦，阳光炎盛。土曰敦阜，敦，厚也；阜，高也。金曰坚成，金性坚刚，用能成物，气有余则坚成尤甚。水曰流衍。满而溢也。

敷和、木平。升明、火平。备化、土平。审平、金平。静顺水平之纪，生而勿杀，金不克木。长而勿罚，水不克火。化而勿制，木不克土。收而勿害，火不克金。藏而勿抑，土不克水。是谓平气。

委和、木不及。伏明、火不及。卑监、土不及。从革、金不及。涸流水不及之纪，乘危而行，不速而至，暴虐无德，言相胜者来克。灾反及之，子来报复，如木被金伤，子来救母也。微者复微，甚者复甚，气之常也。

发生、木太过。赫曦、火太过。敦阜、土太过。坚成、金太过。流衍水太过之纪，不恒其德，则所胜来复，不恒其德，言暴虐无德也。恃己凌犯他位，则所胜者必来复仇。政恒其理，言不肆威虐。则所胜同化。则胜己与己所胜皆同治化。（《素问·五常政大论》）

十四、补上同天下在泉者从之，补其不足，当同其气。如以

---

① 及：原作"反"，据《素问·五常政大论》改。

辛补肺，以甘补脾之类。治上下者逆之，谓反其气，如以苦治肺、以酸治脾之类。以所在寒热盛衰而调之。故曰：上取下取，察其病之在上在下。内取外取，察其病之在表在里。以求其过。能耐毒者以厚药，不胜毒者以薄药，此之谓也。气反者，本在此而标在彼。病在上取之下，病在下取之上，病在中傍取之。取之下，谓通其下而上病愈也；取之上，谓升其上而下病愈也。病在中，而经脉行于左右，针灸熨药而傍取之。治热以寒，温而行之；寒药热服。治寒以热，凉而行之；热药寒服，二者为反治。治温以清，冷而行之；治清以温，热而行之。二者为正治。故消之、去滞。削之、攻坚。吐之、上实。下之、下实。补之、正虚。泻之、邪实。久新指病言同法。（《素问·五常政大论》）

十五、故气主有所制，五运主气，各有克制。岁立有所生，每岁年辰，各有生化。地气制己胜，在泉之气制己所胜者。天气制胜己，司天在上，义不可胜，故制胜己。天制色，色化于气，其象虚，故司天之气制五色。地制形。形成为质，其体实，故在泉之气制五形。五类衰盛，各随其气之所宜也。五类，毛、羽、鳞、介、倮也。倮虫属土，毛虫属木，羽虫属火，鳞虫属水，介虫属金，各随气运之生克以为成耗也。故有胎孕不育，治之不全，此气之常也。虽治之亦不能全，此气化之常，非治之过。所谓中根也，凡血气之属中必有根，成耗之理皆根于中。在人则两肾中间，命门之元阳也。根于外者亦五，如五味、五色之类，凡有生而知者。故生化之别，有五气、五味、五色、五类互宜也。

无论动植之物，凡在生化中者，皆有五行之别。物之类殊，故各有互宜之用。根于中者，命曰神机，以神为主，而其知觉运动即神机之所发也。神去则机息；根于外者，命曰气立，必假外气以成立，而其生长收藏，即气化之所立也。气止则化绝。故各有制，各有胜，各有生，各有成。根中根外，皆如是也。故曰不知年之所加，气之同异，不足以言生化，此之谓也。（《素问·五常政大论》）

十六、帝曰：天不足西北，左寒而右凉；地不满东南，右热而左温。其故何也？天不足西北，故西北为天门；地不满东南，故东南为地户。此即以背乾面巽而言，乾居西北，则左北右西，故左寒右凉；巽居东南，则左东右南，故右热左温，而四季之气应之也。岐伯曰：阴阳之气，高下之理，西北高，东南下。太少①之异也。山河疆域，各有大小。东南方，阳也，阳者其精降于下，自上而降下。故右热而左温阳生于东而盛于南，故东温而南热。西北方，阴也，阴者其精奉于上，自下而奉上。故左寒而右凉。阴生于西而盛于北，故西凉而北寒。是以地有高下，气有温凉，高者气寒，下者气热。故适寒凉者胀，腠理闭密，气多不达。之温热者疮，之，亦适也。腠理多开，阳邪易入。下之则胀已，汗之则疮已，此凑理开闭之常，太少①之异耳。大小谓病之微甚。

阴精所奉其人寿，阳精所降其人夭此阳气坚固、易泄之分。

---

① 太少：原作"大小"，据《素问·五常政大论》改。

帝曰：其病也①，治之奈何？岐伯曰：西北之气，散而寒之，西北气寒，寒固于外，则热郁于内，故宜散其外寒，清其内热。东南之气，收而温之，东南气热，气泄于外，则寒生于中，故宜收其外泄，温其中寒。所谓同病异治也。故曰：气寒气凉，所以西北之人多食热，而内火盛。治以寒凉，行水渍之；汤液浸渍，散其外寒。气温气热，东南人多食凉，而内寒生。治以温热，强其内守。必同其气，可使平也，假者反之。

帝曰：一州之气②，生化寿夭不同，其故何也？岐伯曰：高下之理，地势使然也。崇高则阴气治之，阴精所奉。污下则阳气治之，阳精所降。阳胜者先天，其成速，其败亦速。阴胜者后天，其荣迟，其枯亦迟。此地理之常，生化之道也。帝曰：其有寿夭乎？岐伯曰：高者其气寿，下者其气夭，地之小大异也，小者小异，大者大异。大而天下，小而一州，各有寿夭之异。（《素问·五常政大论》）

十八、春气西行，居东者其行必西。夏气北行，秋气东行，冬气南行。故春气始于下，秋气始于上，夏气始于中，盛在气交。冬气始于标。由盛而杀。春气始于左，自东而西。秋气始于右，自西而东。冬气始于后，自北而南。夏气始于前。自南而北。此四时正化之常。气非正化，则为虚邪贼风。故至高之地，冬气常在；至下之地，春气常在。（《素问·

---

① 也：原作"者"，据《素问·五常政大论》改。
② 气：原作"地"，据《素问·五常政大论》改。

六元正纪大论》）

"或问：'梅定九①先生诗云：乾道炎三伏，坤灵乐四游，作何解？'余按《史记》秦德公二年'初伏'注：三伏始于秦，周无伏也。刘熙《释名》云：'金气伏藏也，故三伏皆庚。'王大可云：'三伏者，庚金伏于夏火之下，金畏火，故曰伏。'惟四游不得其解，后见《尚书·考灵耀》云：'地体虽静，而终日旋转，如人坐舟中，舟自行动，人不能知。春星西游，夏星北游，秋星东游，冬星南游，一年之中，地有四游。'此定九先生之所本也。"

此即载《小仓山诗话》②，正与《内经·素问·六元正纪大论》"春气西行，夏气北行，秋气东行，冬气南行"一节吻合，因摘抄畅发经旨。

十九、**天地之数，起于上**司天**而终于下，**在泉。**岁半之前，**初气至三气。**天气主之，**司天主之。**岁半之后，**四气至终气。**地气主之，**在泉主之。**上下交互，**三气、四气乃天地气交之时。**气交主之。**（《素问·六元正纪大论》）

二十、**热无犯热，寒无犯寒，**司气热，无犯热药；司气寒，无犯寒药。**及胜其主**③**则可犯，**客气太过，如夏寒冬热之类。**以平为期，而不可过，**是谓邪气反胜者。**故曰：无失天信，**客主气运，至必应时，是天之信。**无逆气宜，**寒热温凉，用之必当，气之宜也。**无翼其胜，无赞其复，**皆是助邪。**是谓至治。**

---

① 梅定九：梅文鼎（1633－1721），字定九，为清代历算名家，著有《明史历志拟稿》等。

② 小仓山诗话：上段文字实际上出自袁枚《随园诗话》。袁枚（1716－1797），清代诗人、诗论家，著有《小仓山房文集》《随园诗话》等。

③ 及胜其主：原作"反胜其王"，据《素问·六元正纪大论》改。

帝曰：论言热无犯热，寒无犯寒。余欲不远寒，不远热，奈何？言有不可远寒，不可远热者，其治当何如也。岐伯曰：发表不远热，攻里不远寒。发表利用热，夏月发表不远热也；攻里利用寒，冬月攻里不远寒也。（《素问·六元正纪大论》）

二十一、厥阴所至初之主气为里急，病在筋。为支痛，两胁肋支为痛。为緛软戾，肢体软缩，乖戾不支。胁痛呕泄，木邪克土。病之常也。

少阴所至二之主气为疡胗身热，君火用事血脉热。为惊惑、恶寒、战栗、热极①反兼寒化。谵妄，阳亢伤阴。为悲妄火并于肺衄蔑，火迫血妄行，鼻血为衄，污血为蔑。为语笑，神有余。病之常也。

太阴所至三之主气为积饮否隔，湿土为病。为稸同蓄满，中焦病。为中满霍乱吐下，湿伤脾。为重胕肿，湿胜。病之常也。

少阳所至四之主气为嚏相火炎上呕，为疮疡，热伤②皮腠。为惊躁、火乘胆。瞀音务，闷也昧、火外阳而主阴。暴病，相火急疾。为喉痹、耳鸣、呕涌，相火上炎。为暴注、火乘大肠。瞤乘脾则肌瞤动瘛、乘肝则筋脉抽掣。暴死，病之常也。

阳明所至五之主气为浮虚，皮毛为金之合。为鼽，阳明脉起于鼻。尻阴股膝髀腨胻足病，皆胃脉。为胁痛，肝木受伤。为皲揭，皮肤甲错而起皲揭，燥金为病。为鼽嚏，金气寒肃而敛。

---

① 极：原作"及"，据文义改。
② 伤：原作"肠"，据文义改。

病之常也。

太阳所至终之主气为屈伸不利，寒水用事，则病在骨。为腰痛膀胱脉，为寝汗表虚，痓。太阳病。为流泄寒泻禁止。阴寒凝结，阳气不化，能使二便不通，汗窍不解。病之常也。

气高则高，气下则下，手经位高，足经位下。气后则后，气前则前，阳明。气中则中，足三阴。气外则外，少阳。位之常也①。各随其位以言病象。（《素问·六元正纪大论》）

二十三、土郁之发，民病心腹胀，湿在上中二焦。肠鸣而为数后，湿在下焦。甚则心痛心为湿乘胁膜，肝为湿侮。呕吐霍乱，饮发注下，饮，痰饮注下暴泄。胕肿身重。湿气伤肉。

金郁之发，民病咳逆，肺燥。心胁满引少腹，善暴痛，不可反侧，金胜伤肝。嗌干，肺燥。面尘晦也色恶金气肃杀。

水郁之发，民病寒客心痛，火畏水。腰脽音谁痛，寒入肾。大关节不利，屈伸不便，寒则气血滞，筋脉急。善厥逆，痞坚腹满。阴气胜，阳气不行。

木郁之发，民病胃脘当心而痛，上支两胁，膈咽不通，食饮不下，甚则耳鸣眩转，目不识人，此皆风木肝邪之为病。善暴僵仆。风木坚强，最伤脾胃。

火郁之发，民病少气，壮火食气。疮疡痈肿，火能腐物。胁腹胸背，面首四支䐜塞也愤闷也胪颅胀，疡痱以上皆阳邪有余呕逆，火上冲。瘛疭火伤筋骨痛，火伤骨。节乃有动，火

---

① 气高则高……位之常也：此段文字与《素问·六元正纪大论》多有出入，系原书作者为层次清楚而调整了经文次序。

伏于节。注下火在肠胃温疟，火在少阳。腹中暴痛，火实于腹。血溢流注，火入血分。精液乃少，火烁阴分。目赤火入肝心热，火入心。甚则瞀闷火炎上焦懊憹火郁膻中善暴死。火性急速，败绝真阴。

木郁达之，畅达也。火郁发之，发越也。土郁夺之，直取之也。金郁泄之，疏利也。水郁折之。调制也。然如是调其气，用是五法以去其郁，郁去则气自调矣。过者折之，以其畏也，所谓泻之。过者言郁之太甚，邪聚气实，故以泻为畏。王注云："咸泻肾，酸泻肝，辛泻肺，甘泻脾，苦泻心。"

必折其郁气，先资其化源，抑其运气，主运胜气。扶其不胜，无使暴过而生其疾。本条详《运气》十七。（《素问·六元正纪大论》）

折其郁气，泻有余也。如寒水司天，则火气郁；湿土在泉，则水气郁。故必折去其致郁之气，则郁者舒矣。

资其化源，补不足也。化源者，化生之源。如火失其养，则当资木。金失其养，则当资土。皆自其母气资养之也。

二十四、帝曰：六气分治，司天地者，其至何如？岐伯曰：厥阴司天，其化以风；少阴司天，其化以热；太阴司天，其化以湿；少阳司天，其化以火；阳明司天，其化以燥；太阳司天，其化以寒。以所临脏位，命其病者也。脏位，肝位东，心南，脾中，肺西，肾北，是五脏定位也。然五运御六气所至，与脏相得则和，不相得则病，故先以六气所临后言五脏之病也。

帝曰：地化奈何？在泉之化。岐伯曰：司天同候，间气皆然。言虽有上下左右之分，而气化皆相类，故与上文司天之化同其候。帝曰：间气何谓①？岐伯曰：司左右者，是谓间气也。详《五运行大论》，见本类第四篇。

帝曰：何以异之？岐伯曰：主岁者纪岁，司天主岁半之前，在泉主岁半之后。间气者，纪步也。岁有六步，每步各王六十日八十七刻半也。

帝曰：平气何如？言岁气和平而亦有病者，又当何如治之也。岐伯曰：谨察阴阳所在而调之，以平为期，正者正治，反者反治。阴病阳不病，阳病阴不病，是谓正病。则寒以治热，热以治寒，是正治也。如阴位见阳脉，阳位见阴脉，是为反病。则寒以治寒，热以治热，此反治也。（《素问·至真要大论》）

二十五、岁厥阴在泉，寅申年。风淫所胜，民病洒洒振寒，伤于风木。善伸数欠，皆胃病。心痛支满，两胁里急，皆肝病。饮食不下，膈咽不通，食则呕，腹胀善噫，得后与气则快然如衰，身体皆重。皆木干脾土之病。

岁少阴在泉，卯酉年。热淫所胜，民病腹中常鸣，火气奔动。气上冲胸，炎上。喘，火克肺。不能久立，骨病。寒热皮肤痛，火乘肺。目瞑热甚阴虚畏阳光齿痛，火乘阳明。䐃音拙肿，目下曰䐃。恶寒发热如疟，金火相战。少腹中痛，腹大。热在中下二焦。

岁太阴在泉，辰戌年。湿淫所胜，至阴之交，当三气、四气之间，土之令也。民病饮积心痛，寒湿乘心。耳聋，浑浑

---

① 谓：原作"如"，据《素问·至真要大论》改。

焞焞，窍遇湿则障。嗌肿喉痹，湿热。阴病见血，湿变热而动血，脾虚不能统血。少腹痛肿，不得小便，病冲头痛，土克膀胱水，太阳经气不能下行，故上冲头痛。目似脱，项似拔，腰似折，髀不可以回①，腘如结，腨如别。膝后为腘，足肚为腨，皆膀胱经脉所过，为湿土伤太阳寒水。

岁少阳在泉，巳亥年。火淫所胜，民病注泄赤白，热伤血泄赤，伤气泄白。少腹痛，溺赤，甚则血便。热在下焦之分。少阴同候。少阴热淫与火热同。

岁阳明在泉，子午年。燥淫所胜，民病喜呕，呕有苦，金胜而肝胆受伤。善太息，心胁痛不能反侧，甚则嗌干面尘，身无膏泽，皆燥之故。足外反热。诸证金胜木。

岁太阳在泉，丑未年。寒淫所胜，民病少腹控睾，寒邪自伤其类。引腰脊，太阳脉。上冲心痛，水上凌火。血见，嗌痛颔肿。水邪侮火。

帝曰：治之奈何？岐伯曰：诸气在泉，风淫于内，治以辛凉，金胜木。佐以苦甘，过于辛恐反伤其性，故佐以苦胜辛、甘益气也。以甘缓之，缓木性之急。以辛散之。辛能散木。热淫于内，治以咸寒，水胜火。佐以甘苦，甘胜咸，所以防咸之过也；苦能泄，所以去热之实也。以酸收之，治热盛于经而不敛。以苦发之。治热郁于内而不解。湿淫于内，治以苦热，燥能除土气。佐以酸淡，酸从木化，制土者也。以苦燥之，苦从火化。

---

① 回：原作"曲"，据《素问·至真要大论》改。

以淡泄之。淡能利窍。湿上甚而热，治以苦温，欲其燥也。佐以甘辛，欲其散也。以汗为故而止，以燥以散，则湿热之在上者以汗之故而止矣。俞嘉言曰："湿淫而至于上甚即为热淫，其人之汗必为湿热所郁而不能外泄，故不更治其湿，但令汗出如其故常，斯热从汗散，其上甚之湿即随之俱散耳。《内经》运气主病，凡属少阴君火，即与太阴湿土一类同推不分彼此，此湿热二气合推，即以得汗互解，妙义彰彰矣。"火淫于内，治以咸冷，佐以苦辛，苦能泻火之实，甘能缓火之急。以酸收之，以苦发之，以酸复之。以发去火，未免伤气，故以酸复。热淫同。火热二气同治。燥淫于内，治以苦温，佐以甘辛，酸补肺。以苦下之。寒淫于内，治以甘热，辛以散寒。佐以苦甘，苦甘可以胜水。以咸泻之。水之正味其泻以咸。（《素问·至真要大论》）

二十八、治诸胜复，胜者，言六气互有强弱而乘虚相胜也；复者，报复之义。六气盛衰不常有，所胜则有所复也。寒者热之，热者寒之，温者清之，清者温之，散者收之，抑者郁也散之，燥者润之，急者缓之，坚者耎之，脆者坚之，衰者补之，强者泻之，各安其气，必清必静，则病气衰去，归其所宗，此治之大体也。（《素问·至真要大论》）

二十九、帝曰：气之上下何谓也？上谓司天，下谓在泉。岐伯曰：身半以上，其气三矣，天之分也，天气主之；身半以下，其气三矣，地之分也，地气主之。

身半以上，阳气三，阴气亦三，是为手之六经，应天之分，故天气主之。身半以下，亦阳气三，阴气三，是为足之六经，应地之分，故地气主之。

汪昂曰："天气三，谓司天及左右二间气也；地气三，谓在泉及左右二间气也。"本篇后文云："初气终三气，天气主之；四气尽终气，地气主之。"亦上下各三气也。

以名命气，三阴三阳者，名也。名既立，则六气各有所主矣，如以厥阴、阳明等名而命其气也。以气命处，而言其病。六经之气各有其位，察其气，则中外、前后、上下、左右病处可知矣，如气属某经某腑某脏而命其处，合气与处而言其属某病也。半，所谓天枢也。半，身半也，上下之中也。以人身言之，则前及于脐，后及于腰，故脐旁两寸名天枢穴，为身上下之分。故上胜而下俱病者，以地名之；下胜而上俱病者，以天名之。彼气既胜，此未能复行，无所进退而怫郁。故上胜下病，地气郁也，以地名之；下胜上病，天气塞也，以天名之。《六元正纪大论》云"上胜则天气降而下，下胜则地气迁而上"是也。所谓胜至，报气屈伏而未发也。胜气已至，而报复之气尚伏而未发。故病在上则求乎天，病在下则求乎地。复至则不以天地异名，皆如复气为法也。若复气已至，则不以天地异名，但求复气所居，随微、甚以为治法。

帝曰：胜复之动，时有常乎？气有必乎？岐伯曰：时有常位，而气无必也。时位有常，气之发动难定。初气终三气，天气主之，胜之常也。自初气以至三气，乃司天所主之时。太过，则胜其不胜；不及，则胜者来胜。此胜之常也。四气尽终气，地气主之，复之常也。自四气以至终气，乃在所主之时。太过，则承者起而制之；不及，则子为母而复之。此复之常也。有胜则复，无胜则否。所以气不可必也。帝曰：复已而胜何如？谓既复之复，而又胜也。岐伯曰：胜至则复，言再胜则再复。无常数也，衰乃止耳。至其衰谢则胜复皆自止也。复已而胜，不复则害，有胜无复，是真气伤败而生意尽矣。言胜之不可无复也。此伤生也。帝曰：复而反病何也？言复反自病也。岐伯曰：居非其位，不相得也。复气居非其位，则客主之气不相得。大复其胜则主胜之，故反病也，客主气不相得，而大复其胜。力极必虚，虚则主气承之，故反受病也。所谓火燥热也。此即居非其位也，火，少阳也；热，少阴也。巳亥年，少阳在泉；卯酉年，少阴在泉。以客之火气而居主之水位，火气大复则水主胜之。卯酉年，阳明司天，三之气以客之金气而居主之火位，金气大复则火主胜之。余气胜复，则无主胜之反病，故惟火燥热三气乃尔也。

按：此以复气反病为言。然燥在三气之前，本非复之时也，但言复则胜可知矣。故胜气不相得者，亦当反病，天地之气皆然也。

帝曰：治之何如？岐伯曰：夫气之胜也，微者随之，顺其气以安。甚者制之。制以所畏。气之复也，和者平之，调其微邪。暴者夺之。泻其强盛。皆随胜气，胜复之气。安其屈伏，屈伏之气。无问其数，以平为期，此其道也。（《素问·至真要大论》）

三十一、帝曰：六气之胜，何以候之？候其气之应见也。岐伯曰：乘其至也。乘其气至而察之。清气大来，燥之胜也，风木受邪，肝病生焉；并及于胆。热气大来，火之胜也，金燥受邪，肺病生焉；并及于大肠。寒气大来，水之胜也，火热受邪，心病生焉；并及小肠、包络、三焦。湿气大来，土之胜也，寒水受邪，肾病生焉；并及膀胱。风气大来，木之胜也，土湿受邪，脾病生焉。并及于胃。

所谓感邪而生病也。不当至而至谓之邪气。乘年之虚，则邪甚也。凡岁气不及，邪胜必甚。如乙、丁、己、辛、癸年是也。失时之和，亦邪甚也。客主不和，四时失序，感而为病，则随所不胜，而与脏气相应也。遇月之空，亦邪甚也。月空之义详针刺类十三。以上三节，曰乘曰失曰过，皆以人事言，是谓三虚，详义见后三十六。重感于邪，则病危矣。如岁露论冬至中虚风，至立春又中虚风之类，详见后三十六。有胜之气，其必来复也。

帝曰：其脉至何如？言六气胜至之脉体。岐伯曰：厥阴之至其脉弦；少阴之至其脉钩；太阴之至其脉沉土体重实；少阳之至大而浮；火热盛长于外。阳明之至短而涩；金性收敛。太阳之至大而长。水源长而生意广。至而和则平，以上六脉之至，各无太过不及。至而甚则病，如但弦无胃之类。至而反者病，反见胜己之脉，如应弦反涩、应大反小之类。至而不至者病，时已至而脉不应，来气不足也。未至而至者病，时未至而脉先至，是来气太过也。阴阳易者危。阴阳错乱。（《素问·至真要大论》）

三十二、寒暑温凉，盛衰之用，其在四维。寒暑温凉，四季之正气也；四维，辰戌丑未之月也。春温盛于辰，夏暑盛于未，秋凉盛于戌，冬寒盛于丑，此四季盛衰之用。故阳之动，始于温，盛于暑；阴之动，始于清，盛于寒。春夏秋冬，各差其分。气至有微甚，故四季各有差分。

帝曰：差有数乎？岐伯曰：又凡三十度也。三十度即一月之日数，凡气有迟早，总不出一月之外。帝曰：其脉应皆何如？岐伯曰：差同正法，待时而去也。气至脉亦至，气去脉亦去。气有差分，脉必应至，故曰差同正法。《脉要》曰：春不沉，夏不弦，冬不涩，秋不数，是谓四塞。此即脉之差分也。四塞谓失其所生之气，气不交通，皆非脉之正也。吴鹤皋曰："言脉虽待时而至，亦不可绝类而至，若春至而全无冬脉，夏至而全无春脉，已虽专王，而早绝其母气，是五脏不相贯通也。"沉甚曰病，弦甚曰病，涩甚曰病，此又其差之甚者也。言春可带沉而不可沉甚，夏可带弦而不可弦甚，以盛非其时也。秋冬之数、涩亦然。数甚曰病①，参见曰病，一部而参见诸部，此乘侮交至也。复见曰病，既见于本部，复见于他部，此淫气太过也。一说复见谓脉已随气去而再来也。未去而去曰病，本气不足，来气有余，故时未去而脉先去。去而不去曰病，时已去而脉不去，本气有余，来气不足也。反者死。如春得秋脉、夏得冬脉之类。（《素问·至真要大论》）

三十三、帝曰：愿闻阴阳之三也何谓？岐伯曰：气有多少，异用也。盛者气多，衰者气少。厥阴为一阴，少阴为二阴，太阴为三阴；少阳为一阳，阳明为二阳，太阳为三阳。数各不同，故气亦有异。帝曰：阳明何谓也？岐伯曰：两阳合明也。义详经络类三十四②。帝曰：厥阴何也？岐伯曰：两阴交尽也。厥，尽也。亦详《经络类》三十四。

帝曰：幽明何如？岐伯曰：两阴交尽故曰幽，两阳合明故曰明。幽明之配，寒暑之异也。三月辰，主左足阳明；四

----

① 数甚曰病：此四字原脱，据《素问·至真要大论》补。
② 义详经络类三十四：指张介宾《类经·经络类》。

月巳，主右足阳明，为两阳合明。九月戌，主右足厥阴；十月亥，主左足厥阴，为两阴交尽。幽明者，阴阳盛衰之象也。帝曰：分至何如？春秋二分，冬夏二至。岐伯曰：气至之谓至，气分之谓分，至者，阴阳之至极也，如司天主夏至，在泉主冬至，此六气之至也。夏至热极而凉生，夜短昼长之极；冬至则寒极温生，而昼短夜长之极，此阴阳盈缩之至也。分者，阴阳之中分也。初气居春分之前，四气居秋分之前，五气居秋分之后，此间气之分也。春分前寒而后热，前则昼短夜长，后则夜短昼长；秋分前热而后寒，前则夜短昼长，后则夜长昼短，此寒暑、昼夜之分也。至则气同，纯阴纯阳。分则气异，前后更易。所谓天地之正纪也。（《素问·至真要大论》）

三十五、太一北辰也常以冬至之日，居叶蛰坎宫之宫四十六日，冬至、小寒、大寒三节。明日即上文四十六日之次日居天留艮宫四十六日，立春、雨水、惊蛰三节。明日居仓震宫门四十六日，春分、清明、谷雨三节。明日居阴洛巽宫四十五日，立夏、小满、芒种三节。明日居天宫离宫四十六日，夏至、小暑、大暑三节。明日居玄委坤宫四十六日，立秋、处暑、白露三节。明日居仓果兑宫四十六日，秋分、寒露、霜降三节。明日居新洛乾宫四十五日，立冬、小雪、大雪三节。明日复居叶蛰之宫，曰冬至矣。以周岁日数分属八宫，则每宫得四十六日，惟乾巽、天门、地户止四十五日，共计三百六十六日，以尽一岁之数。

风从其所居之乡来太一所居之乡为实风，气得其正者，正气旺也，故曰实风。主生，长养万物。从其冲后来为虚风，冲，对冲也。后者言其来之远，远则气盛也。如太一居子，风从南来，太一居卯，风从西来，互相克贼，气失其正者，正气不足，故曰虚风。伤人者也，主杀主害者。谨候虚风而避之，故圣人曰：避虚邪之道，如避矢石然，邪弗能害。此之谓也。

风从南方来，离火宫。此下皆言虚风伤人之为病。名曰大弱风。其伤人也，内舍于心，外在于脉，气主热。

风从西南方来，坤土宫。名曰谋风。其伤人也，内舍于脾，外在于肌，其气主为弱。脾恶阴湿故也。

风从西方来，兑金宫。名曰刚风。其伤人也，内舍于肺，外在于皮肤，其气主为燥。风从西北方来，乾金宫。名曰折风。其伤人也，内舍于小肠，外在于手太阳脉，凡风气伤人，南应在上，北应在下，故此小肠受病。以小肠属丙，为下焦之火府，而乾亥方之虚风，其冲在巳。脉绝则溢，脉闭则结不通，善暴死。西金肃杀，北水惨洌，西北合气，最伐生阳，故令暴死。

风从北方来，坎水宫。名曰大刚风。其伤人也，内舍于肾，外在于骨与肩背之膂筋，其气生为寒也。肩背属足太阳。

风从东北方来，艮土宫。名曰凶风。其伤人也，内舍于大肠，大肠属庚，为下焦之金府，而艮寅虚其冲在申。外在于两胁腋骨下大肠所近之位及肢节。手阳明脉气所及。

风从东方来，震木宫。名曰婴儿风。其伤人也，内舍于肝，外在于筋纽，其气主为身湿。风木胜湿，而其气反为身湿者，以东南水乡，湿气所居，故东风多雨，湿征可见矣。

风从东南方来，巽木宫。名曰弱风。其伤人也，内舍于胃，东南湿胜，挟木侮土。外在肌肉，其气主体重。

此八风皆从其虚之乡来，并非实风。乃能病人。三虚相搏，详下篇。则为暴病卒死。两实一虚，病则为淋露寒热。言三虚犯一，亦能为病，其病则或因淋雨、或因露风而为寒热。犯其雨湿之地，则为痿。皆一虚之为病。故圣人避风如避矢石焉。其有三虚而偏中于邪风，则为击仆偏枯矣。邪风，非时不正之风也；击仆，为风所击而仆倒也。然必犯三虚而后为此病。（《灵枢·九宫八风》）

　　三十六、黄帝问于少师曰：余闻四时八风之中人也，非前篇之八风。故有寒暑。寒则皮肤急而腠理闭，暑则皮肤缓而腠理开。贼风邪气，因得以入乎？将必须八正虚邪，乃能伤人乎？少师答曰：不然。贼风邪气之中人也，不得以时，凡四时乖戾不正之气是为贼风，邪气非如太一所居，八正虚邪之有常候，此则发无定期，亦无定位。然必因其开也。肤腠闭。其入深，其内极病，其病人也卒暴；因其闭也，其入浅以留，虽中必浅，浅而不去，其邪必留。其病也徐以迟。

　　帝曰：有寒温和适，腠理不开，然有卒病者，其故何也？少师答曰：帝弗知邪入乎？虽平居，其腠理开闭缓急，其故常有时也。帝曰：可得闻乎？少师曰：人与天地相参也，与日月相应也。故月满则海水西盛。人身之形质属阴，故上应于月，下应于水也。夫地属阴，而西北则阴中之阴，东南则阴中之阳。故地之体，西北高，东南下。月满则海水西盛者，阴得其位，阴之实也。人血气积，肌肉充，皮肤致密也，毛发坚，腠理郄，同隙，闭也。烟垢著。腻垢如烟也，血

寿芝医略

二一○

实则体肥，故卫垢著于肌肤，表之固也。当是之时，虽遇贼风，其入浅不深。至其月郭月之四围空，则海水东盛，阴失其位，阴之衰也。人气血虚，其卫气去，形独居，肌肉减，皮肤纵宽也，腠理开，毛发残，膲理薄，烟垢落。肌瘦垢剥，类乎风消，表虚也。当是之时，遇贼风则其入深，其病人也卒暴。

帝曰：其有卒然暴死暴病者，何也？少师答曰：三虚者，其死暴疾也；得三实者，邪不能伤人也。帝曰：愿闻三虚。少师曰：乘年之衰，如阴年岁气不及，邪反胜之，及《补遗》刺法、本病二论所谓司天失守等义是也。详后二十七、二十八两篇。逢月之空，如《八正神明论》所云，详《针刺类》第六篇。失时之和。如春不温，夏不热，秋不凉，冬不寒，客主不和者是也。因为贼风所伤，是谓三虚。三虚在天，又必因人之虚，气有失守，乃易犯之。故曰乘、曰逢、曰失者，盖兼人事为言也。故论不知三虚，工反为粗。帝曰：愿闻三实。少师曰：逢年之盛，遇月之满，得时之和，虽有贼风邪气，不能危之也。

诸所谓风者，皆发屋，折树木，扬沙石，起毫毛，发腠理者也。言风必异常，若是乃为凶兆，否则不当概论。（《灵枢·岁露》）

四十三、帝曰：人虚即神游失守位，使鬼神外干，是致夭亡，何以全真？岐伯曰：神移失守，虽在其体，然不致死，或有邪干，故令夭寿。只如厥阴失守，刚柔失守之义，详《素问·遗篇·刺法论》、《遗篇·本病论》，见本类四十一、四十二①。天以虚，人气肝虚，感天重虚，即魂游于上，肝不藏魂，游散于上，神光不聚而白尸鬼犯之，令人暴亡也。人病心虚，又遇君相二火司天失守，感而三虚，又或惊而夺精，汗出于心，是为三虚，则神光不聚，邪必犯之。遇火不及，黑尸鬼犯之，火衰水克。令人暴亡。人脾病，又遇太阴司天失守，感而三虚，又或汗出于脾胃，是为三虚，则智、意二神失守其位。又遇土不及，青尸鬼邪犯之于人，令人暴亡。人肺病，遇阳明司天失守，感而三虚，或汗出于肺，是为三虚。又遇金不及，有赤尸鬼干人，令人暴亡。人肾病，又遇太阳司天失守，感而三虚，或汗出于肾，是为三虚。又遇水运不及之年，有黄尸鬼干犯人正气，吸人神魂，神魂散荡，若为所吸。致暴亡。

帝曰：十二脏之相使，各有其神相通运用。神失位，使神彩之不圆，神光亏缺。恐邪干犯，愿闻其要。岐伯曰：是谓气神合道，契符上天。心者，君主之官，神明出焉。情欲伤心最为五劳之首，心伤则神不守舍，损抑元阳，夭人长命，莫此为甚。肺者，相傅之官，治节出焉。形寒饮冷，悲忧过度，则肺气受伤，神失守位。肝者，将军之官，谋虑出焉。恚怒气逆上而不下，则肝神受伤。胆者，中正之官，决断出焉。大惊猝恐，其气必伤，神光散失，病为惶惧、膈噎等证。膻中者，臣使

① 见本类四十一、四十二：指张介宾《类经·运气类》第四十一、四十二条。

之官，喜乐出焉。五情不节皆能伤人，令人失志恍惚，神光不聚，则邪犯之。脾为谏议之官，知周出焉。脾藏意，神志未定，意能通之，故为谏议之官。虑周万事，皆由乎意，故知周出焉。若意有所著，思有所伤，劳倦过度，则脾神散失矣。胃为仓廪之官，五味出焉。饿饱失宜，饮食无度，偏于嗜好，其神乃伤。大肠者，传道之官，变化出焉。闭结则肠胃壅滞，泄利则门户不要。传道失守，三焦元气之所关也。小肠者，受盛之官，化物出焉。清浊不分，则小肠失其化。肾者，作强之官，伎巧出焉。色欲恐惧，强力入水，皆能伤肾，伤肾则作强伎巧神失其职矣。三焦者，决渎之官，水道出焉。出纳运行，不得其正，则三焦失守，神气不聚，邪乘虚而犯之矣。膀胱者，州都之官，精液藏焉，气化则能出矣。不约而遗，不利而癃，皆气海之失职。凡此十二官者，不得相失也。不相失者，谓之相使。失则神气散乱，有邪干犯，灾害至矣。（《素问遗篇·刺法论》）

四十四、人忧愁思虑即伤心，又或遇少阴司天，天数不及，太阴作接间至，即谓天虚也，少阴司天之年，太阴尚在左间，若少阴不足，则太阴作接者，未当至而至矣。此以君火之虚，与人心气同虚也。此即人气天气同虚也①。又遇惊而夺精，汗出于心，夺精者，夺心之精也。因而三虚，神明失守。先有忧愁之伤，又有少阴不及，再遇惊而夺精，三虚相会，神明失守矣。心为君主之官，神明出焉，神失守位，即神游上丹田，在帝太一帝君泥丸宫下，脑为上丹田，太乙帝君所居，亦曰泥丸宫，

---

① 此即人气天气同虚也：此句原脱，据《素问遗篇·本病论》补。

总众神者也。心之神明失守其位则浮游于此。神既失守，神光不聚，却遇火不及之岁，非但癸年，即戊年失守亦然，司天二火不及亦然。有黑尸鬼见之，令人暴亡。

人饮食劳倦即伤脾，又或遇太阴司天，天数不及，即少阳作接间至，即谓之虚也，此即人气虚而天气虚也。脾气既伤，又遇太阴失守。又遇饮食饱甚，汗出于胃，醉饱行房，汗出于脾，卫气不固，则五脏汗泄于外，邪得乘而犯之，故致人神失守也。因而三虚，脾神失守。脾为谏议之官，智周出焉，神既失守，神光失位而不聚也，意智乱也。却遇土不及之年，或己年或甲年失守，或太阴天虚，青尸鬼见之，令人卒亡。

人久坐湿地，强力入水即伤肾，或遇太阳司天，天数不及，则厥阴作接间至，此天虚也。又遇持重远行，汗出于肾，是为三虚。肾为作强之官，伎巧出焉，持重远行，汗出于肾①，此二句张介宾补。因而三虚，肾神失守，神志失位，神光不聚，却遇水不及之年，或辛不会符，或丙年失守，或太阳司天虚，有黄尸鬼至，见之令人暴亡。

人或恚怒，气逆上而不下，即伤肝也。又遇厥阴司天，天数不及，即少阴作接间至，是谓天虚也，此谓天虚人虚也。又遇疾走恐惧，汗出于肝，肝为将军之官，谋虑出焉，神位失守，神光不聚，又遇木不及之年，或丁年不

---

① 持重远行，汗出于肾：《素问遗篇·本病论》无。

符，或壬年失守，或厥阴司天虚也，有白尸鬼见之，令人暴亡也。

以上五失守者，天虚而人虚也，神游失守其位，即有五尸鬼干人，令人暴亡也，谓之曰尸厥。尸鬼干人，则厥逆而死，故曰尸厥。神游者，神气虽游，未离于身，尚不即死。若脉绝身冷，口中涎塞，舌短卵缩，则无及矣，否则速效可苏也。以上五脏失守，独缺金虚伤肺赤尸鬼一证，必脱简也。惟《邪气脏腑病形》篇所言五脏之伤俱全，但与此稍有不同，详《疾病类》第三篇。人犯五神易位，即神光不圆也，非但尸鬼，即一切邪犯者，皆是神失守位故也。神光即阳明之气，凡阳气不足则阴邪犯之。《二十难》曰"脱阳者见鬼"即神失守位之义。本篇所言五鬼干人，其义最详，此五行相制之理，出乎当然者也。然以余所验，则有如心神失守、火自为邪者，多见赤鬼；肺金不足、气虚茫然者，多见白鬼；肾阴亏损、目光昏暗者，多见黑鬼；肝木亡阳者，多见青鬼；脾湿为祟者，多见黄鬼。是皆不待胜制，而本脏之邪自见也。至如山野之间，幽隐之处，鬼魅情形，诚有不测。若明本篇之义，则虽千态万状，只此五行包罗尽之，治之以胜，将安道哉。此谓得守者生，神全则灵明圆聚。失守者死，神散则魂魄分离。得神者昌，得其阳神。失神者亡。（《素问遗篇·本病论》

难经摘抄

二难曰：

脉有尺寸，何谓也？

然：尺寸者，脉之大要会也。从关至尺尺泽，穴名是尺内，阴之所治也；从关至鱼际是寸内，阳之所治也。故分寸为尺，分尺为寸。故阴得尺内一寸，阳得寸内九分。尺寸终始，一寸九分，故曰尺寸也。

四难曰：

脉有阴阳之法，何谓也？

然：呼出心与肺，吸入肾与肝，呼吸之间，脾受谷味①也，其脉在中。浮者阳也，沉者阴也，故曰阴阳也。

心肺俱浮，何以别之？

然：浮而大散者心也，浮而短涩者肺也。

肾肝俱沉，何以别之？

然：牢而长者肝也，按之濡，举指来实者肾也。脾者中州，故其脉在中。是阴阳之法也。此阴阳谓脉之属于阴、属于阳。

浮者阳也，滑者阳也，长者阳也；沉者阴也，短者阴也，涩者阴也。

---

① 味：《难经》作"气"。

五难曰：

脉有轻重，何谓也？

然：初持脉，如三菽之重，与皮毛相得者，肺部也。如六菽之重，与血脉相得者，心部也。如九菽之重，与肌肉相得者，脾部也。如十二菽之重，与筋平者，肝部也。按之至骨，举指来疾者，肾部也。故曰轻重也。

六难曰：

脉有阴盛阳虚，阳盛阴虚，何谓也？

然：浮之损小，沉之实大，故曰阴盛阳虚。沉之损小，浮之实大，故曰阳盛阴虚。是阴阳虚实之意也。

七难曰：

经言少阳之至，乍大乍小，乍短乍长；阳明之至，浮大而短；太阳之至，洪大而长；太阴之至，紧大而长；少阴之至，紧细而微，厥阴之至，沉短而敦。此六者，是平脉耶？将病脉耶①？

然：皆王脉也。

其气以何月，各王几日？

然：冬至之后，得甲子少阳王，复得甲子阳明王，复得甲子太阳王，复得甲子太阴王，复得甲子少阴王，复得甲子厥阴王。王各六十日，六六三百六十日，以成一岁。此三阳三阴之王时日大要也。王，同旺。

---

① 将病脉耶：此四字原脱，据《难经》补。

十难曰：

一脉为十变者，何谓也？

然：五邪刚柔相逢之意也。假令心脉急甚者，肝邪干心也；心脉微急者，胆邪干小肠也；心脉大甚者，心邪自干心也；心脉微大者，小肠邪自干小肠也；心脉缓甚者，脾邪干心也；心脉微缓者，胃邪干小肠也；心脉涩甚者，肺邪干心也；心脉微涩者，大肠邪干小肠也；心脉沉甚者，肾邪干心也；心脉微沉者，膀胱邪干小肠也。五脏各有刚柔邪，故令一脉辄变为十也。

十四难曰：

脉有损、至，何谓也？

然：至之脉，一呼再至曰平，三至曰离经，四至曰夺精，五至曰死，六至曰命绝。此至之脉也。何谓损？一呼一至曰离经，再呼一至曰夺精，三呼一至曰死，四呼一至曰命绝。此损之脉也。至脉从下上，损脉从上下也。

损脉之为病奈何？

然：一损损于皮毛，皮聚而毛落；二损损于血脉，血脉虚少，不能荣于五脏六腑；三损损于肌肉，肌肉消瘦，饮食不能为肌肤；四损损于筋，筋缓不能自收持；五损损于骨，骨痿不能起于床。反此者，至脉之病也。从上下者，骨痿不能起于床者死；从下上者，皮聚而毛落者死。

治损之法奈何？

然：损其肺者，益其气；损其心者，调其荣卫；损其脾者，调其饮食，适其寒温；损其肝者，缓其中；损其肾者，益其精，此治损之法也。

脉来一呼再至，一吸再至，不大不小曰平，一呼三至，一吸三至，为适得其病。前大后小，即头痛、目眩，前小后大，即胸满、短气。

一呼四至，一吸四至，病欲甚，脉①洪大者，苦烦满，沉细者，腹中痛，滑者，伤热，涩者，中雾露。

一呼五至，一吸五至，其人当困，沉细夜加，浮大昼加，不大不小，虽困可治，其有大小者为难治。

一呼六至，一吸六至，为死脉也，沉细夜死，浮大昼死。

一呼一至，一吸一至，名曰损，人虽能行，犹当着床，所以然者，血气皆不足故也。

再呼一至，再吸一至，呼吸再至②，名曰无魂，无魂者当死也，人虽能行，名曰行尸。

上部有脉，下部无脉，其人当吐，不吐者死。上部无脉，下部有脉，虽困无能为害。所以然者，人之有尺，譬如树之有根，枝叶虽枯槁，根本将自生。脉有根本，人有元气，故知不死。

十六难曰：

假令得肝脉，其外证：善洁，面青，善怒；其内证：

---

① 脉：原脱，据《难经》补。
② 呼吸再至：此四字原脱，据《难经》补。

脐左有动气，按之牢若痛；其病四肢满，闭癃①，溲便难，转筋。有是者肝也，无是者非也。

假令得心脉，其外证：面赤，口干，喜笑；其内证：脐上有动气，按之牢若痛。其病烦心、心痛，掌中热而哕音噎。有是者心也，无是者非也。

假令得脾脉，其外证：面黄，善噫，善思，善味；其内证：当脐有动气，按之牢若痛；其病腹胀满，食不消，体重节痛，怠惰嗜卧，四肢不收。有是者脾也，无是者非也。

假令得肺脉，其外证：面白，善嚏，悲愁不乐，欲哭；其内证：脐右有动气，按之牢若痛；其病喘咳，洒淅寒热。有是者肺也，无是者非也。

假令得肾脉，其外证：面黑，善恐，欠；其内证：脐下有动气，按之牢若痛。其病逆气，小腹急痛，泄如下重，足胫寒而逆。有是者肾也，无是者非也。

十九难曰：

经言脉有逆顺，男女有恒。而反者，何谓也？

然：男子生于寅，寅为木，阳也。女子生于申，申为金，阴也。故男脉在关上，女脉在关下。是以男子尺脉恒弱，女子尺脉恒盛，是其常也。反者，男得女脉，女得男脉也。

----

① 癃：原作"淋"，据《难经》改。

其为病何如？

然：男得女脉为不足，病在内；左得之，病在左，右得之，病在右，随脉言之也。女得男脉为太过，病在四肢；左得之，病在左，右得之，病在右，随脉言之。

二十难曰：

经言脉有伏匿。伏匿于何脏而言伏匿耶？

然：谓阴阳更相乘更相伏也。脉居阴部而反阳脉见者，为阳乘阴也，虽阳脉时沉涩而短，此谓阳中伏阴也；脉居阳部而反阴脉见者，为阴乘阳也，虽阳脉时浮滑而长，此谓阴中伏阳也。重阳者狂，重阴者癫。脱阳者见鬼；脱阴者目盲。

二十七难曰：

脉有奇经八脉者，不拘于十二经，何谓也？

然：有阳维，有阴维，有阳跷，有阴跷，有冲，有督，有任，有带之脉。凡此八脉者，皆不拘于经，故曰奇经八脉也。

经有十二，络有十五，凡二十七，气相随上下，何独不拘于经也？

然：圣人图设沟渠，通利水道，以备不然_{不然}，犹言不虞也。天雨降下，沟渠溢满，当此之时，留需妄行，圣人不能复图也。此络脉满溢，诸经不能复拘也。

二十八难曰：

其奇经八脉者，既不拘于十二经，皆何起何继也？

然：督脉者，起于下极之俞，并于脊里，上至风府，入属于脑。任脉者，起于中极之下，以上毛际，循腹里，上关元，至咽喉。冲脉者，起于气冲，并足阳明之经，夹脐上行，至胸中而散。带脉者，起于季胁，回身一周。阳跷脉者，起于跟中，循外踝上行，入风池。阴跷脉者，亦起于跟中，循内踝上行，至咽喉，交贯冲脉。阳维、阴维者，维络于身，溢蓄，不能环流灌溉诸经者也①，故阳维起于诸阳会也，阴维起于诸阴交也。

比于圣人图设沟渠，沟渠满溢，流于深湖，故圣人不能拘通也。而人脉隆盛，入于八脉，而不还周，故十二经亦有不能拘之。其受邪气，畜则肿热，砭射之也。

二十九难曰：

奇经之为病，何如？

然：阳维维于阳，阴维维于阴，阴阳不能自相维，则怅然失志，溶溶不能自收持。

阳维为病苦寒热，阴维为病苦心痛。

阴跷为病，阳缓而阴急，阳跷为病，阴缓而阳急。

冲之为病，逆气而里急。督之为病，脊强而厥。

任之为病，其内苦结，男子为七疝，妇子为瘕聚。带之为病，腹满，腰溶溶若坐水中。此奇经八脉之为病也。

---

① 溢蓄……者也：此十二字原脱，据《难经》补。

三十六难曰：

脏各有一耳，肾独有两者，何也？

然：肾两者，非皆肾也。其左者为肾，右者为命门。命门者，诸神精之所舍，原气之所系也；男子以藏精，女子以系胞。故知肾有一耳也。

四十四难曰：

七冲门何在？

然：唇为飞门，齿为户门，会厌为吸门，胃为贲门，太仓下口为幽门，大肠小肠会为阑门，下极为魄门，故曰七冲门也。

四十五难曰：

经言八会者，何也？

然：腑会太仓，脏会季胁，筋会阳陵泉，髓会绝骨，血会鬲俞，骨会大抒，脉会太渊，气会三焦外一筋直两乳内也。热病在内者，取其会之气穴也。

四十七难曰：

人面独能耐寒者，何也？

然：人头者，诸阳之会也。诸阴脉皆至颈、胸中而还，独诸阳脉皆上至头耳，故令面耐寒也。

四十八难曰：

人有三虚三实，何谓也？

然：有脉之虚实，有病之虚实，有诊之虚实也。脉之虚实者，濡者为虚，紧牢者为实；病之虚实者，出者为虚，入者为实；言者为虚，不言者为实；缓者为虚，急者为实。诊之虚实者，濡者为虚，牢者为实①，痒者为虚，痛者为实；外痛内快，为外实内虚；内痛外快，为内实外虚，故曰虚实也。

四十九难曰：

有正经自病，有五邪所伤，何以别之？

然：经言忧愁思虑则伤心；形寒饮冷则伤肺；恚怒气逆，上而不下则伤肝；饮食劳倦则伤脾；久坐湿地，强力入水则伤肾。是正经之自病也。

何谓五邪？

然：有中风，有伤暑，有饮食劳倦，有伤寒，有中湿。此之谓五邪。

假令心病，何以知中风得之？

然：其色当赤。何以言之？肝主色，自入为青，入心为赤，入脾为黄，入肺为白，入肾为黑。肝为心邪，故知当赤色。其病身热，胁下满痛，其脉浮大而弦。

何以知伤暑得之？

然：当恶焦臭。何以言之？心主臭，自入为焦臭，入脾为香臭，入肝为臊臭，入肾为腐臭，入肺为腥臭。故知心病伤暑得之，当恶焦臭。其病身热而烦，心痛，其脉浮大而散。

---

① 濡者为虚，牢者为实：此八字《难经》无，疑衍。

何以知饮食劳倦得之？

然：当喜苦味也。何以言之？脾主味，入肝为酸，入心为苦，入肺为辛，入肾为咸，自入为甘。故知脾邪入心，为喜苦味也。其病身热而体重，嗜卧，四肢不收，其脉浮大而缓。

何以知伤寒得之？

然：当谵言妄语。何以言之？肺主声，入肝为呼，入心为言，入脾为歌，入肾为呻，自入为哭。故知肺邪入心，为谵言妄语也。其病身热，洒洒恶寒，甚则喘咳，其脉浮大而涩。

何以知中湿得之？

然：当喜汗出不可止。何以言之？肾主液，入肝为泣，入心为汗，入脾为涎，入肺为涕，自入为唾。故知肾邪入心，为汗出不可止也。其病身热，而小腹痛，足胫寒而逆，其脉沉濡而大。此五邪之法也。

五十难曰：

病有虚邪，有实邪，有贼邪，有微邪，有正邪，何以别之？

然：从后来者为虚邪，从前来者为实邪，从所不胜来者为贼邪，从所胜来者为微邪，自病者为正邪。何以言之？假令心病，中风得之为虚邪，伤暑得之为正邪，饮食劳倦得之为实邪，伤寒得之为微邪，中湿得之为贼邪。

五十三难曰：

经言七传者死，间脏者生，何谓也？

然：七传者，传其所胜也。间脏者，传其子也。何以言之？假令心病①传肺，肺传肝，肝传脾，脾传肾，肾传心，一脏不再伤，故言七传者死也。间脏者，传其所生也。假令心病传脾，脾传肺，肺传肾，肾传肝，肝传心，是母子相传，竟而复始，如环无端，故曰生也。

五十五难曰：

病有积、有聚，何以别之？

然：积者，阴气也；聚者，阳气也。故阴沉而伏，阳浮而动。气之所积，名曰积；气之所聚，名曰聚。故积者，五脏所生；聚者，六腑所成也。积者，阴气也，其始发有常处，其痛不离其部，上下有所终始，左右有所穷处；聚者，阳气也，其始发无根本，上下无所留止，其痛无常处，谓之聚②。故以是别知积聚也。

五十六难曰：

五脏之积，各有名乎？以何月、何日得之？

然：肝之积，名曰肥气，在左胁下，如覆杯，有头足。久不愈，令人发咳逆，疟，连岁不已。以季夏戊己日得之。何以言之？肺病传于肝，肝当传脾，脾季夏适王，王者不受邪，肝复欲还肺，肺不肯受，故留结为积，故知

---

① 病：原脱，据《难经》补。
② 谓之聚：此三字原脱，据《难经》补。

肥气以季夏戊己日得之。心之积，名曰伏梁，起脐上，大如臂，上至心下。久不愈，令人病烦心。以秋庚辛日得之。何以言之？肾病传心，心当传肺，肺以秋适王，王者不受邪，心复欲还肾，肾不肯受，故留结为积。故知伏梁以秋庚辛日得之。脾之积，名曰痞气，在胃脘，覆大如盘。久不愈，令人四肢不收，发黄疸，饮食不为肌肤。以冬壬癸日得之。何以言之？肝病传脾，脾当传肾，肾以冬适王，王者不受邪，脾复欲还肝，肝不肯受，故留结为积。故知痞气以冬壬癸日得之。肺之积，名曰息贲，在右胁下，覆大如杯。久不已，令人洒淅寒热，喘咳，发肺壅。以春甲乙日得之。何以言之？心病传肺，肺当传肝，肝以春适王，王者不受邪，肺复欲还心，心不肯受，故留结为积。故知息贲以春甲乙日得之。肾之积，名曰贲豚，发于少腹，上至心下，若豚状，或上或下无时。久不已，令人喘逆，骨痿少气。以夏丙丁日得之。何以言之？脾病传肾，肾当传心，心以夏适王，王者不受邪，肾复欲还脾，脾不肯受，故留结为积。故知贲豚以夏丙丁日得之。此五积之要法也。

五十七难曰：

泄凡有几？皆有名不？

然：泄凡有五，其名不同。有胃泄，有脾泄，有大肠泄，有小肠泄，有大瘕泄，名曰后重。胃泄者，饮食不化，色黄。脾泄者，腹胀满，泄注，食即呕吐逆。大肠泄者，食已窘迫，大便色白，肠鸣切痛。小肠泄者，溲而便脓血，少腹痛。大瘕泄者，里急后重，数至圊而不能便，茎中痛。此五泄之要法也。

五十八难

曰：伤寒有几？其脉有变不？

然：伤寒有五，有中风，有伤寒，有湿温，有热病，有温病，其所苦各不同。

中风之脉，阳浮而滑，阴濡而弱；湿温之脉，阳濡而弱，阴小而急；伤寒之脉，阴阳俱盛而紧涩；热病之脉，阴阳俱浮，浮之而滑，沉之散涩；温病之脉，行在诸经，不知何经之动也，各随其经所在而取之。

伤寒有汗出而愈，下之而死者；有汗出而死，下之而愈者，何也？

然：阳虚阴盛，汗出而愈，下之即死；阳盛阴虚，汗出而死，下之而愈。

徐灵胎曰："阳虚阴盛者，风伤卫而汗自泄，寒气在内而未出也。阳盛阴虚者，身热汗闭，燥火内结，津液干枯，阴气欲竭也。此以有邪处为虚，无邪处为实。"

六十九难曰：

经言，虚者补之，实者泻之，不实不虚，以经取之，何谓也？

然：虚者补其母，实者泻其子，当先补之，然后泻之。不实不虚，以经取之者，是正经自生病，不中他邪也，当自取其经，故言以经取之。

七十五难曰：

经言，东方实，西方虚；泻南方，补北方，何谓也？

然：金、木、水、火、土，当更相平。东方木也，西方金也。木欲实，金当平之；火欲实，水当平之；土欲实，木当平之；金欲实，火当平之；水欲实，土当平之。东方肝也，则知肝实；西方肺也，则知肺虚。泻南方火，补北方水。南方火①，火者，木之子也；北方水②，水者，木之母也，水胜火。子能令母实，母能令子虚，故泻火补水，欲令金不③得平木也。经曰：不能治其虚，何问其余？此之谓也。

---

① 南方火：此三字原脱，据《难经》补。
② 北方水：此三字原脱，据《难经》补。
③ 不：原脱，据《难经》补。

寿芝医案

追忆旧录四川治验医案

一、王氏妇临产发肿

邻妇王氏，孕已弥月。头面四肢肿，腰腹重坠，如将生娩。数日后不能坐，必须两足庋①于床柱始得稍安。生父延予诊治，话时两泪盈眦，谓医用乌鱼汤，令洗不效，已告技穷。闻之恻然，偕往诊脉，空弦鼓指。察其外象，咳嗽气紧，欲呕不得。告之曰："汝女气虚而兼痰饮，前医固守安胎套药，所以致此。不畏半夏、附子堕胎，尚可一治。"以小半夏加茯苓汤投之，六剂后，大吐绿水两盆，气乃稍缓。继进术附汤十剂，腰腹不坠，可起立矣。命其止药，生产后再议。是夜解怀，其子肥如瓜瓠，举家皆喜。闻而笑曰："受胎时已挟有痰饮，母病子亦病。肥者水气，非真元足也！"半月余愈呆滞，终日不出一声。儿科与药，殇。此后专心调理产妇，三年中白术用至十斤外，附子用至七斤外，复受胎生子。

时医以半夏、附子为堕胎药，相戒不用。有时用半夏，更以芝麻油炒之，皆遵李时珍说者也。不知仲景以附

---

① 庋（guǐ 轨）：搁置，放置。

子汤治妊娠腹痛、干姜人参半夏丸治妊娠呕吐不止，《金匮要略》著有明训，不必为俗说泥也。但须审证明确，不可用于阴虚胎火重妇耳。

小半夏汤

制半夏六钱　生姜八钱　加茯苓四钱

陈灵石[①]曰："《神农本草经》载半夏之功治甚大，仲师各方无不遵法用之，凡呕者必加此味。元明后误认为治痰专药，遂有用朴硝水浸者，有用皂角水及姜水浸者，有用白芥子和醋浸者，市中用乌梅、甘草、青盐等制造者，更不堪入药。近日通用水煮，趁热以白矾拌晒、切片者，皆失其本性，不能安胃止呕。宜从古法，以汤泡七次，去涎用之。或畏其麻口，以姜汁、甘草水浸透心，洗净晒干，再以清水浸三日，每日换水，蒸熟、晒干用之。支饮之证，呕而不渴，旁支之饮未净也，用小半夏汤者，重在生姜散旁支之饮，半夏降逆安胃，合之为涤饮下行之用，神哉！"

术附汤

炒白术一两　熟附片五钱

喻嘉言曰："脾中之阳遏郁而自汗，宜术附汤。"又谓："术附可以治寒湿，用所当用，其效如神。"

前两解方义明确矣。予借以治此证者，盖以此妇脉空，知其阳虚；脉弦，知其阴盛；咳嗽气急，欲吐不得，知有痰

---

①　陈灵石：即陈修园次子陈元犀，号灵石，曾参与编辑、整理《金匮方歌括》。

饮。夫阳虚阴盛，水饮弥满，焉得不四溢而为肿？至欲倒悬而不能坐起，气不举胎无疑矣。此时更以滋阴补血之品安胎，几何不两土同崩，真阳灭熄哉？计惟补火生土，以御滔天之水。然水无出路，土何能温？必先逐去水饮，始克奏功，故用小半夏以止逆涤饮。阳气上升，所以快畅而吐。吐去宿水，大用温补。看似雄峻，其实有制之师也！

二、陈心泉病疝误治大便从口出

乐山刑名①汤竹卿弟子陈心泉病疝，医用景岳暖肝煎，不效，非大谬也。大令李静山为竹卿东道主，高兴谈医，谓脉大不宜桂附，大黄下之。药进，腹大痛。又刺手足湾，增瘛疭。复延前医，医遁。心泉叫号不休，竹卿令服胡椒汤，希以大辛散其大寒。进一盂，痛剧，呕吐。初吐清水，四日外吐黄水、绿水、黑水。水尽，大便自口出，臭秽难堪。欲觅自尽，李诒卿慰之曰："尔病死证不死，盍上省求寿芝活乎？"心泉赁舆，卧舆中，任其吐。三日至成都，已除夕矣。投函寓中，予往诊，恶臭不可近。询其故，具道之。伏气②再诊，以为绝粒将一月，胃脉必坏，乃见两手俱空大而不散乱、不促竭。告曰："脉尚可生，病情瞀乱，容予细想。"静坐时许，悟到关格门喻嘉言用进退黄连汤，先用进法，降阳和阴。肾为胃之关，三阴以

① 刑名：即刑名师爷。古代官署中负责处理刑事判牍的幕僚俗称刑名师爷，亦称"刑席"。

② 伏气：即屏住呼吸。

少阴为开阖，开者阖，胃气降，自可止呕纳食。心花乱发，不禁狂喜，书方与之。元旦门者报予，陈姓病退，闻之益喜。至彼再候，伊云："服药后腹中如雷鸣，虚恭十数响，下燥矢两段，臭水随之大泻，上脘空若无物，即啜清粥一瓯。顷许思食，又啜一瓯，津津汗出，昏昏睡去，不知魂之天外飞回也！"脉空大皆敛，其细如丝。令以东洋参四两，浓煎取汁煮粥，服一日再议。初二日胃脉微和，糜水时下，径用理中汤。初四晤面，杖而后起，叙及空乏，欲返乐山，温慰而别。初六已买舟行矣。

进法黄连汤

黄连一钱半　干姜一钱半　法制半夏三钱　东洋参二钱

生甘草一钱　桂枝一钱　大红枣二枚

煎熟去滓，药水倾入铫中，再煎，作一次服。

王晋三①曰："此即小柴胡汤变法。以桂枝易柴胡，以黄连易黄芩，以干姜易生姜，胸中热，欲②呕吐，腹中痛者，全因胃中邪气阻遏阴阳升降之机，故用人参、大枣、干姜、半夏、甘草专和胃气，使入胃之后，听胃气之上下敷布，交通阴阳，再用桂枝宣发太阳之气，载黄连从上焦泄热，不使其深入太阴，有碍虚寒腹痛。"

前解精矣，借治此证得效者，予更有解焉。疝，厥阴

①　王晋三：（1698—1761）清代医家，为叶天士之师。著有《绛雪园古方选注》3卷，对仲景方义注释甚精。

②　欲：原脱，据《绛雪园古方选注》补。

肝病也。病此者脉多弦紧，弦紧为阴气凝结。景岳暖肝煎亦系辛温化气法，所以不为大谬，但驳杂不纯。且罗东逸云："厥阴之藏，相火游行其间，经虽受寒，而藏不即寒，不得遽用姜附①。"况肉桂耶？此其所以不效也。然不为大谬者，以尚在温一边设想耳。李静山胡猜乱撞，斥他人之温者非，而用大黄，则寒益加寒，三阴交困，腹大痛之由来也。刺又重伤经络，肝为诸经之属，络脉受伤，能不拘挛？反其道而用胡椒以驱寒，椒性辛燥，激动大黄之寒，寒热两拒，胃气大逆，以致吐出绿水、黑水、粪水。肝肾大动，有升无降，岌岌乎殆哉！究竟不死者，良由心泉自浙来川，毫无房失。年甫三十，精气内秘，受此大创而未拔根耳。予用黄连汤，方中黄连足解胡椒之辛燥，干姜复解大黄之寒苦，寒热两解，恰与前服误药针锋相对。又有半夏之降，桂枝之升，升降回旋，中宫大治。洋参、甘草、大枣，纯固其虚，藉大力以为运动诸药之主。面面周到，宛若古人知有此病，早立此方，以救败求生也。修园先生云："经方愈读愈有味，愈用愈神奇。"于此益信。

三、赵氏孕妇晚发疫阳明实热

蓉城东隅大慈寺侧近机匠妇赵氏怀孕弥月，得晚发疫，过十八日矣。日日服药，病转增剧，乃延予诊。入

---

① 不得遽用姜附：此句《删补名医方论》作："故先厥者后必发热，所以伤寒初起，见其手足厥冷，脉细欲绝者，不得遽认为寒虚而用姜附也。"

其门，诸医满座，见予至，去者半，留二人焉。予召机匠至前，详询所苦，拉杂道之。引入内室，见病妇卧地上，上盖单被，离尺许，热气蒸人。面红黑，口裂，鼻息粗壮。唤使举手诊脉，不动，知已耳聋。伊夫以手式示之，忽摇头大叫，掀去单被，体赤露不知羞耻。脉得沉洪而实，见两乳伸缩，不禁大惊，语曰："病于申酉时当死！此时辰初，犹可用药挽救，然非大下不为功。"留者两医曰："温疫实证当下，孕妇敢下耶？下不大小俱伤耶？"予曰："妇之罹此危也，皆诸公固执误之耳！明明阳明热证，当热未团结，白虎汤可解。今已恶候齐备，延至申酉阳明旺时，邪热亢极，津液尽倾，不死何待？且不见乳之伸缩乎？男子厥阴绝，舌卷囊缩而死；女子厥阴绝，舌卷乳缩而死。趁此一线未绝，姑尽吾技以对病者，心乃安也。"急书大承气与之。两医咋舌而退，予亦乘车而返。

坐未定，伊夫奔来，谓诸医先告药店，王寿芝所开系送终汤，万不可卖，卖必招祸。予愤极，自撮一剂，复命与同至病所，督令煎服，坐视之。异哉异哉！药不香也，病妇闻之，大呼好香药！好香药！予知闻药而香，胃气未绝，即大佳兆。煎成，妇又大呼：快与我吃。伊夫掬一小碗灌之。顷又索药，予令与一大碗，且告以"刻许当得战汗，战时尔勿畏，汗出热退，病人必欲上床卧，卧或两三日，断不可惊醒。俟自醒大泻，病自解矣"。伊云："先生施恩小坐，替予壮胆。"连连叩头，见之实不忍走。而腹枵①甚，令煮饭食我。饭未熟，病妇四肢乱动，口眼翕张，而大摇颤颤约两三刻，汗如雨下，热乃渐退。退尽手如冰，口无气而人死矣！斯时也，若母，若姨，若姊，若妹，一齐奔出，大哭，大闹，大骂。门外观者目瞪耳语，老妪嫩妇，如观戏剧。而其夫乃请予走，予亦心摇目眩，耳聋口干，固不肯走。起而诊脉，脉乍时一动，动而复止，止又续动。大声呼曰："众人且息，听予一言，若辈谓若死，若顷刻复生，何以谢我？"其母曰："谢线绉②袍褂两套。"语际，病者大呻，若姨，若姊，若妹，狂奔入室，恐尸走也。予起复诊，脉续续出。又告之曰："病者再呻，必语欲上床卧，乃可扶起。"果应言而长呻，其气缓，其音平，谓："何掷我地下？"予促其夫扶之上床，乃去。见老妪嫩妇指予偶语，不闻何说。归始早餐。噫嘻！名医岂易为哉！

次日，其夫尚以睡为死，复来问故。予曰："前言睡当二三日，汝回静候，不死也。"果二日半乃醒，泻一次。又睡一日，醒，大泻如注。腹馁思食，与粥，不欲，欲酸虀汤下饭。其夫来询可与否，告以少与，归。而与食复睡，神气大安。问再与何药，予曰不必药，少与饮食，自此无恙矣。一月后，以一豚蹄、一鸡、一鸭来谢。问袍

---

① 枵（xiāo 消）：空虚。
② 绉（zhòu 咒）：一种有皱纹的丝织品。

褋，曰："先生怜我怜我！"予笑遣之。

大承气汤

大黄四钱　厚朴八钱　枳实五钱　芒硝三钱

用水先煮枳朴，去滓入大黄，复去滓，再入芒硝，俟化与服。

陈古愚①曰："承气汤有起死回生之功，惟善读仲景书者方知其妙。俗医以滋润之芝麻油、当归、郁李仁、肉苁蓉代之，徒下其粪，而不能荡涤其邪，则正气不复；不能大泻其火，则真阴不复，往往死于粪出之后。于是咸相戒曰：'润肠之物尚能杀人，而大承气汤更无论矣。'甚矣哉！大承气汤之功用，尽为彼庸耳俗目掩也！"

张隐庵②曰："伤寒六经止阳明、少阴有急下证，盖阳明秉悍热之气，少阴为君火之化，在阳明而燥热太甚，缓则阴绝矣；在少阴而火气猛急，弗戢将自焚矣。非肠胃之实满也，若实在肠胃者，虽十日不更衣，无所苦也。仲师所云急下六症，若究省不到，不敢急下，致病此者，鲜有能生之。且予常闻之曰：痞满燥实坚五证皆备，然后可下。噫！当急③下者，全不在此五字④！"

---

①　陈古愚：陈修园之长子陈蔚，号古愚，曾参与整理《长沙方歌括》。

②　张隐庵：即张志聪，清代医家，生于1644年至1722年间，浙江钱塘县人。著有《素问集注》《灵枢集注》《伤寒论集注》《金匮要略集注》《侣山堂类辩》等。

③　急：原脱，据张志聪《侣山堂类辩》补。

④　字：原作"证"，据张志聪《侣山堂类辩》改。

一阳明实证耳，孰不知用此方？而注意护胎，遂固执不敢与。以致不得汗，不得下，胃气将枯竭而死。不知经云："有故无殒，亦无殒也，衰及其半而止。"金针度人，专为此等重证而言。予用此汤，看似放胆，其实成竹在胸，故敢肩此重任。服后手足乱动、口眼㖞张者，阴气大至，脏腑通也。顷时战汗，亦阴阳凑拍，水气周遍，自内达表也。热退手如冰，口无气者，邪热退尽，正气续生，一时转输不及也。幸此妇身体壮实，胎气稳固，可以听其药力旋转，热退正复，临危而安。若在膏粱罗绮中，剥丧①太过，即用此药，亦必邪退而正不复，真死矣！

医需眼明手快，胆大心细，方能济事。且《伤寒论》明训："传经三次，至十八日必死。"此妇不死，有天幸焉？事后思之，不胜战栗。当时气盛，孟浪成功，在今日阅历久，顾忌多，亦不敢矣。后闻此妇满十二月方生一子，良由病后虚弱，故羁迟耳。

四、李诒卿三阴寒证

李诒卿，直隶人，游幕②来蜀。学粹品端，所如不合，赋闲省门，独行踽踽。朝夕往还者，诗弟子阮卜五广文及予也。

庚申十二月，得三阴寒证。头不痛，身不热，寒战鼓

---

① 剥丧：衰败。
② 游幕：旧指离乡作幕宾。幕宾又称幕友、幕客，即非官非吏、无品无位，只是受聘于幕主官员的佐治人。

慄，咳嗽气喘，腰膝腿胯酸痛。寸关弦紧，尺脉大动。告之曰："脾胃两惫，朝服理中，晚服真武，以免脱厥。"服三日，不效，且增口渴，脉之弦紧更甚。又告之曰："此阴躁也。""何为阴躁？"曰："子不见天时乎？冬令严寒，冰凝石泐①，草木枯槁，非阴气之躁乎？春令温暖，冻解冰消，草木向荣，非阳气之和乎？"言下解悟，径以四逆汤投之。连服五剂，腹痛大泻，口始回润。又问其故，告曰："前不泻者，阳不行，阴阳无权也。今大泻者，阳能化阴，阴退位也。既已得效，可日进一剂，俟其化机自转。"至八剂，诊其脉，弦紧不退，心实忧之。但喜胃气微开，日能进粥三盂，是一佳兆。延至新正②二日，予与卜五方至伊门，闻室内哀声大作，以为诒卿去矣。联步入室，见其通体摇颤，床亦振动，面目青惨，须髯战张，实属可危之至。念伊年过六十，足迹遍天下，膝下无儿，只余四女，亦为泪堕。乃摇颤时许，忽呼口燥，饮热汤十余盏，汗乃大至。重茵累褥，蒙头而睡。一炊黍时，醒谓予曰："此时我乃活矣！"问之，云："自病时起，脏腑分张，此刻翕辟③数次，乃一大合，安稳之至。"语次，予又诊脉，弦紧尽退，变为缓小，大喜，决其不死。惟咳嗽不止，只以真武加干姜、细辛、五味，日日服之。从此日有

① 泐（lè 乐）：石头依其纹理而裂开。
② 新正：农历新年正月。
③ 翕辟（xīpì 西辟）：开合，启闭。语出《易·系辞上》："夫坤，其静也翕，其动也辟，是以广生焉。"

佳境，初六日振衣下床，作五古十六韵赠我，句云：

矫矫王寿芝，龙马不受羁。其人本儒者，其星是天医。五脏见癥结，此岂得之师？然而祖仲景，所以成神奇。一方可百剂，骨髓亦及之。世人不解此，反笑以为痴。我今六十二，遘①疾忽不支。有如火牛发，燕垒横奔驰。又如马陵道，万弩齐发时。阴阳两隔绝，气息如悬丝。肌肤俱焦灼，形神尽脱离。翁曰汝勿恐，大药吾能施。譬如治国者，不在安与危。纪纲要不紊，回天终可期。再生比中垒，寿命翁所贻。安得翁为相，天下无疮痍。

四逆汤

生附子一钱　　干姜一钱五分　　炙甘草二钱

陈古愚曰："四逆汤为少阴正药，治下利清谷，三阴厥逆，脉沉而微者，用之以招纳欲散之阳。太阳用之以温经，与桂枝汤同用以救里；太阴用之以治寒湿；少阴用之以救元阳；厥阴用之以回薄厥。"

陈灵石曰："生附子、干姜彻上彻下，开阖群阴，迎阳归舍，交接十二经，为斩旗夺关之良将。而以甘草主之者，从容筹画，自有将将之能也。"

三阴寒证，断不可表，表则阳亡。所难辨者，脉不沉细而反弦紧，不知弦紧为寒极，而认为脉有力，误作实

---

① 遘（gòu够）：相遇。

证，则不但表而且下矣。予开手即用理中、真武，原欲双补脾肾，以固真阳，使寒自消融，亦矜慎之至也。执意寒据其中，阳不运动，终无出路，所以不效。继见阴躁①已极，不能不用峻剂，以温经回阳。服至五剂，寒从下行，腹痛作泻，以为解矣。而弦紧总不能退，亦为固守前方，不敢变计，以尽吾心。又岂料寒自下解不尽者，阳气骤长，复自下而上，由里而表，乃一齐驱之使出耶。后闻腹痛大泻时，邻舍令其妇更医，诒卿力持不可。忽有此变，幸而回春，倘稍有差池，恐予至今亦悔之不了矣！

翁于乙丑六十六岁乃得一子，丙寅予来浙，临行为荐一馆，至安岳新任丰公处教读。到馆十八日，撒手归去。家无长物，子甫一岁，不亦重可悲哉！在浙闻信，作五律二首挽之，附录以识交谊：

虚受冷官敕，斯人信可怜。贫真成绝境，诗不愧名贤。旧约深山住，今惊宿草芊。所嗟一子幼，生计总萧然。

葬近阆仙墓，荒寒古普州②。安岳为唐普州，贾岛官其地司户，有墓在焉。长悬明月夜，不尽故人愁。诗说频年集，羲文奥旨留。诒卿《集诗说》说经硁硁，亦可解颐。《讲易》亦能探天根、蹑月窟，深明阴阳消长之理。校刊应有待，此愿可

---

① 阴躁：原作"阴燥"，而前文解释病机则作"阴躁"，后面医案十三类似病机亦作"阴躁"，故改。

② 普州：原作鲁州。普州在四川，而鲁州在山东。前云"临行为荐一馆，至安岳新任丰公处教读"，后注云"安岳为唐普州"，故依文义改。

能酬？

殁后江西刘庸夫向其妇索观此二书，妇云先夫临终有云：非王寿芝不可妄借。其意盖可知矣。

五、师母张夫人痰饮经闭误以为孕

师名锡庆，号小堂，江西萍乡人。以副榜发川知县，子受业焉。师母甘氏女，道光丙午年，年已四十岁。师署平武县事，挈眷同往。经水衍期，延医诊脉，谓洪滑流利，断其有喜。师自诊如之，遂不服药。盖师平日涉猎医书最多伙，不与人治，而家庭小恙随手与方，无不效也。十月满足，腹大如抱甕，日俟其产，而毫无动静。又三四月，渐增行路喘促，饮食胀满。适亦卸事回省，予至师门谒候，谈及令诊。诊之滑大无伦，七八至一歇止，十数至一歇止，二三十至又一歇止，当即断为痰饮，确乎非孕。师曰："滑大予见及，歇止予亦见及，以为年纪过大，生产又多，胎气不足，宜有是脉。在平武时，常服参术补药，今虽不产，而腹内震动，睡左则左，睡右则右，不咳不呕，何以直断为痰饮而非孕？"对曰："水饮上射于肺则咳，溢出于胃则呕，既咳且呕，水有消路，腹自平软，人皆知为病，不疑胎矣。今气道闭而不通，水积日多，腹大如鼓，是为水臌。再不用逐痰行水之剂，只用补益，实其实而虚其虚。迨至水气四溢，散漫作肿，其时欲消水而脾胃无权，欲培土而水饮横肆，两难兼顾，病必不起。乘此胃口虽胀满而尚纳食，行路虽喘促而尚能卧，根本未离，尚可医治。"曰："金匮肾气汤可服否?"对曰："肾气汤治水饮，利小便，堪推神剂。然上中焦之气化不行，欲其直达下焦，未必如此便易。"曰："为之奈何?"对曰："小半夏加茯苓汤平平浅浅中极有精义，连服十剂，果能喘稍平，胀稍减，再议他治。"如言服足十剂。又诊，师母云："近日腹如雷鸣，胃口加胀，口舌干燥，想系生姜太多之故。"告以水气凌脾，脾津不能上潮，所以口渴加胀者，药不胜病，病与药拒。腹雷鸣者，阳气宣动，是大佳兆，可勿疑虑。生姜泻心汤与之，本方一两者，酌减为一钱半，属①服三剂。其病或增或减，或变他候，速速来告，以便另为处方。第二日告云："服药后满腹俱响，水声漉漉。"第三日云："腹痛甚，气往下坠，恰似生产，请即往视。"至见小堂师，谓予曰："医可谓明矣! 药可谓神矣! 自子认此证为痰饮，予朝夕将痰饮门遍观，以为方必在此册也。昨归，乃见用为生姜泻心汤，茫然不识所谓。又闻须服三剂，总疑寒热夹杂，未必中窾。乃今早腹痛气坠，尚以为产，顷间稳婆已来，亦云见儿头向下，业已转身，乃痛极而泻，泻水如注，起则腹消大半，观此确系水饮证矣!"语次，婢女出云："又痛又泻，太太问药尚存一剂，未知可接服否?"予告以对症之药，放心再服，有水自泻，无水自止也。两日后又来延请，师母出见，拜谢云："第

---

① 属：同"嘱"。嘱咐，托付。

三剂后，大泻两次，腹不痛，而身轻如释重负，此病非遇高手，不知变为何等古怪。"诊之细濡无力，急与大振脾阳之术附汤十余剂。饮食大进，行动时气亦舒缓，可勿药矣。

小堂师谓："四十尚非经尽之候，必月信调鬯①。气必下传于肾，不但行路喘促，必至哮吼不止；不但胀满，必至痞鞕而痛；周身皆寒，阳光湮郁，必四肢发厥，脾肾两厥而死。乘其胃阳尚运，以参草姜枣补之，则中宫有权，阳气勃发。半夏降逆神品，生姜散水神品，二者相助为理，温化其水，抑之使下，所以现出腹如雷鸣之全象也。必用芩连者，心肺之阳，为寒所郁，又于服小半夏汤后，口舌发干燥见之，不仅脾津不升已也。辛苦相资，寒热两解，下利者得之而止，不下利者化之使利，亦治肿病开鬼门洁净府一大法也。师嫌夹杂，盖未究心于《伤寒论》耳！"

十补丸

治气血两虚，先天之水火俱衰，少年而有老态者。

鹿茸　泽泻　附子　肉桂　山萸　淮药　茯神　人参　当归　白术

各等分，炼蜜为丸，如梧桐子大，米汤送下三钱。

陈修园曰："此方与十全大补同意，但十全大补汤从

---

① 鬯（chàng 唱）：义同畅。

气血之流行处着眼，气血者，后天有形之用也；此方从水火之根本处着眼，水火者，先天无形之体也。二方分别在此。"

归附汤温煦流行，能致经水自动。以经者阳也，先天真一之气，得阳而运也。水饮阻经奈何？妇人之经，其源在胃，阳明胃脉，冲任附之，胃热则冲任干槁，胃寒则冲任凝结，皆足以致经水断绝。今病寒气闭结，所以得温药而化，化则通矣。通后腰腿作痛奈何？戊，胃土也；癸，肾水也。戊癸相合而化火，人乃强健。此时阳气初通，无以化育真水，滋养肾经，下部皆属于肾，肾虚焉得不痛？以此投之，化无形之水火，为有形之气血，自绰绰有余裕也。

六、儿子德六少阴寒证

咸丰十一年辛酉正月，五辛盘①熟，予方煮春酒，邀二三朋好叙旧言欢。酒未阑，儿子德六至席间云："背发冷，面发热，似是外感。"予亦以为外感也。遂执手诊脉，脉得沉细而紧，惊其不类。客散后，细问寒热何状，曰："项不强，头不痛，上半昼不觉有病，至午背即拘急发冷，渐冷得不可受，面上如火烘即热，渐热至满腹不可受。"予曰："寒当通身寒，热当通身热，何分前后？"儿曰：

---

① 五辛盘：亦称"辛盘"、"春盘"。即在盘中盛上五种带有辛辣味的蔬菜，作为凉菜在立春之日食用。晋·周处《风土记》："元日制五辛盘。"原注："五辛，所以发五脏之气。即大蒜、小蒜、韭菜、芸薹、胡荽是也。"

"确然中分,不似寻常外感,亦不似疟疾大寒大热。"予恐初诊不准,再诊之,仍如前无异候。知系少阴病,心主阳衰,太阳寒盛之证。惟《伤寒论》少阴病得之一二日,口中和,其背恶寒者,当灸之,附子汤主之。又少阴病身体痛,手足寒,骨节痛,脉沉者,附子汤主之。今骨节虽不痛,而背寒又增面热,且截然两分,大有阴阳不相维系之象,可危之至。不能别用他法,仍以附子汤为主。方写就,复询其何因致病。乃言去年冬令,夜间读书,三更时足下冷极,乃睡,睡中梦遗。始犹两三夜一次,久之夜夜如是。自服二加龙骨牡蛎汤,亦未得效。今正忽转出此病,已三日矣。予曰:"梦遗,阳虚阴必走也。二加龙牡交接阴阳固神,然细按方义,是从阴一面媾阳下降,阳大虚者,不能入毂①。"令速煎附子汤饮之。次早问其如何应药,对云:"昨夜服药后即睡,五更时腹大痛,汩汩作响,大泻一次。"予喜曰:"《伤寒论》少阴病,脉紧,至七八日,自下利,脉暴微,手足反温,脉紧反去者,为欲解,虽烦下利,必自愈。良由少阴得阳明之气,阳气暴回则烦,坚冰得暖则下,戊癸化生,故必自愈,可接服之,以俟病解。"是日,昼服一剂,夜又令服一剂。天明问之,极言难受。问其状,曰:"服后睡下,不久即惊醒,胃气上涌欲呕,起坐忍之,乃竟欲下不下,彻夜作哽。"予语

---

① 入毂(gǔ古):毂,车轮中心有洞可以插轴的部分。入毂,即将车轴插入毂中,后借指方法得当。

之曰：“满腹寒气，变而为水，在下者从泻解，在上者欲从呕解。假使一剂呕去，阴霾散尽，其愈更快。今不从上越，而抑之使下，胃阳又弱，不能运行自如，自然难受矣。”如法煎服，朝朝问之，云气日往下行，惟口舌麻木，手足倔强，恐欲转出别恙。诊之沉者渐起，细者渐大，紧则无矣。告以药极对证，听其麻木倔强，不久即去也。又服两剂，告曰：“夜来腹又遽①痛，痛极而泻，畅快之至。”令其自审午后寒热何似，是日云寒热减及其九，只些微矣。见其面部，黄中隐有黑气，知浊阴尚盛，改用四逆汤，一日一剂，生附子用至六枚，每枚一两四五钱，约之已八两外矣！从此留心，时时以小建中、大建中、理中诸法，互相出入，常与煎服，黑气渐退。今已二十九岁，稍食冷物油腻，即滑泻数次，足验阳尚不足也。噫嘻！难矣！此病若在别人家，初云外感时，昧者一为发表，即溃散决裂，不可收拾。稍知医理者，疑非外感，当用培补，非补中益气汤即景岳之大补元煎等而已。服之壅满增气，转又攻伐，或转又滋阴，俱未可定。望其必愈，恐不如是易易也。涉笔及此，不敢不读《伤寒论》，以为审证用药之鹄。

生附子汤

生附子二钱　茯苓三钱　人参二钱　白术四钱　芍药三钱

陈古愚曰：“少阴病得之一二日，口中和，其背恶寒

---

① 遽（jù句）：急也。

者，当灸之，宜此汤。此治太阳之阳虚，不能与少阴之君火相合也。"又云："少阴病，身体痛，手足寒，骨节痛，脉沉者，宜此汤。此治少阴心火内虚，神机不转也。方中君以生附子二枚，益下焦水中之生阳，以达于上焦之君火也。臣以白术者，以心肾藉中土之气而交合也。佐以人参者，取其甘润以济生附子之大辛。又佐以芍药者，取其苦降以泄生附子之大毒也。然参、芍皆阴分之药，虽能化生附之暴，又恐其掣生附之肘。当此阳气欲脱之顷，杂一点阴柔之品，便足害事。故又使以茯苓之淡渗，使参芍成功之后，从小便而退于无用之地，不遗余阴之气以妨阳药也。师用此方，一以治阳虚，一以治阴虚。时医开口辄言此四字，其亦知阳指太阳，阴指太阴，一方统治之理乎？"

儿病时，诊得沉紧之脉，心甚惶惑，以向无阳虚证，何遽如此？欲用此方而竟不敢，然舍此方而又无合证之方。犹豫不决，无可措手，绕屋旋走。忽自惩曰："此私心也！倘诊他人，如是疑虑不与方耶？抑苟且了事，随便开一果子药以塞责耶？明明是证是药，迁就不与，私意起而反惑，明者不当如是。"决意投之，方已写成，意中又转，乃细询致病之由，闻遗精已久，始确然悉其病情当有是脉是证，脉证与方俱合，知其必效，促儿服之，一服得效，以为续服当迎刃解矣。乃又一顿挫，自不敢服，盖儿亦恐生附子误事也。幸予读书稍稍有得，执定不移，连进七剂，其气始一层降一层，降至大腹，仍从泻解。脉亦渐转，予心始慰。后又改用四逆，生附子至八两之多，阴气乃行退净。

此后三年，每逢正月必病，病必服四逆汤，数剂始安。今年二月在双林镇，得太阳、阳明合病，热渴，目痛鼻干，自下利，服葛根汤一剂而解。半月后忽又阴气上攻，每饭及半，胃脘即胀痛，仍服大建中二剂乃愈。医他人病难，医自己儿子病更难！陈古愚遗精，强制之，小腹起一痛。延疡医诊治，任其所措，真阳几脱。修园先生乃细问得其病情，改用四逆等大剂回阳，始庆生还。阅其医案，叹后人所历，皆前人已经，同一难之难也。至少阴病得阳热之气而解，自注云：余自行医以来，每遇将死证，必以大药救之。忽而发烦下利，病家怨而更医，医家亦诋前医之误，以搔不著痒之药居功。余反因热肠受谤，叹名医之不可为。此亦天下医门通病，无计御之。此时更有大病愈后，滕①其口说，谓几几误我，以防医家索谢者。诡诘愈深，语言愈险，则尤世风日下之一端也。噫！

七、邹氏妇血崩发热

治前病后不数月，复遇一证，恰一反面对偶。俗情诡诘，市医鄙陋，一时并集。至今思之，犹觉可哂。

锦城东门外四十里为龙泉驿，山势蜿蜒，盘曲而上，风光湿翠，空濛霑衣，亦佳境也。山阿邹姓农家子有病，

---

① 滕：原指水向上腾涌，引申为张口放言。

妇闻机匠妇临危而安，特进城延治。先云住仅数里外，至其地，又数里外。观其嗫嚅不吐，中情狡诈，恐有他虞，不往。盖是时咕匪满地，拉人索财，故疑之。伊固固请，必令道实，乃云："知先生难请，予实住龙泉驿山中。"闻之失笑，令导车往，渐次上山。久不出门，忽睹荞麦青翠，方田如罫^①，耳畔轫辀格磔^②，野鸟乱鸣，亦殊爽心豁目。循至山麓，偏颇难行，舍舆田坎，缓步萦迂曲折，已睹蓬门，告予至矣。入其室，汲山泉煮茗予饮。问病不肯语，欲试我也。乃下指即见空芤无力，语曰："此妇血崩后，服诸凉药，口干舌燥，夜间发热耶？"曰然，以当归补血汤与之。持方去，独坐草堂上饮茶。顷来一叟，尘土面积，不揖即坐，贸然曰："此方汝开耶？向闻汝为成都治病好手，乃以补药欲杀我女耶？有两味药算一个方子耶？"气愤愤然，几于不顾而唾。予曰："汝医家乎？"答云："年七十五，行医五十多年，医过数千人，此处我为巨擘。吾女一月前血崩，服四物汤血止。又服生地、麦冬、地榆、槐角、荆芥、黄芩、柴胡，渐渐夜里发热，不思食，想非犀角……"予不令说完，笑索原方，放步走。病家追出，要予返。予索谢二百金，愈乃受谢。邀邻居一似监生秀才者作保，乃出前方与之。时已薄暮，就茅店

---

① 罫（guǎi 拐）：即围棋盘。

② 轫辀（gòu zhōu 构舟）格磔（qì 弃）：轫，《广韵》：车轫心木。辀，车辕。比喻鹧鸪的叫声。唐·李群玉《九子坡闻鹧鸪》诗："正穿诘曲崎岖路，更听轫辀格磔声。"

宿。次早老叟来，笑不可仰。询之，云："昨日实在冒撞，吾女服先生药，出微汗，热即减。顷又思食，此何说也？"予曰："其说长矣，此理非汝知，予可去矣！"自为赁车而归。

当归补血汤

黄芪一两　当归二钱五分

陈修园曰："凡轻清之药，皆属气分；味甘之药，皆能补中。黄芪质轻而味甘，故略能补益。《神农本草经》以为主治大风，可知其性矣。此方主以当归之益血，倍用黄芪之轻清走表者为导，俾血虚发热、郁于皮毛而不解者，仍从微汗泻之，故证象白虎，不再剂而热去如失也。元人未读《本经》，此方因善悟暗合，其效无比①。究之天之仁爱斯民，特出此方。而假手于元人，非元人识力所可到也。吴鹤皋以阳生阴长为解，亦是庸见，故特详之。"

空苊者失血，一定不易之脉也，故上手即知其血崩。失血者阴虚，故热。医见其热投以苦寒，冀热退身凉，岂知苦以益燥，愈燥血愈枯，不死不止。尝见医吐血者，专以黄连等泻热，始服而膈间一快，再服而食减，三服而咳嗽作。另延彼善于此者调治，又专用六味地黄汤，或加知柏，或加桂附，亦始服而小效，常服而嗽增，日吐白痰，肌肤瘦削，变为劳怯。每年因此而死者，不可胜数。老叟

---

① 其效无比：原脱，据《时方歌括》补。

乡下昏愚，那解读书？大约略识数字，见医可博饭，从事于兹。胸中只有《医方捷径》《一盘珠》《医方便览》等书，即称知医。村氓有病，东延西请，随手杂凑，头疼治头，脚疼治脚，幸而获效，放胆为之。活至七十余，治过数千人，想亦造孽无穷矣！为之婿者，爱钱如命，以小人腹度君子，不以利诱，其心不动，且视此道不尊也。假厚求以令彼服吾药，乃可奏技。王良诡遇①，亦苦极矣。宜请复后仍请辞也。

八、张金门使女冷癥

病，苦境也，加以冤抑，其苦更甚。医者遇此，细心体察，去其病，洗其冤，一时心安理得，亦属快事。

忆予在张金门恭府宅诊治，将离席，一老妪附耳喁喁，其夫人怒视曰："丑何可令先生知！"予曰："伊所言，想因病欲求予诊，何丑之有？"乃令妪前导。由后院至马厩中，见一使女，困卧呻吟。妪告云："此女廿三岁，经闭三月，腹渐大，时复呕吐。太太谓彼不学好，置此待死。"予见面目黄肿②，卧蚕带青色。问尔向饮冷水、吃瓜果否？应以冷茶冷饭，日日食之。语次冤号，眼如霖雨，气结不扬，愁惨之状，实觉可怜。诊其脉，浮按不现，重取乃得，沉伏而迟。语妪云："此属病脉，告尔太太可治

---

① 王良诡遇：典出《孟子·滕文公》，意为以非常规手段而取效。

② 予见面目黄肿：原作"予面见目黄肿"，依文义改。

愈，且不费多钱也。"投通脉四逆汤。

第三日复邀治病，告予云："使女服药三剂后，腹大痛，初泻黑水数次，继下血块，色紫黑，腹即消。"予复往厥中再诊，脉尚沉伏，呕吐未已。加生姜三钱，令再服三剂。使女不肯服，问何故，云："药入口，舌麻嘴紧，遍身皆强，腹内气窜，两眼发黑，头晕，实在难受。"予笑曰："不如此，尔病不退，尔冤不申。大胆再服，不似前难受矣！"妪亦软语相劝，又进三剂。再至问之，果不比前难受，经亦通畅，脉乃生动。接服温经汤，栩栩有生意。

一月后，至彼寓见之，劝伊主为之择配。老妪有子，即撮合焉。嫁时迂道至寓，望门叩首。邻居见之，莫晓其故。

通脉四逆汤

甘草三钱　干姜四钱　生附子二钱

此方仲景为阴盛于内、格阳于外设法，借之以治此女，盖因冷饮结为癥瘕，不以纯阳大破群阴，一时断难遽散。且非速效，伊必不信，又恐药贵，伊主吝惜小财，为此破釜沉舟之计，以驱阴霾而发阳光。所现舌麻口紧等象，固由生附子之大毒，亦原内寒盘踞，遍满周身，药力为之驱逐，脏腑经络，一时俱动耳。后遇沉寒锢结多人，用生附子，有初服不麻，十剂后始麻者；有一服即麻，再服反不麻者。消息其故，大约寒有浅深，麻亦有迟速也。

审证的确，万举万当，是又在乎心细手和，义精识卓之医者。

九、夏氏子疯癫

纱帽街夏氏子，年甫二十五岁，佣工自流井盐商家。商见其诚实，以五千金令行盐楚北。舟至夔巫间失事，归语商，弗信。又有谓渠在重庆浪费者。两相抵牾，愤怒抑郁，无可告语。对影喃喃，书空咄咄，遂成疯癫。同事见其病，送还省，商亦尾至，向病者父索原金。父谓商实害其子，涉讼，江西金四居间排解，谓病愈不难还金，且交易者子，与父无与，劝盐商息讼。

来邀予诊，至夏家，见铁链锁疯者，面戴阳，口裂，骨里青惨，扬手掷足，苦笑无时。问病几何时，曰两月。问服何药，出方予视，不离攻痰败火诸峻剂。强诊，下指如窟，已虚极矣！先以洋参、桂元，令煎浓汁与服，探其尚任药否。次日来告，得药可睡片刻，醒亦稍静。知可挽回，以桂甘龙牡汤投之。详告伊父，此药有旋乾转坤之力，服后狂甚往日，顷刻即定，一定即不复发。断不可令庸耳俗目见吾方，恐无知阻挠也。服一剂果应，往诊，已困卧无力，脉亦收敛，不似前空大无伦矣。原方再进二剂，睡卧安恬，语言有序。以炙甘草汤缓为调理，两月全愈。

桂枝甘草龙骨牡蛎汤

炙甘草五钱　桂枝二钱半　生龙骨五钱　生牡蛎五钱

照原方一两折二钱半为大剂。

陈古愚曰："太阳病，因烧针而为火逆者多，今人不用烧针，而每有火逆之证者，炮姜、桂附、荆防、羌独之类，逼其逆也。火逆则阳亢于上，若遽下之，则阴陷于下。阳亢于上，不能遇阴而烦；阴陷于下，不能遇阳而躁，故取龙牡水族之物，抑亢阳以下交于阴；取桂枝辛温之品，启阴气以上交于阳，最妙在甘草之多，资助中焦，使上下阴阳之气交通于中土，而烦躁自平。"

陈灵石曰："徐忠可以龙骨、牡蛎为涩药，盖犹有人之见存也。吾于龙之飞潜，见阳之变化莫测；于海之潮汐，见阴之运动不穷。龙骨乃龙脱换所遗，牡蛎乃海之精英所结，分之为对待之阴阳，合之为各具之阴阳，亦为互根之阴阳，难以一言尽也。其治效无所不包，古圣人用此二味，绝大议论，今人以固①涩止脱四字尽之，何其浅也。"

方解为太阳火逆证说法。其方原与疯病毫不关切，予借治而得效者，是有道焉。人之五脏，肝为木，其气风，其志怒，其声呼。心为火，其气热，其志喜，其声言②。肺为金，其气躁，其志悲，其声哭。肾为水，其气寒，其志恐，其声呻。脾为土，其气湿，其志忧，其声歌。凡人

寿芝医案

二五五

---

① 固：原脱，据《金匮要略浅注》补。
② 其志喜，其声言：原作"其志言，其声喜"，黄元御《四圣心源》原文作"心为火，其气热，其志喜，其声言"。《素问·阴阳应象大论》即作："心生血……在志为喜。"故改。

之一脏之气偏盛，则以脏之志偏见，而一脏之声偏发。癫病者安静而多悲恐，肺肾之气旺也；狂病者躁动而多喜怒，肝心之气旺也。肺肾为阴，肝心为阳，阴阳拂逆，癫狂乃作。医家误认为痰、为火，而不知为神思间病。药入于口，苦寒攻下，先伤脾胃。脾胃败坏，肺肾之阴陷于下，肝心之阳亢于上，两不交接，神机化灭，不特疯狂，而日就于死矣。故病此者，百无一生也。今用龙骨，取其性之纯阳，本乎天而亲上者敛阳。牡蛎取其性之纯阴，本乎地而亲下者益阴。且龙以海为宅，牡蛎海之精英结成，龙见海自归其宅，而天清地宁矣。又得炙草多津多液，味甘入土，大滋脾之本原。桂枝秉东方生气，施其升发，顷刻间有云行雨施之妙，使心肝肺肾各归其位，经所谓"阴平阳秘，精神乃治"，即此意也。后见黄坤载①《四圣心源》治癫狂一条，方用半夏、甘草、干姜、附子、茯苓、麦冬、龙骨、牡蛎，深喜其先得我心！而又嫌其用药夹杂，不如仲圣之简易。

十、孙氏妇产后太阳、阳明合病

孙秋余妇产后服生化汤过剂，血崩，医以丹栀逍遥散投之，反增恶寒发热，头痛目痛，口燥鼻干，下利等证。医知有外感，而泥于产后百脉皆虚，宜补不宜表之说，用补中益气汤，以为稳当。服后崩愈甚，病愈剧。更医，又

---

① 黄坤载：即黄元御，清代著名医家，著有《四圣心源》等。

以为血虚宜养阴，而用知柏地黄汤。进剂，寒战鼓栗，变红崩为白带，下利日数十行，困惫已甚。

适予在候补库大使余春庭寓治病，孙与比邻，邀予往诊。自谓："病已不治，烦君一决行期早晚耳。"至病所，腥秽难闻，焚香强诊。浮部浮洪，沉部紧小，以脉审证，确系太阳、阳明合病，主用葛根汤。伊见方中麻黄、桂枝同用，惊疑问故，告之曰："尊嫂产后原无病，服生化汤七八剂，酿成内热，乃为血崩。其时必自觉其热，掀去衣被取凉，又受外寒。丹栀逍遥散虽不对病，而无大碍。补中益气则将寒热之邪逼之内入，知柏地黄则更引邪下陷矣。现在病状虽危，而脉之浮洪为风热，紧小为寒闭，确凿有据，何畏乎表？"劝之使服，伊慎重之至，三四次服完一盏，毫无进退。又与一盏，得睡，知药已对症。接服一盏，下利先止，口燥鼻干渐解。

次日往诊，紧小见减，浮洪未退，仍令前方再服一剂。是夜微汗周浃，寒热诸痛悉平，惟白崩不止。复诊其脉，右关濡滑，只以白术末和粥与服。五六日后秋余来舍，云带下白昼甚少，惟夜卧不能安帖，醒时必带大至。据病人云，且多怪梦，体亦增热。消息其意，知为阴不敛阳，径用桂枝加龙骨牡蛎汤，去桂枝，服六剂，骎骎①向安。前医来询予何法治愈，详细道之，且婉劝其读陈修园

---

① 骎（qīn 亲）骎：语出《诗·小雅·四牡》："驾彼四骆，载骤骎骎。"形容马跑得很快的样子。后借喻事情进展得很快很顺利。

先生所注书，欢欣鼓舞而去，从此用功，亦吾道中勇于迁善之君子也！然而仅矣。

葛根汤

葛根四钱　麻黄三钱　桂枝二钱　白芍二钱　炙草二钱
生姜三钱　红枣四枚

用水先煮麻黄葛根，去上沫，纳诸药煮，去滓，温服，覆取微汗。

陈古愚曰："第二方桂枝加葛根汤与此汤俱治太阳经腧之病。太阳之经腧在背，经云：'邪入于腧，腰脊乃强。'师于二方皆云治项背几几。几几者，小鸟羽短，欲飞不能飞而伸颈之象也。但前方治汗出，是邪从肌腠而入腧，故主桂枝；此方治无汗，是邪从肤表而入腧，故主麻黄。然邪既入腧，腠理亦病，方中取桂枝汤全方，加葛根、麻黄，亦肌表两解之法，与桂枝二麻黄一汤①同意而用却不同，微乎微乎！"

张令韶②曰："太阳与阳明合病，必自下利者，太阳主开，阳明主阖。今太阳合于阳明，不从太阳之开，而从阳明之阖，病阖反开，故必自下利。下利者，气下而不上也。葛根入土最深，其藤延蔓似络，故能同桂枝直入③肌络之内，而外达于肤表也。"

---

① 汤：原脱，据《长沙方歌括》补。
② 张令韶：即清初医家张锡驹，字令韶，著有《伤寒论直解》。
③ 入：原作"从"，据《伤寒论直解》改。

此小病也，但不读《伤寒论浅注》，骤遇此证，亦必茫然不解。既经行医，又不肯直告病家，谓我不识病，不敢开方。左支右吾，只好模糊影响，开一果子药单而去，自为计则得矣，其如病人何也。又其甚者，大言欺人，谓前医皆有所偏，不如景岳阴阳两补最为神妙，于是大补元煎、左归饮、右归饮随意写去。一服之后，经腧肌表、脏腑脉络，一齐闭塞。外证全伏，有似病退，而病乃真不可治！此等医家，遍地皆是。有一超出流俗之士，精研经旨，善用经方，而病家无识目之，以偏弃而弗用。左右又有工于逢迎，惯习江湖，经说光面话之好好先生，为之簧鼓，愈治愈谬。直至大命将倾，莫可如何，始以经方姑为一试，到口即毙，反贻话柄，专为若辈受过。医之难行如此，宜张隐庵、高士宗①诸大家皆闭户著书，而不与时人作缘也。噫！

十一、陈惺源少阴热证

内弟陈惺源燕辟废学，淫朋烟友，日事游荡。无病时已形销骨立，面目黧黑。屡劝不听，付之无可如何矣。癸丑三月病温，所延之医，似亦读过吴又可《瘟疫论》者，按图索骥，初不审其人之虚实，达原饮、三消饮，服过不退。又从景岳五柴胡饮选方，不应，乃疑其虚，舍表而补，令服六味地黄汤。辗转十三日，不但水浆不入口，即

---

① 高士宗：清代康熙年间名医，著有《黄帝内经素问直解》。

鸦烟亦不能吸，乃觉其危。其时岳母年已七十五岁，遣人请予云："有要事相商。"至方知惺源病剧。痛恨之余，又见老人可怜之色，为之一诊。脉极细数，无可处方。乃询其病状，云通体如火之燎，口干不能合，耳内鸣如钟撞，心烦，目不交睫，强睡则神惊，更为难过。细思其故，又将前服之方，逐一细观，知少阴枯槁，恐非药能奏效，计惟黄连阿胶汤于证相符。告其妇曰："效则彼数自不当尽，不效则亦彼自作之孽，不得谓我速之死。"盖至亲烦难，较他人更甚也。

次日往询，妇告我云："服药后起坐数次，目若瞑，手足不动，宛然死矣。候至两三刻，鼻准涓涓有汗，渐而满面皆汗，周身亦汗，其热乃退。"诊之细数尚未尽解，又与栀子豉汤。连服四剂，数始退尽，稍稍有气。未进饮食，又思烟吸矣！吸后，烦热复作，且增呕吐，以竹叶石膏汤与之。自云不吸烟发瘾难受，吸则病死，将奈何？乃令以烟数粒，入药中作引，为两全之计。呕止胃开，病亦渐愈。愈后耳竟聋矣，知胃气将绝也。因循两年，仍以温病死，年甫三十六岁。

黄连阿胶汤

黄连四钱　阿胶三钱　黄芩一钱　白芍二钱　鸡子黄二枚，敲匀，每次用一半

用水先煮芩、连、芍，去滓，纳胶化尽，俟微冷，入鸡子黄，搅令相和，温服。

陈灵石曰"少阴病以但欲寐为提纲，此节云心中烦不得卧，是但欲寐之病情而变为心中烦，可知水阴之气，不能上交于君火也；心烦之极，而为不得卧，可知君火之气，不能下交于水阴也，此为少阴热化之证。方中用黄连、黄芩之苦寒以折之，芍药之苦平以降之，又以鸡子黄补离中之气，阿胶补坎中之精。俾气血有情之物交媾其水火，斯心烦止而得卧矣。此回天手段。"

栀子豆豉汤

栀子十四枚　淡豆豉四钱

用水先煮栀子，后煮豆豉，去滓温服。

陈灵石曰："栀子色赤象心，味苦属火，性寒导火热之下行；豆豉象肾，色黑入肾，制造为豉，轻浮引水液之上升。阴阳和，水火济，而烦热、懊憹、结痛等证俱解矣。"

竹叶石膏汤

洋参三钱　甘草二钱　石膏一两六钱　粳米六钱　制半夏三钱　竹叶六钱　麦冬三钱，不去心

徐灵胎曰："此仲圣治伤寒愈后调养之方也，其法专于滋养肺胃之阴气，以复津液。盖伤寒虽六经传遍，而汗吐下三者，皆肺胃当之。又《内经》云：'人之伤于寒也，则为病热。'故滋养肺胃，岐黄以至仲景，不易之法也。后之庸医，则用温热之药峻补脾肾，而千圣相传之经义消亡尽矣。"

吴鞠通《温病条辨》解《内经》"冬不藏精，春必病

温"二句，精字不专主房劳说，实从欧阳子《秋声赋》"有动乎中，必摇其精"得来。义精理圆，实能发前人之所未发。而近日之伤精者，鸦片烟为尤甚。惺源既困于此而又病温，医者开手，懵然不察，即用达原饮以为直透膜原，使邪速溃。不知吴鞠通谓此方槟榔苦辛，草果臭烈大热，厚朴苦温，知母、黄芩苦燥，皆中下焦药。岂有上焦温病，首用中下苦温雄烈劫夺之品，先劫少阴津液之理？况又有羌活、葛根、柴胡走窜三阳，耗阴更甚。三消饮加入大黄、芒硝，更伤阳明胃阴，宜其服之而成少阴心烦不得卧重症也！此时若无黄连阿胶汤，心肾垂绝之阴气无所禀承，不旋踵死矣。栀子豉汤为交接心肾大药，高明如柯韵伯亦移入阳明篇，谓能涌吐，致俗医不敢用。予屡用之，实无一人涌吐者。竹叶石膏汤为病后大生津液法，半夏生当夏半，得一阴之气，引水液上升，亦非燥药，其功不止能降逆涤饮也，张隐庵论之最详。故《伤寒论》以此方养津液，要其成温病亦可借此方益水源、救其败。惜其人伤损太过，二年后仍以温病死。亦可见《五常政大论》"阴精上奉其人寿"一语为养生家真诀也。

十二、张启昌太夫人阴证似阳误治几脱

张启昌，直隶人，以难荫①捐升知县，签分四川。太

① 难荫：清代凡因先代殉职而录用其子孙的，称为难荫，被难荫者通称荫生。

夫人在栈道翻车，伤其手及肘，行行且医，至省已愈其大半。天阴雨即痛剧，痛时仍以舒筋活血、祛湿滋阴诸品投之。日渐久，不但手痛，遍身皆痛。候补中沙姓者，认作风，又为之去风诸药杂投，遂至饮食锐减，彻夜不眠，心烦意乱，躁扰无休时，午后更甚。延汤广文医治，谓阴虚已极，非大剂滋水不可，用药仍不离四物、六味寻常套方。

是时张启昌奉委西藏巴塘粮务，相去万里。其三子晋昌痛母病苦，无以为计，遍访能者，遇向竹轩，乃荐予治。观其孝思发于至性，为之往诊。诊得六脉皆弦劲搏指，重按复空大无伦。满面浮红，皮里膜外，色现青惨。喉间痰气筑筑，谓胸膈焦辣，胀满难受。有时发倦，急欲一睡，而头甫就枕，脐上一股恶气上冲，心即震动，强忍不起，眼中金光乱迸，不能不起。起又头目眩晕，如坐舟中，颠簸欲倒。内外合参，其脉其证，确系阴盛隔阳，上下将脱之症候，按法当以白通四逆为救逆大药。商议及此，晋昌畏药力峻猛，不敢与服。予观其病，尚可救治，亦不忍舍之遽去，乃以桂甘龙牡汤，变二两为二钱，一两为一钱，开方投之。且将病情脉理，详细讲解，使其明晰。临别危言悚之曰："再为濡滞，根气一脱，断难挽回。"伊似了澈，一剂一煎，昼夜两剂。服后可以合眼而睡，惟为时太浅，总不安贴耳。予又至寓，为之诊脉，脉如前，而人稍静。急救中宫，以为管摄上下之计，与理中汤。告之曰："脾胃空虚已久，前所服药，皆柔腻滞胃之品，浊阴停蓄胃间，积窒不化，一遇干姜，其性辛温，两相隔拒，病状或反加剧。然顷刻间阳气光昌，阴霾下走，或腹痛作泻，泻去积垢，中宫乃和。自然食进睡安，可以无虑。"连服三剂，果如吾言而愈。

惟年近六旬，夙有痰饮，又经此次误治，一线垂绝之阳虽然接续，而根本受伤，不能复元。饮食稍为过度，寒暖稍为失时，即病。病即延予诊，予只扼定中州主治，补土之白术，回阳之附子，三年中无剂无之。其子启昌藏差期满，亦已旋省，可卸肩矣。启昌者精明有干才，见母体衰惫，久服吾药，而未臻康复，遇官场中知医者，即延调治。言人人殊，有谓年老血枯者，有谓风湿著痹者，且有谓予只用姜附，不善变化者。日日更医，时时变方，反增大便滑泄，昏晕呕吐诸病。其三子复来邀予，予知浅拙，不敢再往。后闻迁延数月，食入即吐而逝。

理中汤

东洋参三钱　炒白术三钱　干姜三钱　炙甘草三钱

陈修园曰："参草补阴，姜术补阳，和平之药，以中焦为主，上交于阳，下交于阴者也。"

程郊倩①曰："参术甘草所以固中州，干姜守中②，必

---

① 程郊倩：即程应旄，清初医家，字郊倩，浙江新安县人，著有《伤寒论后条辨》。

② 干姜守中：《伤寒论后条辨》原文作："干姜辛以温中。"

假之以①焰釜薪而腾阳气，是以谷入于阴，长气于阳，上输华盖，下摄州都，五脏六腑皆以受气矣，此理中之旨也。”

观上两解，知理中汤为管摄上下阴阳之大药。今人一见干姜，即恶其燥，江浙医家用此方，上必写"漂淡"二字，用吴茱萸亦莫不然。推其意，盖恐其燥也。庸陋之见，始于叶天士《临证指南》，后学遂习焉不察。不知姜有三用，生者能驱寒气散布于肌表；炮者变辛为苦，合炙甘草能导热下行；干者能守中。性气不同，功用亦异。理中汤取人参之苦，白术之甘，甘草之甘，辛甘相合而化阳，所以健胃。脾何以得阴药而受益？以脾巳土也，巳属阴，故益其阴而静。胃何以得阳药而健运？以胃戊土也，戊属阳，故健其阳而动。阴阳相济，动静不失其时，自然上清下宁，而天地位、万物育矣。《伤寒论》本方无附子，更有说焉，盖加附子则趋重下焦，不得为理中也。此旨甚微，非多读书、多临证不解经方之义。

十三、张氏妇喉痹

喉痹非死证也，而外感时疫，风热客于肺胃，不知升散，只用凉泻，山豆根、射干、黄芩、元参诸药朝夕服之，则肺胃壅蔽而死。下元衰惫，水土寒湿，阳不濡布，阴枯反燥，燥气上升，客于咽喉，有类阳热。医者不察，

---

① 以：原脱，据《伤寒论后条辨》补。

肆用苦寒，金水之源断绝，肺肾两脱，其死更速。以予所治张氏妇有足述焉。

妇体肥白，素有痰饮。甲子七月，痛其父之客死他乡也，而哭诸野，归患喉痛。饮甘桔汤不差，延外科古先生疗治。古先生谓喉蛾当刺，刺之出紫血数口，痛不减而气紧。自谓如有人扼其喉者，水浆入口即呛，红肿增剧。更医，仍用通套药冰硼散吹之，冀其开而纳食，缓为调理。孰意痰涎壅塞，刺破处红者反白，黏腻不开，痰在喉间，声如曳锯，万分难耐。

乃邀予诊，诊得两尺细如属丝，两关弦滑，两寸无脉可寻。知中宫痰阻，阳不上腾。细阅前方，又皆青黛、僵蚕、芩、连、知、柏之属，乃豁然曰："痰之阻，药之寒为之也。脾胃之运转，非真火上升，不足以行其关键。今只知治喉痛，而不察其痛之由，无惑乎愈降愈逆！且阳明燥金不敌太阴湿土，经所谓'出入废则神机化灭，升降息则气力孤危'也，危乎！危乎！此非大辛大降，万难望其津液上升。"主用白通汤以逐寒饮，而通肺肾之气，分两皆照原方，毫不增减。一剂而痰化，二剂而气通，食饮可进。改用苓桂术甘汤温中降逆，五贴后喉证悉愈，惟小便了而不了，知膀胱气化不行也，肾气丸缓治之。骎骎向安，一月后全愈。

白通汤

葱白四茎　干姜一两　生附子一枚，去黑皮用按:《伤寒论》治少阴病下利者，此方主之。陈灵石解云:"白通汤主少阴水火不交，中虚不运者也。用生附子启水脏之阳，以上承于心；葱白引君主之火以下交于肾；干姜温中焦之土以通上下。上下交，水火济，中土和，利自止矣。"论与解俱无一字治喉痛，予用之而效，是有道焉。经云:"少阴肾经之脉，入肺挟舌，循于喉咙。"今肾经寒极，水藏之阳，几于渐灭。太阴湿土，无火蒸化，不能上输于华盖，肺亦干槁，咽喉无津液以润之，焉得不痛？气道壅塞，焉得不肿？医者不明此理，误认阴躁为阳亢，一味以苦寒之品直折之，上中下三焦皆冰凝石泐矣。故得生附子逐寒温经，通下焦之阳使之上；葱白开窍导气，通上焦之阳使之下；干姜守中燠土，交接上下，使之环抱于中宫。正如婴儿姹女，得黄婆而媒合也。古人贵阳而贱阴，义取诸此。经方如神龙变化，善用之无不效如桴鼓，只视其人之运用如何耳。

前方因水土寒湿、阴极发躁而用，病不多觏。其外感时疫，风热客喉，痹痛时吐涎沫者，则用升麻胃风汤、羌活散，两方接续服之，极易奏效。效后，至夜喉干津液少者，可用桂附八味丸导火下行，引水上升。一月余全愈。方列于后，存心活人者采择焉。

升麻胃风汤（牙痛、疟腮俱可服）

升麻一钱五分　葛根二钱　白芷二钱　苍术一钱　甘草二钱
蔓荆子三钱　藁本三钱　川芎二钱　枳壳二钱　羌活一钱五分

葱姜引，水煎服。

羌活散

升麻一钱五分　麻黄一钱五分　黄芪二钱　当归二钱　藁本二钱　黄柏二钱　黄芩二钱　黄连一钱　川芎二钱　苍术一钱二分　香附二钱　柴胡二钱　草蔻仁一钱，炒，带紫色研

以上二方，因阳明寒气郁结不通，无以遂其下降之性，反而上逆，燥而为火，故痰涎壅盛，喉舌干痛，项背几几。医者一见火逆，径直折之，寒药过多，其火愈炽，转成喉痹，结为白泡，愈降愈寒。致使肾之真阳，湮没闭塞，有如前案，不旋踵死矣。李东垣深明此理，始制此方，以鼓舞胃阳而散风寒为主。寒既解散，火亦畅遂，胃得遂其下降之性，脾得遂其升津之能，干者润，痛者解矣。牙痛痄腮皆可服者，亦以二证皆阳明风热所成，寒散则火行也。予治喉痹初起，投之无不立效，特普告之。

十四、卢姓女少阳阳明合病经闭误认为劳治几死

喻嘉言《寓意草》载杨季登女经闭，汗出如蒸笼气水，先生治愈。谓此证可治处全在汗出，以汗出则表里通达，不致逼热内燔，使其阴烁尽而死也。方用当归龙荟汤，数服后，变汤为丸，缓缓调理，汗敛经通而愈。学医时阅之，喜其一点灵光，炯炯纸上。悬壶后每遇此证，必究其源，绝不敢以通套药摸棱了事，误人性命。

道光三十年庚戌，大邑县青霞镇卢晋山之女，抱病延诊，二日始至其处。晤晋山，见其修洁有静气，询之，学

而未成，一巾不及焉。谈吐之余，彼此浃洽，乃询令媛何病，远道招诊。曰："闭经三月，医谓成劳，待其死而不忍，敦请先生，冀出奇制胜，或有疗也。""几何岁？"曰："十五岁。""起病何状？"曰："小女十四经通，今年时令不时，忽发寒热，本地医投十神汤，得大汗病解。三四日后复作，以为复感，又饮神术散，是夜大渴。更医，谓脉微细，且发汗后宜补气血。由是忽轻忽重，似疟非疟，寒热总不脱体，而月事竟不来矣。因循至今，奄奄一息，惟尚思食，不即死耳。"引予内室诊脉，沉数有力。面询发寒热否？心里发烦心下硬痛否？口苦咽干否？腹痛便闭否？咳嗽呕吐否？女云："心口下一块抵住胀痛，思食而不敢食，食即欲吐。勉强忍住，大腹即痛，发寒发热，终日不休，咳嗽近日总有，痰咳不出。"予思沉数有力，为实热当下，合之外证，一大柴胡汤可愈。乃服补药，究竟补者何药，不可不阅其方。出令将此三月来所服方备出予观。观之，左右不离八珍、六味、五福饮、七福饮、决津煎、养营煎，张景岳新方中庸滥伎俩。予笑曰："可惜此人全副精神，一腔心血，皆为《景岳全书》所蔽，而以误己者误人也。然犹幸其胆量尚小，未用桂附燥干津液，或可一救。"濡墨伸纸，即以大柴胡汤与之。晋山哑然，谓前已表过，又经三月，体气羸弱，柴胡散其外，大黄攻其内，恐病久不耐，阴阳两脱，奈何？予婉告曰："十神、神术两方，燥劫伤阴，所以汗出而寒热不解。后医知脉细弱为虚，而不知由骤伤津液所致。一味呆补，营卫不和，初感之时邪终无由去。现在少阳、阳明实证未罢，不乘此时，元气未溃，表里两解，一鼓荡涤净尽，再为稽迟，将外而经气，内而脏腑，久久壅闭，迨至脾阴干槁，附丽于阳明之冲任亦枯。阳明以下行为顺，愈枯愈逆，愈逆愈枯，经之源头既绝，则万万无生路矣。此时而开少阳门户，少阳一开，枢转有力，则上下升降，一齐灵活。又得枳实之形圆臭香者直达三焦，大黄之逐瘀涤热者推陈致新，一举而三善备，病必减去八九。继为清补，即可望痊，何惧之有？"晋山观予言之娓娓，似非毫无把鼻①者，撮药与服。是夜子正敲门，告予谓："服药后，心下硬块滚入腹中，大痛几阵，大解两次，遍体津注而睡，睡亦安适。"予曰："燥结既去，宿热必挟粪水大下，阳退阴进，月信亦可望通，可喜之至。"次早续服二煎，果如言，寒顿减。自谓倦极思卧，甚不欲食。晋山恐其胃败，予又告曰："前之食者，胃之阳气有余，食之究亦不安；今不食者，脾之阴气不足，不食可免膜胀。且睡而安适，则阴亦易长，此中消息非久于医者不知也。停药以俟化机，有我在此，必不致误乃事。"伊复促诊，沉数尽去，脉甚缓小，令无惊醒。反侧数次，午后乃醒，精神清爽，进粥二盂。

　　次日早晋山欣欣喜色，谓月信已动。予诊其脉如昨，

①　把鼻：即凭据。明·沈孚中《绾春园》："我与你纵是后会有期，将甚么做个把鼻？"

改用麦门冬汤连服四剂。月信大至，初下紫黑，自云觉其大热，渐次调适，六日乃毕。留予小住半月，所服不过栀子豆豉炙草汤、白芍甘草汤而已，而体已元复，眠食如常。临别务求丸方，与炙甘草汤令煎作膏服之而去。

是役也，病之外象全似虚劳，所幸脉得沉数，实为外邪未解之候。若易沉数有力为细数无神，则阴气枯涸，百不一生，卢扁束手矣。生死之机，辨于毫忽，医道岂真易为乎哉?

大柴胡汤

柴胡八钱　枳实四钱　生姜五钱　黄芩三钱　白芍三钱大黄二钱　法夏三钱　大枣十二枚

陈古愚曰："凡太阳之气逆而内干，必藉少阳之枢转而外出者，仲景名为柴胡证。但小柴胡证心烦或心下悸，重在于胁下苦满。而大柴胡证不在胁下而在心下，曰心下结，郁郁微烦，曰心下痞硬，以此为别。小柴胡证曰喜呕，曰胸中烦而不呕。而大柴胡不独呕，而且呕吐；不独喜呕，而且呕不止，又以此为别。所以然者，太阳之气不从枢外出，反从枢内入，干于心主之分，视小柴胡证颇深也。方用芍药、黄芩、枳实、大黄者，以病势内入，必取苦泄之品以解在内之烦急也。又取柴胡、半夏以启一阴一阳之气，生姜、大枣以宣中焦之气。盖病势虽已内入，而病情仍欲外达，故制此汤，还藉少阳之枢而外出，非若承气之上承热气也。汪切庵谓加减小柴胡、小承气为一方，未免以流俗见测之也。"

　　方解为太阳病未解便传入阳明，大便不通，热实心烦，或寒热往来者说法。予治此证，即从心下硬痛，寒热往来悟入。不用小柴胡而用大柴胡者，以其脉沉数有力，知有实热，非黄芩一味泻里热所能了也。三阳以少阳为门户，三阴以少阴为门户。柴胡为转枢大药，得之则一开而无不开。一阖一辟谓之变，往来不穷谓之通，人身中经隧之血脉流行不息，今寒气入而稽迟之，热气入而燔灼之，津液受伤，脾不能升，胃不能降，以致胆气热郁，挟心肺之阳而上亢，心烦、口苦咽干、肌肤灼热之证作矣。肝气寒郁，逼膀胱之水而下凝，振战鼓栗，手足寒冷之证作矣。不于此批郤导窾①，而妄投补剂，必蹈壅满增气之弊，有升无降，月事乌能以时下？后医之呆滞与前医之燥劫，厥罪均也！予用大柴胡汤，看似峻厉，其实表里上下，一齐开解，外邪净而内自安矣。

　　麦门冬汤女科要药，陈徽庵②讲解最明，另录于后。

　　麦门冬汤

　　麦门冬四钱，不去心　　法夏二钱　　大枣二枚　　炙甘草一钱
粳米二钱　　西洋参三钱

　　陈徽庵曰："此方可治妇女返经上逆吐衄等证，盖以

---

　　① 批郤导窾（pīxìdǎocuàn）：语出《庄子·养生主》："依乎天理，批大郤，导大窾，因其固然。"意思是在骨关节处批开，在没有骨头的地方则就势分解。后比喻抓住关键，事情就能顺利解决。

　　② 陈徽庵：陈修园之孙。

此方专入阳明。阳明之脉，以下行为顺，上行为逆。冲任之脉，丽于阳明，三经主血，故以此方为正治之法。若去粳米加蜂蜜八钱，取百花之精华，以补既亡之胃阴，更为周到。"

观此则知燥烈劫阴，月经不行，以此治之，无余蕴也。

十五、王隐梅吐血愈后发肿

王隐梅，河南人，二十三岁，随官至蜀。戊午三月，吐血不止，托伊姊丈赵植芳敦请医治，谓病已临危，须速往。予思已危矣，往何为哉？坚辞不去。早饭毕又至，谓伊父忏生年近六旬，只一子，昨有书来云："数当死必死，但未经王寿芝医过，心实歉然。"话间出书相示，果如所云，盖伊父适署崇庆州事也。观来书意致殷殷，不忍不往。至见其人面色如蜡，两卧蚕已带浮肿。诊其脉，虽现空芤，却兼微缓，欣然许其不死。并询致病之由，自云："甲寅夏，肝气上冲，服平肝理气药转得此证，随愈随发。有人教以三七、牛膝磨酒冲服，昨病发服后，血涌溢而至满盎满盆。三日不断，今早已无可吐，止吐淡黄血水。病剧如此，先生怜之。"予宽慰曰："吐血脉所忌者洪大急促，今空芤乃此证必有之脉。而微缓无力，即系脉未脱根，生机全在于此。可以按法施治，以柏叶汤投之，一服即效。"

次日再诊，自谓身体畏寒。予知其阳虚也，用理中汤照《时方妙用》加南木香一钱。四剂后，食知香味，睡亦安恬，以为愈矣。半月后腿胫发肿，自下而上，渐满周身，咳喘呕逆，更形困惫，脉之怠缓增甚。乃令朝服理中原方，午后一以真武为主，加减如之。服至一月外，泻水两桶，肿悉退去。其人性偏急，见识鄙浅，于诊脉时若谐若规，告之以爱人惜福之道，以为延龄锡算计。后乃翁回省，时相往还，谈及在金堂办厘务①时，旁人怂恿犷悍，敢于滋事，身受重伤，手指棰断。开局第一日即有是变，府宪严疾，务穷其党。伊仍再三浼②求，谓打局者外来悍卒，刑求者乡下愚氓，一身未死，累及无辜，何如宁人息事，使知宪恩高厚？乃准结案。予闻之谿然曰："造福如此，宜令郎之危而复安也。"蒙惠《后湖草堂诗钞》《篝廊琐记》二部，今补大竹，梅隐未知生子否也。

柏叶汤《歌括》注解义理精粹，全录于下。

柏叶五钱 炮姜一钱五分 艾叶三钱

水半杯，马通水一杯，煎服。马通即马粪，用水发开，去渣，取水煎药。

吐血频频不肯休，久吐不止，一切寒温补泻之药服之殆尽矣。马通升许溯源流，热气伏藏于阴分，逼血妄行不止，马属午火，取通之同气导之。干姜三两艾三把，二味温散宣发其热使行阳分，

<hr>

① 厘务：管理政事。清·王士禛《池北偶谈·谈故二·常参》："唐有职事者，谓之常参；今隶外朝不厘务者，谓之常参。"

② 浼（měi 每）：恳托。

则阴分之血无所逼守其经矣。柏叶行阴三两求。柏叶抑之使降，合马通导之使下，则余烬之瘀一概蠲矣。

吐血证扼要之方，柏叶汤外更有泻心汤。方用大黄二两，黄连、黄芩各一两。因火邪盛而迫血，错经妄行，故大泻其热，以养心之阴气。其脉必沉实洪大，方可施用。予临证二十年，只遇红牌楼张姓农家子一人恰合此脉，用过一次，服后热随便解，吐血即愈。余人初得是病，脉得微洪、微数，皆以柏叶汤为主，无不效如桴鼓。若浮中沉三部皆数，则无论此方不效，即刻意研求，总无一效者。《时方妙用》血证门，陈修园先生自谓"于高士宗引而不发处细绎斯论，大为快事。"熟读深思，自有得焉。

真武汤

生姜三钱　芍药三钱　茯苓三钱　白术二钱　制附片一钱

咳加五味一钱，加干姜二钱；小便利去茯苓；下利去芍药；加干姜二钱；呕去附片加生姜五钱。

罗东逸曰："真武者，北方司水之神也。以之名汤者，借以镇水之义也。夫人一身，制水者脾也，主水者肾也。肾为胃关，聚水而从其类。倘肾中无阳，则脾之枢机虽①运，而肾之关门不开，水即欲行，以无主制，故泛滥妄行而有此证②也。用附子之辛热③，壮肾之元阳，则水有所主

---

① 虽：原作"难"，据《长沙方歌括》改。
② 而有此证：此四字原脱，据《长沙方歌括》补。
③ 热：原作"烈"，据《长沙方歌括》改。

矣；白术之温燥，创建①中土，则水有所制矣；生姜之辛散，佐附子以补阳，于补水中寓散水之意；茯苓之淡渗，佐白术以健土，于制水中寓利水之道焉。而尤重在芍药之苦降，其旨甚微。盖人身阳根于阴，若徒以辛热补阳，不少佐以苦降之品，恐真阳飞跃矣。芍药为春花之殿，交夏而枯，用之以亟收散漫之阳气而归根。下利减芍药者，以其苦降涌泻也；加干姜者，以其温中胜寒也。水寒伤肺则咳，加细辛、干姜者，胜水寒也；加五味子者，收肺气也；小便利者去茯苓，恐其过利伤肾也；呕者加附子倍生姜，以其病非下焦，水停于胃，所以不需温肾以行水，只当温胃以散水，且生姜功能止呕也。"

予初读舒驰远②《伤寒论集注》至此方，注解云："补土制水，用术附之辛温，不当杂芍药之酸敛，必系后人加入，当去之。"一时甚服其有见解。继读《神农本草经》，芍药气味苦平无毒，转滋疑惑。盖谓苦平者《神农》，酸敛者李时珍也，从时珍则悖《神农》，从《神农》又何以折时珍？心无定见，开方时与人浮沉，长此郁郁。后见《经方歌括》，即于友人斋头先翻阅真武汤解，见"尤重在芍药之苦降，其旨甚微"一段，喜其超卓，而于苦平酸敛四字，犹未得有的解。一日读《本草经读》至芍

---

① 创建：原作"建立"，据《长沙方歌括》改。

② 舒驰远：名诏，号慎斋学人，清代医家，江西进贤县人。著有《再重订伤寒集注》《尚论翼》等。

药，修园先生畅发议论，始识芍药真面目、用芍药大道理。不禁焕然冰释，怡然理解。后屡遇寒水上逆证，乃敢放胆大用真武。王梅隐吐血后，忽然大肿，论证为脾肾两败，利水不可，呆补不可，见之几于束手。而犹幸胸有把握，不致游移误事。乃其时伊岳父徐季鸿谓予守此方而不改，多少利水消肿妙法尽不选用，只知一真武，致令病者不得快愈，予只得以唯唯否否应之。后见病退效神，又来不虞之誉，良可哂也。

十六、姨侄周振靡夏月食冰粉发热用药几误

望而知之之谓神，闻而知之之谓圣，问而知之之谓功，切而知之之谓巧。切居其末，良以一脉能主数十病，不可执脉猜病，而贵因问察脉也。而尤贵善于问，善于答问，方能曲揣病情，按方施治，不致错误。否则习见之人，一时有病，妄凭己见，处方用药，亦无不错。忆予治姨侄周振靡，初不问而错，继因问而效，捷于转环，功过相抵，至今常惴惴焉。

连襟周清贻作贾甘肃，春温病死。遗两子振颓、振靡，贫无立锥，茕茕孤寡，无人经理，予接至家抚养之。戊午六月原配大病，多方调理，时廑①予怀。兼治他人，刻无停晷，形神交悴，怠忽乘焉②。振靡恰于此时病，其

---

① 廑（qín 秦）：同"勤"。
② 怠忽乘焉：怠忽，怠惰忽略；乘，乘车出行。

母抱之告予曰："二官下午发热，彻夜如火，天明即退。"予漫应曰："非湿即热，不则①受暑，藿香正气丸即好，取而与服可也。"次早见之甚清爽，以为愈矣。乃是夜又发，尚不介意，改换白术除湿汤：茯苓、潞党参、柴胡、甘草、地骨皮、白术、生地黄、知母、泽泻，全方服后令睡。黎明予起，伊母已泪痕交睫，云："二官昨夜服药后，反复烦乱，彻夜不眠，似在不救。"予闻而心悸，入室观之，面目青惨，神气飞扬，不禁大骇。乃详询其何由致病？初病何状？始犹语言支离，辞不达意，急语曰："勿太琐琐，直言前日误食何物因而发热？"曰："食过冰粉，别无他物。"乃憬然悟夏月伏阴在内，冰粉停窒胃气，又加寒冷，午后阴生，入夜阴盛，阳气无权，散漫于外，不能归宅，所以发热。藿香正气、白术除湿两方，一疏其表，一清其里，直砒、酖也！以干姜附子汤与之，服后腹痛泻水两次，其夜不热，乃得安睡。继服理中平补，无所苦矣。

噫嘻！小儿发热，本小恙也。伊母不能详告，予亦未经细问，以致用药判若天渊，几促其命！平时动云不错，孰知错至此耶！医无杀人之心，而有杀人之术，三复此言，敢不警懔！

干姜附子汤

干姜一钱　生附子一钱

---

① 不则：否则。

治之下之后复发汗，昼日烦躁不得眠，夜安静，不渴不呕，无表证，脉沉微，身无大热者，此汤主之。

陈灵石曰："太阳底面便是少阴，太阳证误下之，则少阴之阳既虚，又发其汗，则一线之阳难以自主。阳王于昼，阳虚，欲援同气之救助而不可得，故烦躁不得眠；阴王于夜，阳虚，故俯首不敢争。又申之曰：不呕不渴，脉沉微，无表证，身无大热者，辨其烦躁之绝非外邪，而为少阴阳虚之的证也。证既的，则以回阳之姜、附顿服何疑。"

本论主治与陈灵石解皆与此病相反，而救败求生，侥幸而效，此中消息，具有圆机活法焉。本论昼日烦躁，不得眠，夜安静，为阳衰阴盛。此证昼日安静，夜发热烦躁，亦为阳衰阴盛。何言之？阳衰不能敌阴，故虚时烦躁；阴盛足以胜阳，故盛时发热为阴躁逼阳外越，故发热。特本论指太阳、少阴言，此证指阳明、太阴言，大有别耳。究之虚者是阳，王者是阴。人身中元气周流，分为三阳三阴，各有疆界，合之为一阳一阴，仍归一家。临证时看不分明，不能选方；博不融洽，亦不能选方。一眼认定阳虚，本论用之为扶阳，故效；此证用之为消阴，亦无不效也。然而难矣。

校注后记

一、版本研究

《寿芝医略》系一小型丛书，原书分为三卷，共包含《类经纂要》《难经摘抄》《寿芝医案》三种书。该书初刊于清同治六年（1868）浙省翰墨斋，此后未有复刊。因此，清同治六年刻本为《寿芝医略》的唯一版本，故定此刻本为底本。

《寿芝医略》初刊于清同治六年浙省翰墨斋时，是与虞庠的《类经纂要》一书同时同地一起刊刻的，且二书都是三卷，内容亦完全相同，均为《类经纂要》《难经摘抄》《寿芝医案》三书合编而成，遂怀疑王廷俊的《寿芝医略》和虞庠的《类经纂要》为同书异名之作。于是我们采集了两书的书影，其中《寿芝医略》系解放军医学图书馆藏本，线装，白口，双边栏，单鱼尾，半页10行×22字，三册，封面题名为"寿芝医略"（见图1）。书中内容依次为：杨昌浚序、王廷俊自序、《类经纂要》《难经摘抄》《寿芝医案》。虞庠的《类经纂要》为北京中医药大学图书馆藏本，三册，封面题名为"类经纂要"（见图2）。书中内容依次为：杨昌浚序、《类经纂要》《难经摘抄》《寿芝医案》，王廷俊自序在《寿芝医案》中。

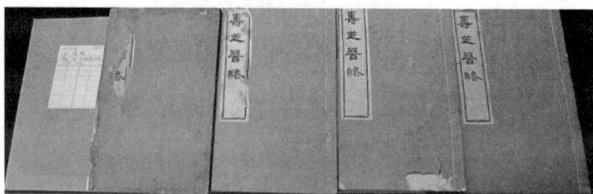

图1　《寿芝医略》封面

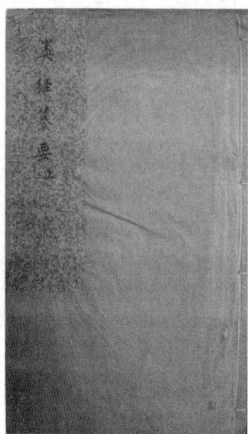

图2　《类经纂要》封面

经仔细对比，发现两书的板式、行款、字体完全一样（见图3、图4），加之内容相同，遂最终认定王廷俊《寿芝医略》和虞庠《类经纂要》为同书异名之作。

至于两书之间的先后关系，经研究后认为，应该是《类经纂要》付梓在先，而《寿芝医略》是在《类经纂要》的版本基础上形成的。主要理由如下：

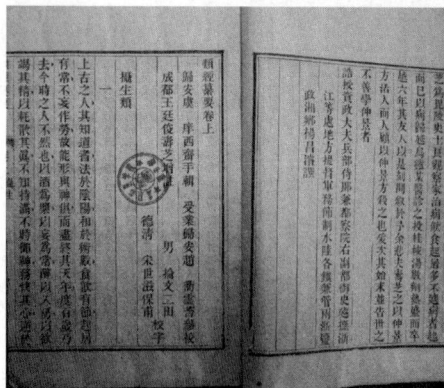

图3　《类经纂要》正文第一页

一是王廷俊《寿芝医略》与虞庠《类经纂要》在内容上的差异之一就是王廷俊自序的位置，虞庠《类经纂要》王廷俊自序是在《寿芝医案》中，而《寿芝医略》则在书前杨昌浚序后。经研究发现，《寿芝医略》书前的王廷俊自序是从《寿芝医案》中移动至此的，因为其书口中题有

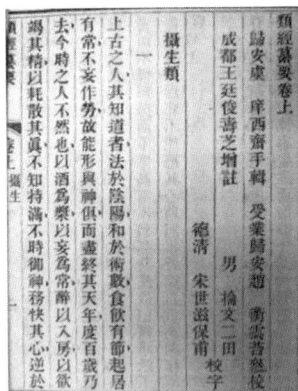

图4　《寿芝医略》正文第一页

"寿芝医案"四字，版心处则有"自序"二字及页码，说明这原是《寿芝医案》的自序（见图5）。另外在该自序中，王廷俊只是说明了《寿芝医案》的成书经过，并没有提及《类经纂要》和《难经摘抄》。由此可见这个自序只是为《寿芝医案》写的，不是《寿芝医略》全书的序。

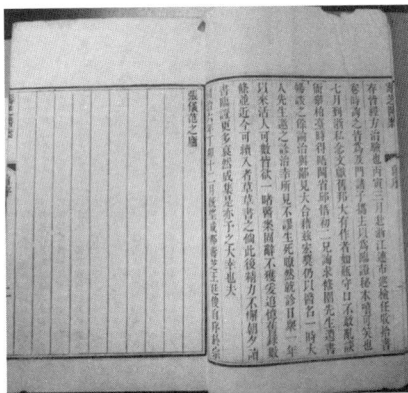

图5　《寿芝医略》中的王廷俊自序，系从
《寿芝医案》中移动到杨昌浚序后

二是虞庠的《类经纂要》在杨昌浚序前有书名页，内容为：同治丁卯季冬新镌，类经纂要，浙省翰墨斋藏板。而《寿芝医略》杨昌浚序前没有书名页（见图6、图7），推断是《寿芝医略》成书时去掉了《类经纂要》的书名页，因为该书名页有"类经纂要"字样。

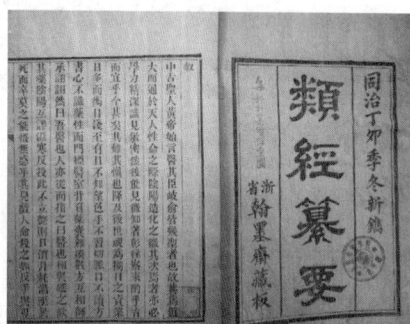

图6　《类经纂要》书名页

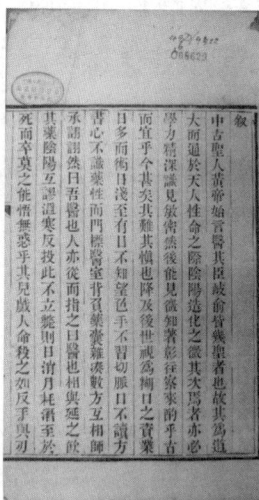

图7　《寿芝医略》没有书名页

所以说《寿芝医略》一书是将《类经纂要》中的《寿芝医案》王廷俊自序移动到前面杨昌浚序后，并去掉《类经纂要》的书名页而成的。至于此系何人何时所为，现已无可考。

二、作者生平及著作研究

《寿芝医略》的作者王廷俊系清代医学家，字寿芝，四川成都人，出生年代不详。据其自序，言自1834年从四川名医陈滋和学医，尽得其传。后又遍攻经典医著，尤其对《内经》深有研究。1845年偶获陈修园之《伤寒论浅注》，日夜研习，遂对伤寒学颇有所得。自此诊治确有所见，遇危险重证，处方救败，多所取效。后遂集多年临证所得，成《寿芝医案》。从医案中可以看出，王廷俊推崇仲景，喜用经方，而于温补派多有微词。1866年，赴浙江连市巡检任。杨昌浚序中说王廷俊"岁丙寅铨选连市巡检……及见归安虞西斋所辑《类经纂要》，喜而为之增注"，清代连市和归安都属浙江湖州府，所以王廷俊应该是在连市巡检任上增订虞庠《类经纂要》的。1868年，合编《类经纂要》《寿芝医案》及旧作《难经摘抄》三书，成《寿芝医略》行世。

关于《寿芝医略》的成书时间，查各种工具书的记载都为1867年。但王廷俊《寿芝医案》自序中标明的写作时间为"同治六年丁卯十二月既望"，"十二月既望"是旧历的十二月十六日，转换为公元纪年则为1868年1月10

日。所以《寿芝医略》的成书时间如果用公元纪年表示，应该是 1868 年而不是 1867 年。另外《类经纂要》书名页记载的刊刻时间为"同治丁卯季冬新镌"，季冬是旧历的 12 月，也是到了公元纪年的 1868 年了。因此《类经纂要》的成书时间如果用公元纪年表示，也应该是 1868 年而不是 1867 年。

至于王廷俊的去世时间也是如此，杨昌浚序中说："并录已尝效于蜀者医案数十则附后，梓板未竣而寿芝死矣。"说明王廷俊是在写完《寿芝医案》自序不久即因病去世的，所以王廷俊的去世时间也应该是 1868 年而不是现在工具书中记载的 1867 年。

《寿芝医略》全书共包括《寿芝医案》《类经纂要》《难经摘抄》三部分内容，其中《类经纂要》为医经著作，清·虞庠辑，王庭俊增注。虞庠，字西斋，浙江归安人，生平不详。《类经纂要》为《寿芝医略》所收 3 书中篇幅最大的一部，约占全书的三分之二。主要内容是对张介宾《类经》一书的摘要批注，所以分类均沿用了张介宾《类经》，条目序号也是按照张介宾《类经》的编排，目的是方便读者参考阅读张介宾《类经》。《类经纂要》卷下针刺类题目下有一段注文："此数目者，仍张氏《类经》分篇之目也。因原旨太繁，不能备录。欲求详解，便于按数查阅。"对此作了简要说明。《类经纂要》的批注方式共有 3 种，分别为行间注、段后注和眉批。按杨昌浚序中所说，应该是王廷俊和虞庠分别批注的。但因没有署名，无法区分。这些批注有些是直接采用张景岳《类经》原注，有些则是概括张景岳《类经》原注大意而成，还有一些是作者自己引申发挥的。注文广征博引，多有新意。

《难经摘抄》为王廷俊撰，内容仅有《难经》部分原文的摘抄和5条注释，似为未竟之作。

《寿芝医案》辑录了王廷俊在成都的验案16例。医案仿喻嘉言《寓意草》体例，"先议病，后议药"。即每案先详述病程经过，辨析症、因、脉、治，总结治疗得失，案后再列治疗所用方药。案中所用多为仲景之方，并广征博引历代名家之说作为方解，然后附上自己对该验案的治疗心得。心得于病机、病理阐发尤详，辩理精详，分析透彻，对临证辨治多有启发。

总 书 目

医 经

内经博议

内经精要

医经津渡

灵枢提要

素问提要

素灵微蕴

难经直解

内经评文灵枢

内经评文素问

内经素问校证

灵素节要浅注

素问灵枢类纂约注

清儒《内经》校记五种

勿听子俗解八十一难经

黄帝内经素问详注直讲全集

基础理论

运气商

运气易览

医学寻源

医学阶梯

病机纂要

脏腑性鉴

校注病机赋

松菊堂医学溯源

脏腑证治图说人镜经

内经运气病释医学辨正

藏腑图书症治要言合璧

淑景堂改订注释寒热温平药性赋

伤寒金匮

伤寒考

伤寒大白

伤寒分经

伤寒正宗

伤寒寻源

伤寒折衷

伤寒经注

伤寒指归

伤寒指掌

伤寒点精

伤寒选录

伤寒绪论

伤寒源流

伤寒撮要

伤寒缵论

医宗承启

伤寒正医录

伤寒全生集

伤寒论证辨

伤寒论纲目

I

伤寒论直解　　　　　　脉义简摩

伤寒论类方　　　　　　脉诀汇辨

伤寒论特解　　　　　　脉学辑要

伤寒论集注（徐赤）　　脉经直指

伤寒论集注（熊寿诚）　脉理正义

伤寒微旨论　　　　　　脉理存真

伤寒溯源集　　　　　　脉理宗经

伤寒启蒙集稿　　　　　脉镜须知

伤寒尚论辨似　　　　　察病指南

伤寒兼证析义　　　　　四诊脉鉴大全

张卿子伤寒论　　　　　删注脉诀规正

金匮要略正义　　　　　图注脉诀辨真

金匮要略直解　　　　　脉诀刊误集解

高注金匮要略　　　　　重订诊家直诀

伤寒论大方图解　　　　人元脉影归指图说

伤寒论辨证广注　　　　脉诀指掌病式图说

伤寒活人指掌图　　　　脉学注释汇参证治

张仲景金匮要略　　　　紫虚崔真人脉诀秘旨

伤寒六书纂要辨疑

伤寒六经辨证治法　　　**针灸推拿**

伤寒类书活人总括　　　针灸全生

订正仲景伤寒论释义　　针灸逢源

伤寒活人指掌补注辨疑　备急灸法

诊　　法
神灸经纶

脉微　　　　　　　　　推拿广意

玉函经　　　　　　　　传悟灵济录

外诊法　　　　　　　　小儿推拿秘诀

舌鉴辨正　　　　　　　太乙神针心法

医学辑要　　　　　　　针灸素难要旨

　　　　　　　　　　　杨敬斋针灸全书

本　草

	识病捷法
药征	药征续编
药鉴	药性提要
药镜	药性纂要
本草汇	药品化义
本草便	药理近考
法古录	炮炙全书
食品集	食物本草
上医本草	见心斋药录
山居本草	分类草药性
长沙药解	本经序疏要
本经经释	本经续疏证
本经疏证	本草经解要
本草分经	分部本草妙用
本草正义	本草二十四品
本草汇笺	本草经疏辑要
本草汇纂	本草乘雅半偈
本草发明	生草药性备要
本草发挥	芷园臆草题药
本草约言	明刻食鉴本草
本草求原	类经证治本草
本草明览	神农本草经赞
本草详节	艺林汇考饮食篇
本草洞诠	本草纲目易知录
本草真诠	汤液本草经雅正
本草通玄	神农本草经会通
本草集要	神农本草经校注
本草辑要	分类主治药性主治
本草纂要	新刊药性要略大全

鼎刻京板太医院校正分类青囊药性赋

方　书

医便

卫生编

袖珍方

内外验方

仁术便览

古方汇精

圣济总录

众妙仙方

李氏医鉴

医方丛话

医方约说

医方便览

乾坤生意

悬袖便方

救急易方

程氏释方

集古良方

摄生总论

辨症良方

卫生家宝方

寿世简便集

医方大成论

医方考绳愆

鸡峰普济方

饲鹤亭集方

临证经验方

思济堂方书

济世碎金方

揣摩有得集

疢斋急应奇方

乾坤生意秘韫

简易普济良方

名方类证医书大全

南北经验医方大成

新刊京本活人心法

临证综合

医级

医悟

丹台玉案

玉机辨症

古今医诗

本草权度

弄丸心法

医林绳墨

医学碎金

医学粹精

医宗备要

医宗宝镜

医宗撮精

医经小学

医垒元戎

医家四要

证治要义

松厓医径

济众新编

扁鹊心书

素仙简要

慎斋遗书

丹溪心法附余

方氏脉症正宗

世医通变要法

医林绳墨大全

医林纂要探源

普济内外全书

医方一盘珠全集

医林口谱六法秘书

温　病

伤暑论

温证指归

瘟疫发源

医寄伏阴论

温热论笺正

温热病指南集

瘟疫条辨摘要

内　科

医镜

内科摘录

证因通考

解围元薮

燥气总论

医法征验录

医略十三篇

琅嬛青囊要

医林类证集要

林氏活人录汇编

罗太无口授三法

芷园素社痎疟论疏

女　科

广生编

仁寿镜

树蕙编

女科指掌

女科撮要

广嗣全诀

广嗣要语

广嗣须知

宁坤秘籍

孕育玄机

妇科玉尺

妇科百辨

妇科良方

妇科备考

妇科宝案

妇科指归

求嗣指源

茅氏女科

坤元是保

坤中之要

祈嗣真诠

种子心法

济阴近编

济阴宝筏

秘传女科

秘珍济阴

女科万金方

彤园妇人科

女科百效全书

叶氏女科证治

妇科秘兰全书

宋氏女科撮要

节斋公胎产医案

秘传内府经验女科

儿　科

婴儿论

幼科折衷

幼科指归

全幼心鉴

保婴全方

保婴撮要

活幼口议

活幼心书

小儿病源方论

幻科百效全书

幼科医学指南

活幼心法大全

补要袖珍小儿方论

外　科

大河外科

外科真诠

枕藏外科

外科明隐集

外科集验方

外证医案汇编

外科百效全书

外科活人定本

外科秘授著要

疮疡经验全书

外科心法真验指掌

片石居疡科治法辑要

伤　科

正骨范

伤科方书

接骨全书

跌打大全

全身骨图考正

眼　科

目经大成

目科捷径

眼科启明

眼科要旨

眼科阐微

眼科集成

眼科纂要

银海指南

明目神验方

银海精微补

医理折衷目科

证治准绳眼科

鸿飞集论眼科

眼科开光易简秘本

眼科正宗原机启微

咽喉口齿

咽喉论

咽喉秘集

喉科心法

喉科杓指

喉科枕秘

喉科秘钥

咽喉经验秘传

养　生

易筋经

山居四要

寿世新编

厚生训纂

修龄要指

香奁润色

养生四要

养生类纂

神仙服饵

尊生要旨

黄庭内景五脏六腑补泻图

医案医话医论

纪恩录

胃气论

北行日记

李翁医记

两都医案

医案梦记

医源经旨

沈氏医案

易氏医按

高氏医案

温氏医案

鲁峰医案

赖氏脉案

瞻山医案

旧德堂医案

医论三十篇

医学穷源集

吴门治验录

沈芊绿医案

诊余举隅录

得心集医案

程原仲医案

心太平轩医案

东皋草堂医案

冰壑老人医案

芷园臆草存案

陆氏三世医验

罗谦甫治验案

周慎斋医案稿

临证医案笔记

丁授堂先生医案

张梦庐先生医案

养性轩临证医案

养新堂医论读本

祝茹穹先生医印

谦益斋外科医案

太医局诸科程文格

古今医家经论汇编

莲斋医意立斋案疏

医　史

医学读书志

医学读书附志

综　合

元汇医镜

平法寓言

寿芝医略

寿身小补

杏苑生春

医林正印

医法青篇

医学五则

医学汇函

医学集成

医学辩害

医经允中

医钞类编

证治合参

宝命真诠

活人心法

家藏蒙筌

心印绀珠经

雪潭居医约

嵩厓尊生书

医书汇参辑成

罗氏会约医镜

罗浩医书二种

景岳全书发挥

新刊医学集成

胡文焕医书三种

铁如意轩医书四种

脉药联珠药性食物考

汉阳叶舟丛刻医集二种